Bärbel

Hannelore Friege, Frank Claus,
Marigret D'Haese

Chemie im Kinderzimmer

Rowohlt

Redaktion Ingke Brodersen
Layout Edith Lackmann
Einbandgestaltung Manfred Waller
(Foto: Axel Krause)

1. Auflage März 1986

Die Fotos in diesem Buch sind von Axel Krause
Satz Bembo (Linotron 202)
Gesamtherstellung Clausen & Bosse, Leck
Printed in Germany
ISBN 3 498 02052 8

Inhalt

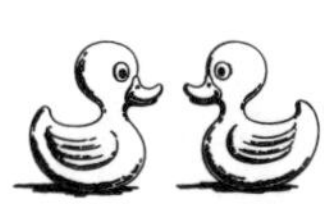

Einleitung

Noch ein Buch über unsere alltägliche Belastung mit Chemikalien? Wie viele sollen denn eigentlich noch geschrieben werden?

Wir meinen, daß sie so lange nötig sind, wie sich an der Situation nichts ändert. Wir hoffen, mit diesem Buch zur Veränderung in diese Richtung beizutragen. Daß hier Kinder im Mittelpunkt stehen, hat mehrere Gründe. Das Hemd ist bekanntlich näher als der Rock – unsere eigenen Kinder Nils, Tom und Jan haben uns bewegt, über deren Situation nachzudenken.

Die Idee, Licht in das Dunkel der Bombardierung unserer Kinder mit Chemieprodukten zu bringen, kam uns bei einem Treffen im Schwarzwald im Sommer 1984. Eine idyllische Umgebung: löwenzahnübersäte Wiesen und ausgedehnte Wälder vermittelten bei flüchtigem Hinsehen den Eindruck heiler Natur. Und doch wußten wir nur allzu gut, wie es um den Hochschwarzwald steht. Den schreienden Nils auf dem Arm machte ich einen Spaziergang unter den säuregelichteten Baumwipfeln.

Es war die Zeit, in der die Schwefelschleuder Buschhaus vom Deutschen Bundestag nicht verhindert wurde und die öffentliche Diskussion um die Wirkung von Luftschadstoffen auf den Menschen heftig wurde. Im Mittelpunkt standen Kinder, die als empfindliche Risikogruppe besonders oft unter der Misere zu leiden haben. Pseudo-Krupp wurde erstmals amtlich als Folge der Luftverschmutzung anerkannt, wenn auch die Konsequenzen nicht gezogen wurden. Die Zunahme von Allergien und Krebs bei Kindern brachten viele Menschen mit der Chemisierung des Alltags in Verbindung. Aber wie Kinder außer über die eingeatmete Luft mit Chemikalien in Berührung kommen, darüber gibt es bisher kaum präzise Informationen.

Wir setzten uns das Ziel, diese Frage zu untersuchen. Dabei war uns klar, daß es nicht leicht werden würde. Man muß schon etwas ungewöhnliche Recherchen anstellen, um den Zusammensetzungen alltäglicher Dinge auf die Spur zu kommen. Ein Argument für dieses Buch.
Wir sprachen mit Untersuchungsämtern, Behörden und Ministerien, schrieben zahlreiche Firmen (teilweise auch mit Deckadressen) an. Einige Male griffen wir auch zum Telefon und meldeten dem Produzenten einen Unfall mit seinem Produkt. Betroffene Eltern erhalten andere Auskünfte als Wissenschaftler. Schließlich half uns auch eine Analyse weiter. Oft genug machten wir die Erfahrung, daß Hersteller nicht bereit sind weiterzuhelfen und daß Behörden dazu gar nicht in der Lage sind (und manchmal auch nicht willens!). So können wir auch hier keinen kompletten Überblick geben, sondern nur in einem Streifzug durch die nach unserer Meinung wesentlichen Bereiche angeben, wie Kinder vom ersten Tag ihres Lebens an belastet werden.

Wir zeigen unter anderem einige Beispiele für «Chemie im Spiel»,
- fragen, ob Kinderernährung wirklich so kinderleicht ist, wenn man sich um die enthaltenen Schadstoffe sorgt,
- ermitteln, welche Textilien noch tragbar sind und
- erklären, warum die Luft im Kinderzimmer oft so schlecht ist, daß man den Raum eigentlich zum Belastungsgebiet erklären müßte.

Einige Produkte werden Sie möglicherweise vermissen. Das liegt entweder an deren untergeordneter Bedeutung oder an mangelnden Informationen oder auch nur daran, daß man auf 256 Seiten nicht alles unterbringen kann. So haben wir Pflegemittel für Babies nicht behandelt. Zwar verdienen die Seifen, Puder und Cremes keinen pauschalen Freispruch, aber besonders bedrohliche Gefahren haben wir nicht erkennen können. Einige Probleme der Vergangenheit (zum Beispiel Hexachlorophen in Babypuder, das vor Jahren zu qualvollen Todesfällen in Frankreich geführt hatte) sind beseitigt worden.
Trotz aller Einschränkungen glauben wir, ansatzweise geklärt zu haben, wo Kinder mit welchen Chemikalien in Berührung kommen. Dort, wo es möglich ist, finden Sie Tips, wie Sie gefährlichen Chemikalien ausweichen oder deren Menge verringern können. Und dennoch ist dieses Buch oft kein Ratgeber. Oft genug nämlich sehen wir keine reale Chance, uns der Chemisierung zu entziehen.
Wir wollen deshalb auf die Ursachen und Hintergründe der verfahrenen Situation aufmerksam machen. Denn ohne rechtliche und politische

Konsequenzen zu ziehen, wird sich nichts entscheidend ändern. Unsere Vorschläge zielen darauf ab, die Maschen des Regelwerks so eng zu machen, daß unsere Kinder nicht mehr hindurchfallen können. Hin und wieder knüpfen wir auch ein neues Netz, um aus der Misere herauszukommen, und mischen uns ganz bewußt in die Angelegenheiten von Industrie, Behörden und Ministerien ein.

So wird der Text an einigen Stellen eher zum Politkrimi denn zum Ökoratgeber – und zwar absichtlich! Statt eine verängstigte Familie zu hinterlassen, wünschen wir uns zornige Eltern, deren Wut sich in Aktivität verwandelt. Egal, ob diese darin besteht, sich nicht mehr kritiklos auf die Lobpreisungen bestimmter Produkte zu verlassen, sondern bohrend nachzufragen, oder auf sinnloses und rein konsumorientiertes Spielzeug zu verzichten, oder sich in Umwelt und Gesundheit schützenden Gruppen bzw. Parteien zu engagieren. Wir hoffen jedenfalls, etwas mehr Verbraucherdruck zu erzeugen. Ein zweites Argument für dieses Buch.

Auf den zwischen den Zeilen erhobenen Zeigefinger und auf moralinsaure Hinweise wollten wir verzichten. Zwar mag uns das im großen und ganzen gelungen sein, bei dem ursprünglich geplanten Nachwort haben wir aber trotz mehrerer Anläufe kläglich versagt. Das Nachwort ist deshalb gestrichen, der Inhalt sehr verkürzt in den nachstehenden Zeilen enthalten. Es geht um ein leidiges Thema, von dem wir selbst eigentlich kaum noch etwas hören können, um das Rauchen!

Die Klagen über den blauen Dunst sind alt. Sie reichen von Johann Wolfgang von Goethes Beschwerde über die verpestete Atmosphäre in Raucherzimmern über die zahlreichen epidemiologischen Untersuchungen bis zu der letzten Studie über das bei Kindern von Rauchern zu erwartende Krebsrisiko. Da werden die eigentlich längst bekannten Tatsachen ständig weiter untermauert. Niemand bestreitet heute noch ernsthaft die schädliche Wirkung des Passiv- bzw. Mitrauchens, gerade nicht bei Kindern. Fraglos steigt für Kinder das Krebsrisiko, wenn im Elternhaus geraucht wird. Jeder rauchende Mitbewohner erhöht die statistische Wahrscheinlichkeit. Vielfach scheint das aber immer noch nicht jedem klar zu sein.

Wie wäre es sonst zu erklären, daß etliche Frauen während der Schwangerschaft und der Stillzeit mit äußerster Willenskraft auf die Glimmstengel verzichten, danach aber die Wohnung samt Kindern einnebeln? Manchen Eltern kann man den Vorwurf nicht ersparen, durch diese Gedankenlosigkeit verantwortungslos gegenüber ihren Kindern zu handeln (da ist er wieder, der erhobene Zeigefinger!). Finden Sie es nicht auch wenig überzeugend, wenn Ihnen jemand rauchend, ein Kind auf dem

Arm, die hohe Schadstoffbelastung der Gläschen-Nahrung erklärt – und das womöglich noch in dogmatischer Manier und mit missionarischem Eifer?! Im Gegensatz zu vielen anderen Bereichen hätten Sie es hier selbst im Griff, die Situation zu entschärfen. Ihre Kinder könnten es Ihnen danken.

Wir danken den vielen Menschen, die an diesem Buch mitgeholfen haben:
Thomas Böttcher, Nils, Annette Reinold, Thomas Quittek, Jan, G. Arnold, Manuela Wolters, Armin Radünz, Herrn Hammer, Ingeborg Marcus, Tom, Norbert Rupprich, Elke Kirbach, Anne Matthias, Iris und Joachim Kraudszun, Susanne und Wilfried Kühling, Andreas Borgmann, Henning, Jochen Schwermann.

Chemie im Spiel

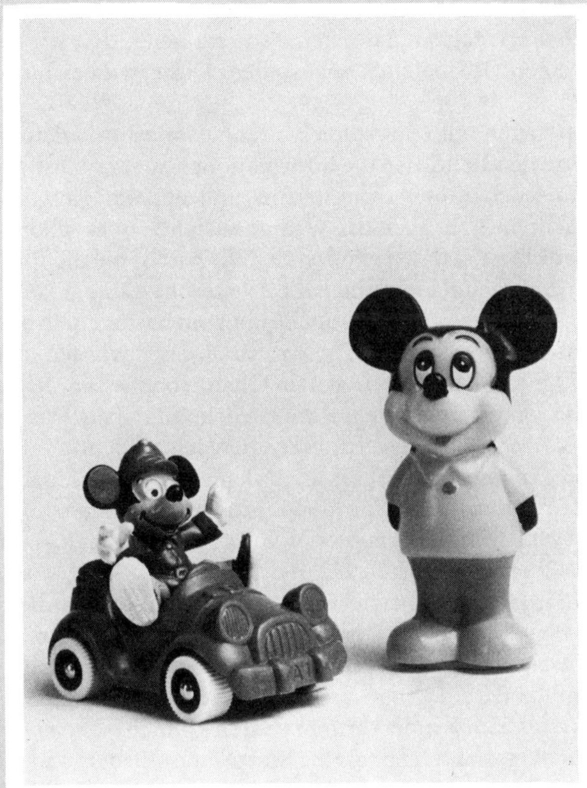

Chemie im Spiel

Als uns die Idee kam, Kinderspielzeug unter dem Gesichtspunkt der Belastung mit Chemikalien einmal näher zu untersuchen, war uns klar, daß wir mit Fachbüchern auf diesem Sektor kaum zu Ergebnissen kommen würden. Aber wir fanden das Thema so spannend, daß wir uns vornahmen, auch eigene Recherchen anzustellen. Das erwies sich auch als notwendig.

Schriftlich bohrten wir einige Spielwarenhersteller an, telefonisch zogen wir ihnen und den Behörden die Informationen aus der Nase. Besuche bei einem chemischen Untersuchungsamt und etliche Hinweise von Bekannten brachten schließlich das Wenige zustande, was schon ausreichte, um uns «Bauklötze staunen» zu lassen. Wir hatten nie die Illusion, einen kompletten Spielzeugladen unter die chemische Lupe nehmen zu können. Und so ist dieses Kapitel auch nicht mehr als ein Anstoß, damit außer uns auch andere auf das Thema aufmerksam werden mögen.

Zuerst, na klar, da dachten wir an den Chemiebaukasten. Ich selbst hatte mal einen, schon früh war mein damals noch völlig begeistertes Interesse an Chemie geweckt worden. Auch erinnere ich mich noch allzu gut, wie die Wohnung meiner Eltern nur knapp einem Brand entgangen ist. Ich war etwas sorglos mit dem Spiritusbrenner umgegangen.

Chemisches Spielzeug ist heute viel verbreiteter als damals, fällt Ihnen außer dem Chemiebaukasten ein Beispiel ein? Uns fiel zunächst auch keins ein. Erst langsam entwickelten wir einen Blick für die vielen verlockenden Angebote in Spielwarengeschäften, bei denen Chemie im Spiel ist. Unsere Auswahl an Artikeln, die wir untersucht haben, ist zwar zufällig. Daß trotzdem einige darunter waren, die zu einer (un-)gehörigen Giftgaswolke im Kinderzimmer führen können, sehen wir allerdings nicht als Zufall, sondern eher als die Spitze eines Eisbergs an.

Fragwürdige Segnungen der Chemie bestimmen aber beileibe nicht nur das chemische Spielzeug. In zahlreichen Alltagsspielen verstecken sich gesundheitsschädliche Chemikalien, sei es im Buntstift oder im selbstgemachten Luftballon, im Lack des Bleistiftes oder im Bauklotz aus Kunststoff.

Schwermetalle im Spielzeug

Im europäischen Komitee für Normung haben sich alle westeuropäischen Staaten (ohne Ausnahme) zusammengetan, um einheitliche Standards zu schaffen. Die europäische Norm EN 71, die den rechtlich unverbindlichen Status einer DIN-Norm besitzt, beschäftigt sich mit der Sicherheit von Spielzeug. Teil 3 (Fassung vom Aug. 1983)[1] betrifft chemische Eigenschaften von

- Spielzeug, das mit einem Farbüberzug, Lack oder ähnlichen Beschichtungen versehen ist
- Schreibutensilien für Kinder
- Kunststoffen
- Papier und Pappe
- gefärbten Textilien
- chemischem Spielzeug
- Klebstoffen und Lösemitteln
- Malfarben und Knetmassen für Kinder.

Vornehmlich enthält die Norm Maximalwerte für den Gehalt des Spielzeugs an löslichen Schwermetallen. Die Löslichkeit hängt bei Schwermetallen erheblich vom Säuregehalt des Prüflösemittels ab. Da die Konzentration der dazu benutzten Salzsäure nur halb so hoch ist wie in sonstigen gesetzlich vorgeschriebenen Prüfungen, sind die Prüfbedingungen beim Spielzeug entsprechend milder[2]. Das allein wäre schon reichlich eigentümlich, wo man doch sonst immer von Kindern als besonderer Risikogruppe spricht. Es kommt aber noch dicker: Die Höchstwerte sind bedenklich hoch! Wie ein Vergleich mit den Grenzwerten für die Aufbringung von üblicherweise metallbelastetem Klärschlamm zeigt, wird Boden vor Klärschlamm (dem letzten Dreck) besser geschützt als Kinder vor ihrem Spielzeug! (Siehe Tabelle)
Die Deutsche Forschungsgemeinschaft (DFG), die eine Studie zu Schwermetallen in Fingerfarben veröffentlicht hat[2], meint zu den Grenzwerten: «Solche Ansätze sollten – zumal für Fingerfarben der Kinder im Vorschulalter – nicht ohne Kritik und nicht ohne Widerspruch hingenommen werden. Über den Schutz der empfindlichen kindlichen Organismen hinaus sollten die Probleme des Umweltschutzes berücksichtigt werden.» Die DFG meint damit, daß weggeworfenes Spielzeug (geschätzte Abfälle an Fingerfarben: einige hundert Tonnen jährlich) zudem auch noch Deponien oder Müllverbrennungsanlagen mit Schwermetallen befrachtet. Die in verschiedenen Spielwaren unterschiedlichen Höchstmengen für Schwer-

metalle lassen den Schluß zu, daß die Werte nicht durch ihre Giftwirkung begründet werden. So bestehen bei den einzelnen Artikeln zwar ähnliche Aufnahmemöglichkeiten für die giftigen Schwermetalle, dennoch ist aber in Farbüberzügen zehnmal mehr an Blei erlaubt als in Schreibutensilien (vgl. Tabelle). Das dürfte an der bestehenden Praxis bei der Herstellung von Farbüberzügen liegen. Den Herstellern scheint es also eher darum zu gehen, ihre eigene Produktionstechnik zu schützen als die Gesundheit unserer Kinder.

Nach DIN EN 71 zugelassene Höchstmengen für lösliche Schwermetalle in Kinderspielzeug[1] in mg / kg

	Antimon	Arsen	Barium	Blei	Cadmium	Chrom	Quecksilber
Farbüberzüge, Lack etc.	250	100	500	2500	100	250	100
Schreibutensilien	250	100	500	250	100	100	100
Kunststoffe	250	100	500	250	100	100	100
Papier/Pappe	250	100	500	250	100	100	100
Malfarben/Knetmasse	250	50	250	100	50	25	25
Zum Vergleich[3]: Klärschlamm	–	–	–	1200	20	1200	25
Grenzwerte Boden	–	–	–	100	3	100	2

Chemisches Spielzeug selbst (was das genau ist, ist allerdings nirgends festgeschrieben) darf nur folgende Chemikalien enthalten:

- wäßrige Lösungen von Ammoniak, Natriumhydroxid, Salzsäure, Schwefelsäure, Essigsäure (mit höchstens 7,5 Gewichtsprozent)
- Sibernitrat, Azeton, Kaliumpermanganat, Weinsäure, Zitronensäure, Ascorbinsäure.

Leider ist es damit aber noch längst nicht getan!

Kuscheltiere

Linus aus der Peanuts-Familie hängt an seiner Schmusedecke. Was bei Textilien zu beachten ist, haben wir weiter hinten im Buch ausführlich beschrieben. Hoffentlich liest auch Linus diese Abschnitte. Ich selbst liebte keine Schmusedecke, sondern meine Teddies Thomas und Wolfgang. Weil es soviel Spaß machte, plünderte ich gleich mehrfach den Parfum-Vorrat meiner Mutter, um die zwei Teddies zu taufen. Der Kölner Duft hängt ihnen bis heute an. Müßte ich 25 Jahre diese Duftwolke ertragen, ich hätte es meinem Täufer nie verziehen.

Bei Kuscheltieren denke ich heute – beeinflußt durch Werbung – gleich an Steiff-Tiere. Ich schrieb die Firma an (ja, ja, die mit dem Knopf im Ohr!) und bat, mir Auskunft über die chemische Zusammensetzung der Spieltiere zu geben. Die Antwort kam – im Gegensatz zu anderen Firmen – prompt und ging über meine Fragen hinaus. Ich hatte mir schon denken können, daß sich die Firma an der DIN- und Europanorm 71 orientiert (siehe Kasten). Völlig überrascht war ich jedoch von der Mitteilung, daß Steiff nicht mehr den Weichmacher DEHP verarbeitet: da «wir frühzeitig über die möglichen Gefahren des DEHP informiert waren, so daß wir schon vor längerer Zeit sichergestellt haben, daß in unseren PVC-Teilen kein DEHP enthalten ist». Ein dickes Lob für diese Reaktion!

Weichmacher, hier vor allem DEHP, sind ansonsten ein gängiger Zusatz für Kunststoffteile. Trotz gesundheitlicher Bedenken findet man insbesondere DEHP überall. Nach wenigen Jahrzehnten der Massenproduktion von PVC, in dem Weichmacher häufig enthalten sind, hat die Konzentration an DEHP in Wasser und Boden inzwischen schon DDT weit überholt. Die Folgen werden erst jetzt langsam klar (vgl. «Als Zusatz in PVC: Weichmacher»).

Telefonisch war zu erfahren, daß eine Europanorm in Vorbereitung sei, die das Verwendungsverbot für DEHP im Kinderspielzeug vorsieht. Das wäre zu begrüßen. In etlichen Fällen allerdings hätte das zur Konsequenz – wie unten noch zu zeigen sein wird –, daß Spielwaren verändert werden oder vom Markt verschwinden müßten.

Finger weg von Fingerfarben?

Kinder greifen gern zu Schreib- oder Malwerkzeug. Worte, wie bei den Erwachsenen, spielen bei ihnen noch keine große Rolle, viel wichtiger

sind bunte, leuchtende Farben, mit denen sie sich manchmal geradezu in einen Farbrausch versetzen können.
Wir glaubten – wie viele Eltern –, daß Fingerfarben völlig ungiftig seien, so wie es die Werbung auch verspricht, wenn sie ihre Produkte als «giftfrei», «ungiftig», «ab drei Jahre» deklariert. Da sich jedermann denken kann, daß Fingerfarben nicht nur an Finger und bemalte Wände kommen, sondern auch oft verschluckt werden, haben wir Lebensmittelfarben als wesentlichen Bestandteil vermutet. Daß man die Farben essen könne, wird schließlich auch durch den Geschmack einiger Farben nahegelegt: Es gibt Fingerfarben gesüßt und aromatisiert. Warum Hersteller das wohl machen?
Bei einer genaueren Untersuchung der Fingerfarben kam dann ans Tageslicht, was der Leser schon ahnen mag: Zwar fällt ein Kleinkind vom Genuß des farbigen Puddings nicht tot um, aber es nimmt bei einigen Produkten (vor allem bei Importware) doch erhebliche Schwermetallmengen zu sich – wesentlich mehr als in Lebensmittelfarbe erlaubt wäre! Technologisch bedingte Gründe können diesmal nicht ins Feld geführt

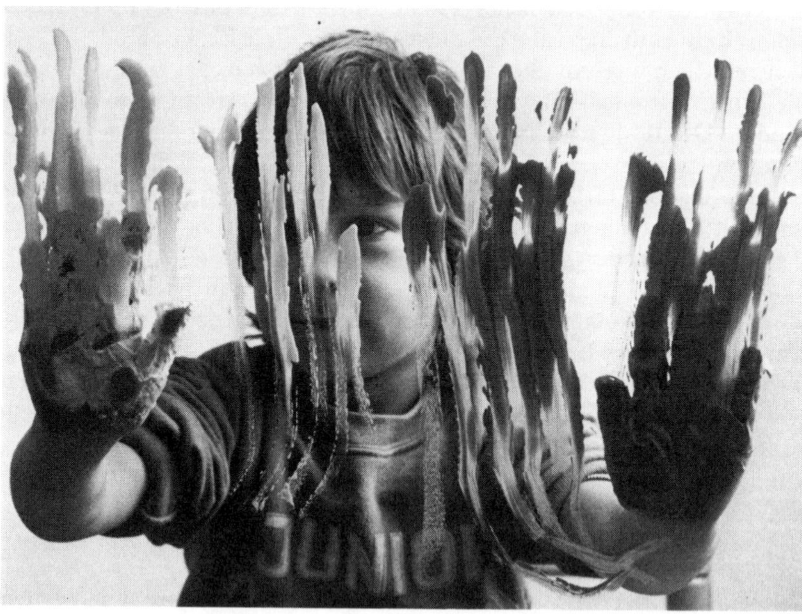

Fingerfarben, manche für Kinder leider zu gefährlich

werden, schließlich sind auch wirklich schwermetallarme Produkte auf dem Markt. Leider nennt die großangelegte chemische Untersuchung der DFG nicht Roß und Reiter, die Proben haben verschleiernd unverfängliche Bezeichnungen.

➔ In der Zeitschrift *Ökotest*[4] wurden folgende Produkte als unbedenklich eingestuft:
Eberhard Faber GmbH, Maliplus
Marabu Werke (Erwin Martz GmbH + Co.), Fingerfarbe
Interplay, Happy
Als nicht unbedenklich aufgrund ihres Schwermetallgehalts wurden einige braune und schwarze Farben der Hans Rebhahn
➔ GmbH eingestuft.

Blei im Bleistift?

Nehmen wir doch einmal an: Am Notruf-Telefon der Berliner Giftzentrale meldet sich eine entsetzte Mutter: Ihr Kind habe ein Stück einer Bleistiftmine verschluckt. Muß sie mit einer Bleivergiftung ihres Kindes rechnen, was soll sie tun? Sie kann sich ganz beruhigt um ihr Kind kümmern, denn Bleistifte sind ungiftig. Die Minen der Bleistifte bestehen im wesentlichen aus Graphit, also reinem Kohlenstoff. Wäre Blei in der Mine, könnte sie ein kleines Kind aufgrund des Gewichts kaum zwischen den Fingern halten.
Früher einmal, bis zum 16. Jahrhundert, waren tatsächlich Bleistifte mit einer Zink-Blei-Legierung in Gebrauch, die man damals Silbergriffel nannte. Silber war da allerdings ebensowenig drin vorhanden wie heute Blei. Zur Verbesserung der Eigenschaften enthalten die grauen Minen 25 bis 70 Prozent gebrannten Ton, je mehr, desto härter ist die Mine. Damit das Graphit besser auf dem Papier haften bleibt, wird noch Wachs zugesetzt, jedenfalls ein gesundheitlich unbedenkliches Material[5].
Bleistifte sind also ungefährlich – solange nicht auf ihnen gekaut wird! Die eigentliche Gefahr steckt nämlich im Lacküberzug des Holzmantels, hier können Schwermetalle in der Farbe stecken.

Bunte Mine – gute Miene?

Sie sind etwas aus der Mode gekommen, die Buntstifte. Faserschreiber, «Filzstifte», erfreuen sich mittlerweile einer größeren Beliebtheit. Im Gegensatz zu Bleistiften ist in Buntstiften kein Ton enthalten. Während sich das Graphit der Bleistifte problemlos mit Ton gemeinsam brennen läßt, vertragen die bunten Farbstoffe die zum Brennen notwendigen Temperaturen von über 1000 Grad Celsius nicht. So mischt man den Farbstoff heute zunehmend mit Kunststoffen (Polystyrol, PVC, Polyvinylacetat und Methacrylsäureester)[5].

Im Notfall: Giftzentrale anrufen:
(Speziell für Vergiftungsunfälle bei Kindern)

Berlin
Beratungsstelle für Vergiftungserscheinungen an der Universitäts-Kinderklinik
Huebnerweg 6, 1000 Berlin 19
Durchwahl: (030) 3023022

Bonn
Universitätskinderklinik und Poliklinik Bonn, Informationszentrale gegen Vergiftungen
Adenauerallee 119, 5300 Bonn 1
Durchwahl:
(02221) 213505/217051
Fernschreiber: 8869548 KLBO D

Freiburg
Universitätsklinik Freiburg, Informationszentrale für Vergiftungen.
Mathildenstraße 1, 7800 Freiburg
Durchwahl: (0761) 2704361
Pforte: (0761) 2704301
Zentrale: (0761) 2701

Homburg / Saar
Universitäts-Kinderklinik Homburg / Saar, Informationszentrale für Vergiftungen
6650 Homburg / Saar
Durchwahl: (06841) 162257 oder (06841) 162846

Einige der in Buntstiften enthaltenen Farbstoffe sind ebenso ungiftig wie die Bleistiftmine, altbekannte anorganische Pigmente wie Ultramarin und Eisenoxydtypen geben die Farbe; aber auch organische Farbstoffe werden verwandt. Untersuchungen verschiedener Buntstifte haben je-

doch hohe Schwermetallgehalte ans grelle Tageslicht gebracht. Vor allem in östlicher Importware ließen sich Blei, Cadmium und Chrom nachweisen. Die in der Regel etwas teureren deutschen Buntstifte schnitten durchweg am besten ab[6]. Giftige Schwermetalle müssen übrigens gar nicht aus den Farben stammen. Eventuell liegt das Übel an den Kunststoffzusätzen, die häufig Schwermetalle enthalten.
Grundstoffe der Wachsmalstifte sind Kaolin (Porzellanerde) und Wachs[7], beide prinzipiell nicht gesundheitsschädlich. Das mineralische Kaolin (oft auch Grundstoff für Kreide) soll allerdings nach Auskunft des Geschäftsführers des Industrieverbandes Schreib- und Zeichengeräte e. V. (ISZ) bei Bezug aus der Schweiz teilweise «extreme» Bleimengen enthalten.
Vorsicht ist bei den roten und orangenen Farbstoffen in Wachsmalstiften geboten. Oft bestehen sie aus Anilin-Verbindungen, deren Verschlucken bei kleinen Kindern zu Blausucht (Methämoglobinämie) führen kann[8].
Ähnlich giftige Farbstoffe sind etwa auch in roter Tinte. Hier ist es das aus Kreuzworträtseln bekannte Eosin, das den Sauerstofftransport im Blut blockiert. Nicht anders ist es bei Kugelschreibern, deren zäher Inhalt bis zu 40 Prozent der für Kinder schädlichen Anilinfarben enthalten kann. Kulis gehören deshalb nicht in die Hände kleiner Kinder, daran zu lutschen kann schon gefährlich sein.

Mitesser von roten Filzstiften

«Zu den von Ihnen angefragten Produkten, Faserschreiber und Wachsmalkreiden, stellen wir fest, daß diese seit ca. fünfzehn Jahren hergestellt werden. Trotz der großen Verbreitung dieser Produkte ist uns in all den Jahren nicht ein einziger Fall bekannt geworden, wo der Gebrauch dieser Erzeugnisse gesundheitliche Schädigungen hervorgerufen hätte. Dies trifft auch dann zu, wenn über die sachgemäße Verwendung hinaus andere vorhersehbare Benutzungen, wie zum Beispiel Verschlucken, Ablecken oder Selbstbemalung erfolgt sein sollten.»
So antwortete der Geschäftsführer des Industrieverbandes Schreib- und Zeichengeräte e. V. Es tut uns leid, seinen wirklich außergewöhnlich freundlichen und bemühten Auskünften entgegenhalten zu müssen, daß uns nicht ein einziger, sondern gleich fünf Fälle bekannt geworden sind.
So hatte sich ein sechsjähriges Mädchen die Wange in Ermangelung von Rouge mit rotem Filzstift bemalt, wohl um es ihrer Mutter gleichzutun.

Akne durch rote Filzstifte?

(pgk) Filzstifte regen, wie Pädagogen feststellen, Kinder zum Malen und Zeichnen an. Doch der kindliche Spieltrieb führt dazu, daß auch Hände und Gesicht bemalt werden. Vor allem rote Filzstifte verführen dazu, sich Nase und Wangen attraktiv zu färben. Doch das ist offenbar keine harmlose Spielerei: Fachärzte der Universitäts-Hautklinik Göttingen haben den Verdacht geäußert, daß ein «ursächlicher Zusammenhang zwischen der Benutzung roter Filzstifte und akneartigen Hautveränderungen» besteht. In den talgdrüsenreichen Hautpartien, die von den Kindern bemalt wurden, fanden sich später knotenartige «Mitesser».

Sie (wie die anderen betroffenen Kinder) bekam davon zahlreiche Mitesser auf den Wangen. Man hätte glauben können, sie sei in der Pubertät (was aber mit sechs Jahren wirklich etwas arg früh wäre)[9]. Auslöser für die Mitesser waren zwei in den roten Filzern enthaltene Pigmente: Das

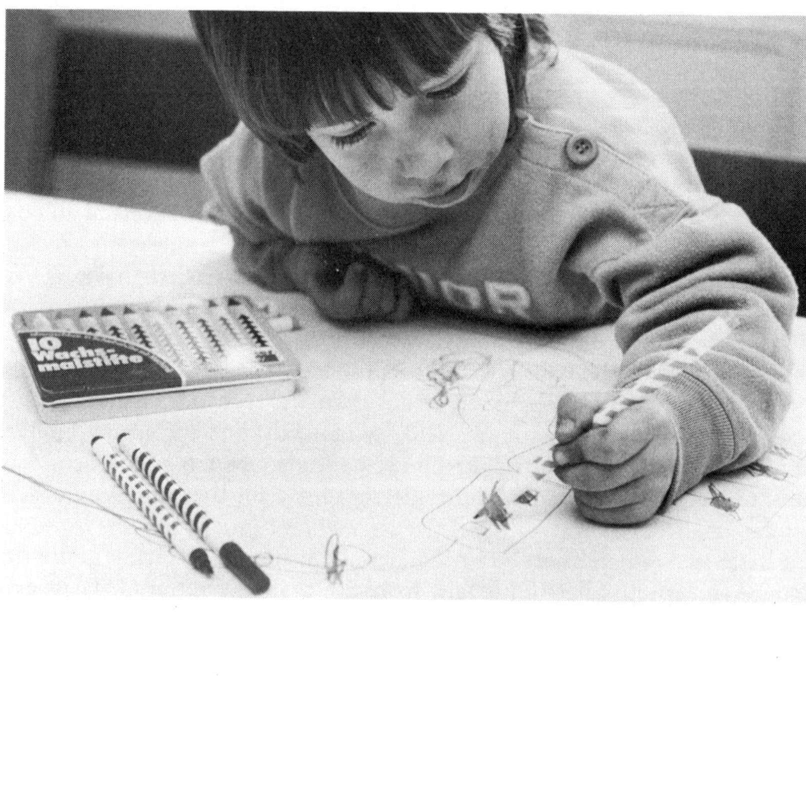

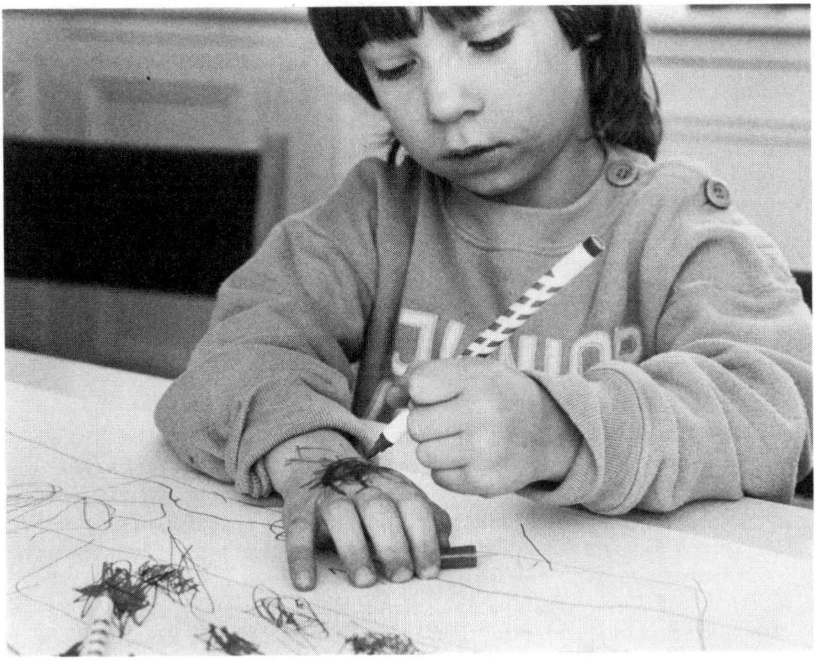

Auf die Haut malen macht Spaß; aber wer weiß,
welche Chemikalien die Haut verträgt?

chlorhaltige Pigment Rot 7 und der Azo-Farbstoff Pigment Violett 7. Die Ärzte der Göttinger Hautklinik, die von den ungewöhnlichen Akneursachen berichteten, kamen in der Folgezeit häufiger mit Fällen in Kontakt, bei denen Pickel durch Filzstifte ausgelöst worden waren. Daraus schließen sie, «daß solche Produkte häufiger in Betracht gezogen werden müssen, als bisher angenommen»[9].

Manche Filzstifte, sogenannte «Bio-Stifte» (Firma Kreuzer), enthalten Lebensmittelfarbe. Sie sind ausdrücklich zum Bemalen der Haut, von Keksen, Radieschen, Brot usw. geeignet. Hier schließen wir uns der Meinung des ISZ-Geschäftsführers an, der Bedenken hat, daß Kinder dann auch andere Filzer genauso verwenden, wodurch es tatsächlich zu Vergiftungen oder Schäden kommen könnte.

Sind Schreibutensilien Bedarfsgegenstände?

Wir fragten den Industrieverband Schreib- und Zeichengeräte e. V. (ISZ) nach eventuellen gesundheitlichen Auswirkungen von Schreibutensilien (besonders für Kinder). «Grundsätzlich», erhielten wir zur Antwort, «hält unsere Branche bei der Auswahl der verwendeten Rohstoffe alle in- und ausländischen gesetzlichen Bestimmungen zum Schutz der Gesundheit ein.» Das machte uns neugierig. In einem Telefonat mit dem Verfasser des Schreibens mußten wir dann registrieren, was wir vorher schon geahnt hatten: Es gibt überhaupt kein deutsches Gesetz für Schreibwaren! Das kann man dann natürlich leicht einhalten ...
Kugelschreiber, Filzstifte, Bleistifte – all diese Artikel sind entgegen jedem gesunden Menschenverstand keine Bedarfsgegenstände im Sinne des Lebensmittel- und Bedarfsgegenständegesetzes (LMBG)[10]. Sie dürften deshalb durchaus so hergestellt werden, daß sie (um im Jargon des Gesetzestextes zu bleiben) geeignet wären, die menschliche Gesundheit zu schädigen. Denn Vorschriften anderer Art sind nicht zu beachten, es sei denn, es handelt sich um Kinderspielzeug, das ausdrücklich im Lebensmittel- und Bedarfsgegenständegesetz (LMBG) erwähnt wird. Wann aber ist ein Filzstift ein Kinderspielzeug und wann nicht? Vor uns tut sich offenbar noch eine Lücke im deutschen Recht für Bedarfsgegenstände auf. Da streiten sich etwa bei Radiergummis, die nur in der Form von Spielzeug rechtlich zu den Bedarfsgegenständen gehören, oder bei den Wabbeltieren Gutachter darum, was eine gesundheitliche Schädigung ist. Gehören Langzeitschäden nun dazu oder nicht? Eigentlich müßte man sich hier doch mindestens an den Empfehlungen der Kunststoffkommission orientieren. Doch trotz deren eindeutiger Empfehlung: «Weichmacher enthaltende Kunststoffe dürfen nur zur Herstellung von Spielwaren verwendet werden, die so groß sind, daß sie von Kindern nicht als ganzes in den Mund genommen und verschluckt werden können, und die außerdem so fest sind, daß es unmöglich ist, davon kleinere Stücke abzubeißen oder abzubrechen», sind Wabbeltiere nicht verboten.
Und trotzdem kommen die winzigen aromatischen Radiergummis aus Hongkong ins Land. Importkontrollen, schon 1976 gefordert[12], Kontrollen von Spielwaren – sind nicht unbedingt üblich. Der Grund ist neben der Überlastung der Untersuchungsämter auch die mangelnde Aussicht darauf, wirklich einschreiten zu können. Zu oft schlüpfen Produkte bzw. deren Hersteller durch die meterbreiten Gesetzeslücken.

Kopierstifte und Stempelfarbe

Ich mußte im Lexikon nachschauen, was Kopierstifte sind. Zwar kann ich mich noch dunkel an die violetten Buntstifte erinnern, vor denen mich meine Eltern damals immer gewarnt haben. Was allerdings eine Kopierpresse ist (für die Kopierstifte wohl mal gebraucht wurden), wußte ich nicht mehr. Früher benutzte man Kopierstifte, weil sie dokumentenecht sind. Heute – sie sind nach wie vor im Handel – dienen sie etwa zum Durchbügeln eines Musters auf Stoffe. Kopierstifte und manche Stempelkissen enthalten den Anilinfarbstoff Methylviolett, und der ist nicht unbedenklich.
Vergiftungen durch Verschlucken dieses Farbstoffes sind ebenso möglich wie die Bildung von Magengeschwüren[11]. Kommt die Spitze eines Kopierstiftes versehentlich in die Haut oder womöglich ins Auge und wird nicht sofort wieder entfernt, kann es zu schweren örtlich begrenzten Hautschäden kommen, denn Methylviolett ist ein starkes Zellgift.

➜ Tip: Es gibt heute genug Kopierer – Kopierstifte am besten gleich wegwerfen!

Pralinen zum Radieren

Schon vor einigen Jahren warnten einige Zeitungen vor der «Lebensgefahr aus der Schultasche». Da wurden nämlich Radiergummis angeboten, die nicht nur aussahen wie eine Praline, ein Keks, eine Erdbeere oder – als Krönung – wie ein Bonbon, die Radierer dufteten auch noch fruchtig nach Erdbeere, Zitrone oder anderen Köstlichkeiten.
1983 lief in zahlreichen Städten der Bundesrepublik eine Polizeiaktion an. Etliche Schreibwarenläden waren das Ziel der Razzia, Polizisten durchkämmten die Geschäfte systematisch nach den kleinen Radierern. Jene Eltern, die solche Gegenstände kauften, wurden verantwortungslos genannt. Aber der Vorwurf trifft den Falschen. Wie soll schon ein Verbraucher wissen, daß die kleinen Dinger lebensgefährlich sein können? Davor sollte uns eigentlich das Lebensmittel- und Bedarfsgegenständegesetz schützen, denn Lebensmittelimitationen sind nach Paragraph 30 Nr. 4 des LMBG verboten. Lebensbedrohend sind die bunten Radierer tatsächlich. Sie bestehen aus dem Kunststoff PVC mit bis zu 70 Prozent Weich-

machern (DEHP, siehe «Als Zusatz in PVC: Weichmacher»). Was liegt nun für Kinder näher, als auf die Reize von Geruch und Aussehen zu reagieren und auch schon einmal ein Stück oder einen ganzen Radiergummi zu verschlucken?
Wenn sich der Weichmacher des verschluckten Radiergummis dann im Magen löst, kann ein scharfkantiges Etwas zurückbleiben, das den Darm verletzt – unter Umständen mit Todesfolge (siehe «Kein Scherz: Scherzartikel»)[12,13]. Daß sich Weichmacher wie DEHP aus Kinderspielzeug (und zwar längst nicht nur aus Radiergummis!) lösen kann, wenn PVC-Gegenstände in den Mund genommen werden, ist nachgewiesen[14]. Da besonders Kinder DEHP im Organismus anreichern können, wäre das allein Grund genug, diese Substanz aus Spielzeug zu verbannen!
Den Anfang dieses Abschnitts schrieb ich in der Vergangenheitsform. Leider habe ich so meine Zweifel, ob das berechtigt ist. Erst kürzlich kam mir so ein winziger Radiergummi in die Finger, diesmal in Form einer Mini-Glühbirne und ohne Aromastoff. Um nicht zu sagen, es gibt keine Importkontrolle auf dem Spielzeugsektor, drücke ich mich mal so aus: Die Kontrolle bestehender Gesetze funktioniert einfach nicht.

Kein Scherz: Scherzartikel

Tom war zum Geburtstag eines Freundes eingeladen. Ich packte ihm das besorgte Geschenk ein, nahm selbst ein paar Blumen für die elterlichen Gastgeber mit, denn parallel zur ausgelassen fröhlichen Feier der Kinder fand ein Treffen der Eltern statt. Als die Kinder hungrig waren, gab's das Lieblingsessen des Geburtstagskindes: Spiegelei mit gaaanz viel Ketchup. Meine Erziehungsversuche in punkto Ketchup hatten bei Tom nicht viel gefruchtet: Er würde am liebsten manchmal in der roten Soße baden. Das Spiegelei war nun lediglich die Rechtfertigung für seinen Hochgenuß.
Mit Heißhunger gingen die Kinder zu Werke, Tom besonders. Erst dachte ich, er stelle sich etwas ungeschickt beim Zerkleinern des Essens an, aber scheinbar hatte er ein etwas gummiartiges Ei erwischt. Trotzdem konnte er sich kaum beschweren, ahnte er doch, daß ich ihm das in Verbindung mit meiner Ketchup-Antipathie noch längere Zeit aufs Butterbrot geschmiert hätte. Tapfer sägte er das Ei in Stücke und schlang es – mit einer Überdosis Soße – hinunter.
Hätte ich damals schon gewußt, welch ein Witzbold Toms Freund ist, ich wäre eher aufmerksam geworden und eingeschritten. Was Tom da geges-

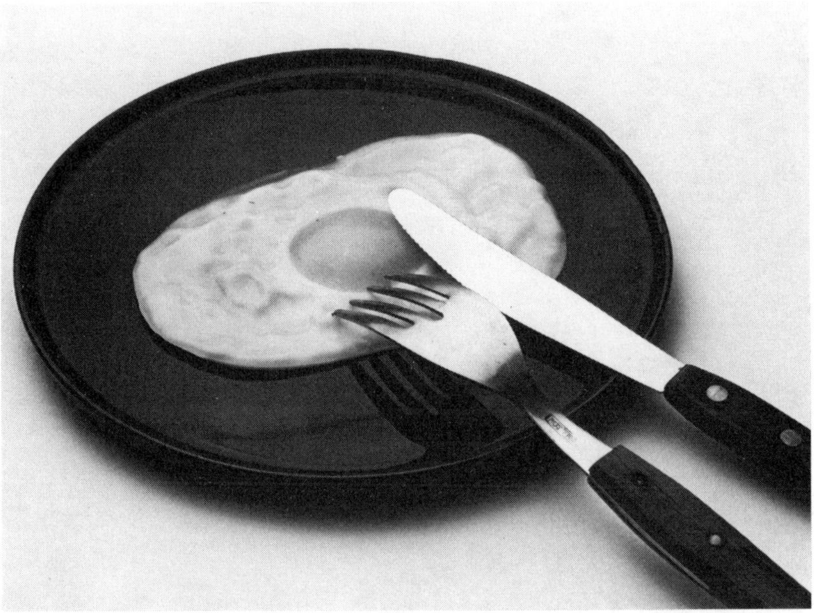

Vorsicht – harte Spiegeleier sind vielleicht aus weichmacherhaltigem PVC!

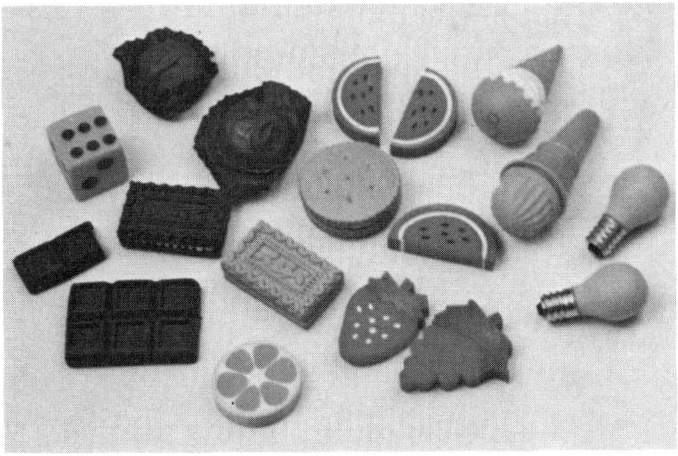

Radiergummis in Süßigkeiten-Form: Reinbeißen kann tödlich sein

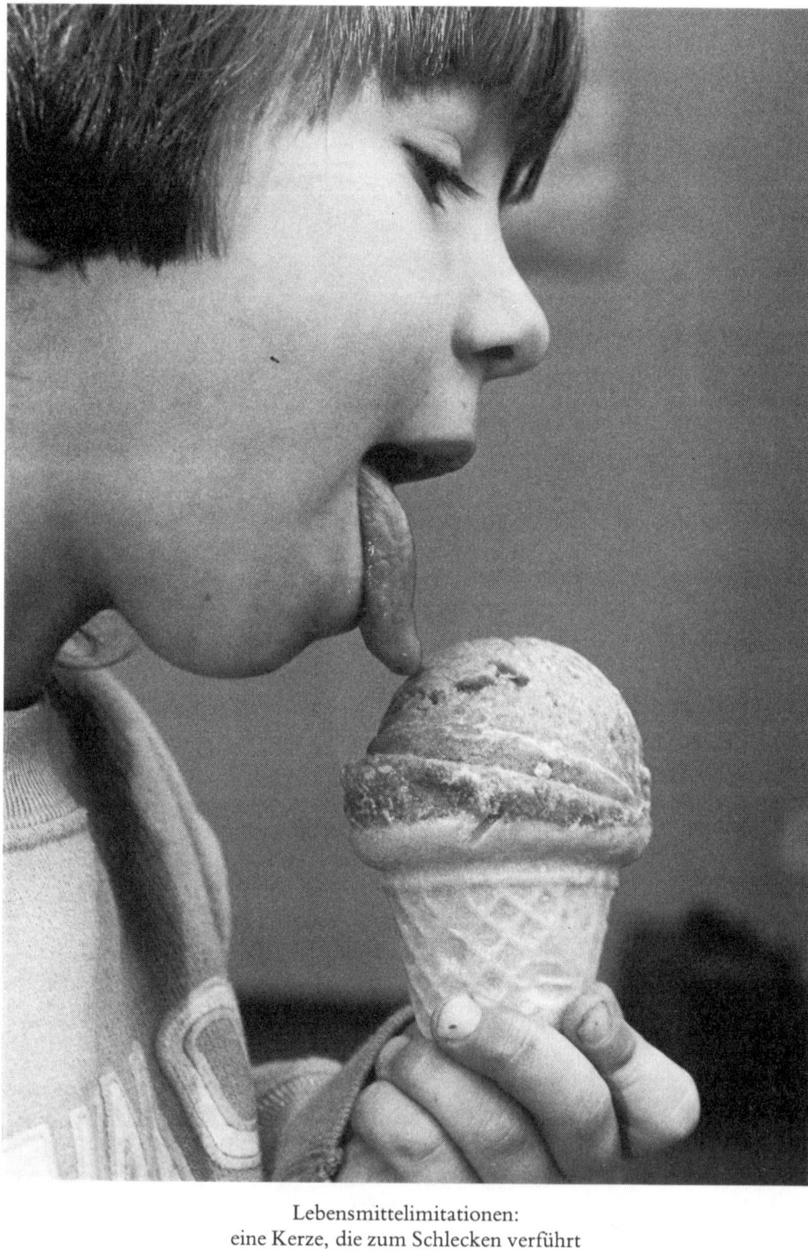

Lebensmittelimitationen:
eine Kerze, die zum Schlecken verführt

sen hatte, war eine nahezu perfekte Imitation eines Spiegeleis aus Kunststoff! Zwei Wochen später kam der Scherz heraus. Allerdings konnten wir alle über Toms Bauchschmerzen kaum lachen. Nach der Diagnose – Toms Freund war endlich mit der Sprache herausgerückt – wurde eine Operation erforderlich.

Kein Scherz? Doch, gerade haben sie eine Premiere erlebt, wir haben gelogen! Die Geschichte hat sich zum Glück bei uns nicht zugetragen. Sie ist in Anlehnung an ein tatsächliches Ereignis konstruiert worden, wo ein Mann eine Scheibe Käse aus Kunststoff verzehrt hatte. Der Kunststoffkäse bestand aus PVC und 60 Prozent Weichmacher. Im Magen war der Weichmacher herausgelöst worden, und die nun verhärteten Kunststoffstücke hatten die Darmwand aufgerissen, dem Mann war nicht mehr zu helfen gewesen[13].

Rechtlich gesehen hätte es die Käseimitation gar nicht zu kaufen geben dürfen, genausowenig wie Toms Spiegelei aus PVC. Denn das Lebensmittel- und Bedarfsgegenständegesetz verbietet ausdrücklich Lebensmittelimitationen. Die so klare gesetzliche Vorgabe wird allerdings zur Interpretationsfrage, wenn man chemisch ähnlich zusammengesetzte Scherzartikel betrachtet, die bloß keine Lebensmittelimitationen sind. Schlangen, Krokodile, Ratten, Affen usw. – alle «Made in Hongkong» – enthalten 60 bis 75 Prozent Weichmacher (DEHP). Die sogenannten Wabbeltiere können durchaus von Kindern verschluckt werden – nicht zuletzt, weil sie dem beliebten Fruchtgummi recht ähnlich sehen. Passiert ist das auch schon, insofern war die erfundene Geschichte vom Kindergeburtstag gar nicht so wirklichkeitsfremd. Nur eine Notoperation konnte vor einigen Jahren ein dreijähriges Mädchen retten, das ein Stück vom Wabbel-Krokodil ihres Bruders verschluckt hatte[15].

Die Rechtssituation für solche Fälle ist leider ungeklärt. Soviel steht fest: Diese Art von Scherzartikeln entspricht nicht den Empfehlungen der Kunststoffkommission des Bundesgesundheitsamtes[16], was einmal mehr deren Unverbindlichkeit und Wirkungslosigkeit beweist. Vorliegende Gerichtsurteile haben bisher völlig konträre Ergebnisse gebracht[12, 17]. 1974 entschied ein Hamburger Amtsgericht[18], daß die Gesundheitsschädlichkeit nach dem LMBG nicht gegeben sei, ein Gutachten hatte sich zur Beurteilung auf Modellversuche mit einer Flüssigkeit gestützt, die menschlichem Darmsaft nachgebildet war. Das dreijährige Mädchen mußte erst das Gegenteil beweisen. Weitere Verfahren gegen die Wabbeltiere werden bis heute mit Hinweis auf das Hamburger Urteil eingestellt. Kindern bleibt die Freude an den Wabbeltieren, und die Hersteller können mit amtlich bestätigtem gutem Gewissen weiterschlafen.

Niesen macht krank

«Gesundheit!» heißt es, wenn jemand niest. Wenn die Explosion in der Nase vom Niespulver ausgelöst wurde, ist der fromme Wunsch doppelt berechtigt. Chemische Untersuchungsämter haben nämlich einige Bestandteile des Niespulvers als giftig identifiziert, eine Zeitlang waren die Zeitungen voll von Warnungen. Von Schwindelgefühl über Lähmungen, Herzrhythmusstörungen bis zum Atemstillstand gehen die Gefahren[19]. Ursache war eine pflanzliche Substanz: Nieswurz. Schon 1 bis 2 Gramm des Pulvers sind für Erwachsene tödlich[8]!

Wie schön war das doch früher in der Schule, als wir den tristen Unterrichtsablauf mit dem scheinbar harmlosen Niespulver beleben konnten. Es war und ist zum Teil immer noch eine beliebte Form des Unterrichtsboykotts, Schüler und Lehrer zum Niesen zu bringen. Daß dabei auch akute Vergiftungen die Folge sein können, hätten wir damals nie vermutet.

Anfang 1984 reagierte der Gesundheitsminister mit dem Erlaß der Spielwaren- und Scherzartikelverordnung[20], die sich vor allem gegen Wirkstoffe von Niespulver richtet. Verboten sind seitdem mehrere Nieswurzarten, Holzstaub (der krebserregend ist), das ebenfalls krebserregende Benzidin und Ortho-Nitrobenzaldehyd. Die Verordnung zielt darüber hinaus auf andere Bereiche der (falls man es so nennen kann) chemischen Kriegsführung unter Kindern: auf Stinkbomben und Tränengas. Hier sind einige Ester der Bromessigsäure und Ammoniumpolysulfid (Faule-Eier-Geruch) verboten worden.

Schülern, die auf Tränengas im Klassenzimmer nicht verzichten mögen, bleibt leider immer noch die Chance, sich alte oder irgendwo her importierte Päckchen solcher Scherzartikel zu besorgen. Trotz der Verordnung besteht nämlich weiterhin die Möglichkeit, diese verbotenen Artikel einzukaufen. Auf den Packungen muß kein Hersteller die Zusammensetzung angeben, was die Kaufentscheidung nicht gerade erleichtert.

➜ Tip: Pfeffer tut's auch.

Wunderkerzen

Wie gern spielen Kinder mit dem Feuer. Wenn es dann noch zischt und raucht oder knallt, begeistert das die staunende Kinderseele. Spratternde Wunderkerzen mit auseinanderspritzenden glühenden Sternen gelten in der Elternschaft für die Feuer-Leidenschaft der Kleinen als geeignet. Sie scheinen ungefährlich zu sein und dürfen ohne Beschränkung an Kinder verkauft werden. Zig Millionen solch grauer Stäbchen produziert die Pyromanenbedarfs-Industrie alljährlich in der Bundesrepublik.

Alle Jahre wieder hängen die Wunderkerzen am Weihnachtsbaum oder werden auf Silvesterparties abgebrannt. Ausschließlich des Kupferdrahtes wiegt solch ein Feuerwerkskörper etwa 1,5 Gramm. 55 Prozent davon ist Bariumnitrat, der Rest setzt sich aus Aluminiumpulver, Eisenteilchen und einem Bindemittel zusammen[7]. Das Schwermetallsalz Bariumnitrat, Ursache für das bengalische Licht, löst sich leicht im Wasser. Das unterscheidet diese Substanz von den meisten anderen Bariumverbindungen, die sich so gut wie nicht lösen. Mich interessierte deshalb, was passiert, wenn eine Wunderkerze mit einem Lutscher verwechselt wird.

Da hierüber in der Literatur nichts zu erfahren war, machte ich einen unwissenschaftlichen Modellversuch. Ich nahm ein Glas Wasser und steckte die Wunderkerze hinein, um zu sehen, ob das Bindemittel die Lösung verhindern könne. Das klare Wasser wurde schnell milchig, am Boden des Glases sammelten sich schwere Metallkörnchen – der Giftcocktail war angerichtet. Ich wage nicht, mir auszudenken, was passiert, wenn wirklich ein Kind an diesem Weihnachtsbaumschmuck nuckelt. Denn schon 2 bis 4 Gramm Barium sind für einen Erwachsenen tödlich, geringere Mengen führen zur Erregung der glatten Muskulatur, Herz und Kreislauf werden angeregt. Schlimmstenfalls steigert sich das bis zu Herzrhythmusstörungen und Herzstillstand[11, 21].

Ein Großteil der im Heimlabor ermittelten Gewichtsverminderung beim Verbrennen dürfte sicher auf das Konto der auseinanderspritzenden Eisenteilchen gehen, ein kleinerer Teil wahrscheinlich auf Bariumemissionen.

Also, ab mit den Wunderkerzen in die Hausapotheke! Unter keinen Umständen gehören sie in die Hände kleiner Kinder, die daran lutschen könnten. Und wenn Wunderkerzen abgebrannt werden, dann nur im Freien – notfalls muß eben der Weihnachtsbaum auf den Balkon getragen werden!

Luftballons aus der Tube

Ich war platt wie ein unaufgeblasener Luftballon, als ich mit eigenen Augen sah, daß sich aus einem erbsengroßen roten Etwas an einem Strohhalm ein Luftballon entwickelte. Blaseballmasse heißt das Produkt, das ein gewisser Dr. Cohn vertreibt. Man nehme eine Kinderfingerspitze der zahnpastaähnlichen Masse, drücke sie auf den mitgelieferten Kunststoff-Strohhalm und puste leicht hinein. Außer einem knallroten bzw. knallgelben Luftballon, der nachträglich verformbar ist und nach einiger Zeit hart wird, entwickelt sich ein süß-saurer Geruch, eine Mischung aus Klebstoff und Essig.

Zu gern hätten wir Herrn Dr. Cohn befragt, woraus die Blaseballmasse besteht, konnten seine Anschrift der Packung jedoch nicht entnehmen. Niemand ist gesetzlich verpflichtet, den Hersteller genau auf der Verpakkung anzugeben. Hier, wie bei einigen anderen Produkten, fiel uns das unangenehm auf. Es sollte doch möglich sein, und notfalls ist es per Verordnung zu verlangen, daß ein Hersteller mit Name und Adresse zu seinem Produkt steht!

Nicht nur wir fanden die Blaseballmasse suspekt. 1982 hatten chemische Untersuchungsämter darin das krebserregende Benzol in «gesundheitlich nicht unbedenklichen Mengen»[22] festgestellt. Die Reaktion darauf ist zwei Jahre später Bestandteil der schon erwähnten Spielwaren- und Scherzartikel-Verordnung geworden. Demnach darf Benzol höchstens mit 5 Milligramm pro Kilogramm in Spielwaren enthalten sein. Entsprechend wurde nach einer Auskunft der Landesuntersuchungsanstalt Nordbayern in Erlangen die Benzolkonzentration in Dr. Cohns Blaseballmasse unter 5 ppm gesenkt. (Weitere benzolhaltige Spielwaren kennt man dort nicht.) Es sei die Frage erlaubt, warum die heimtückische Chemikalie Benzol überhaupt in Spielzeug zugelassen wird!

Hat es sich damit bezüglich gesundheitlicher Risiken in Blaseballmasse? Leuchtende Farben hatten unseren Verdacht erregt, Cadmium und Blei könnten als Pigmente enthalten sein. In gelber Blaseballmasse waren aber nur 1,47 ppm Blei und 0,24 ppm Cadmium enthalten, wie uns aus einem Untersuchungsamt zugetragen wurde. Das ist weniger, als in manchen Lebensmitteln erlaubt ist. Und woraus besteht die Masse selbst? Es ist ein

Blaseballmassen enthalten Ethylalkohol, Essigsäureethylester, Methylalkohol, Aceton, Essigsäure, Essigsäuremethylester, Vinylacetat oder gar Benzol … ▶

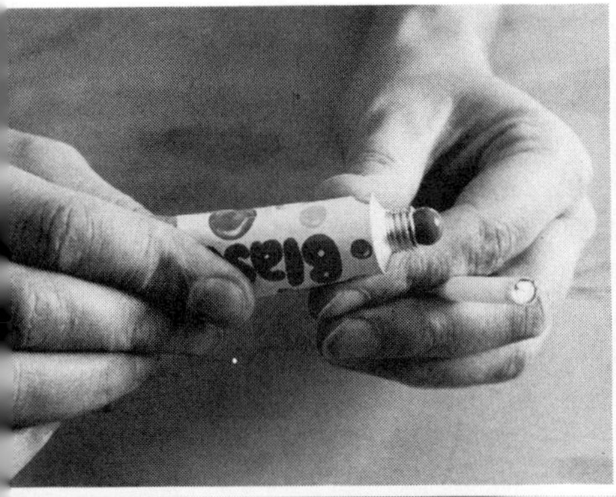

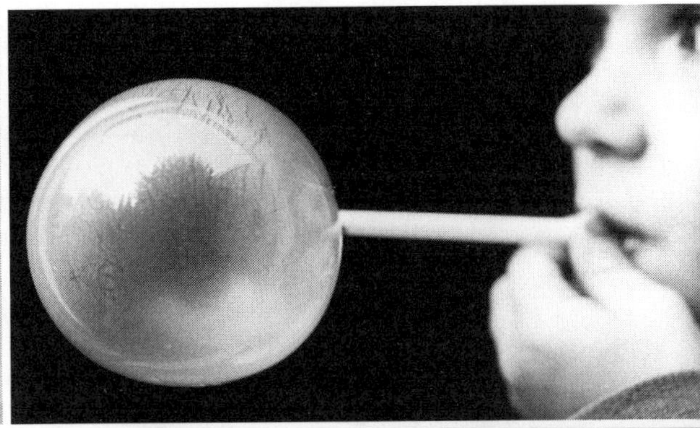

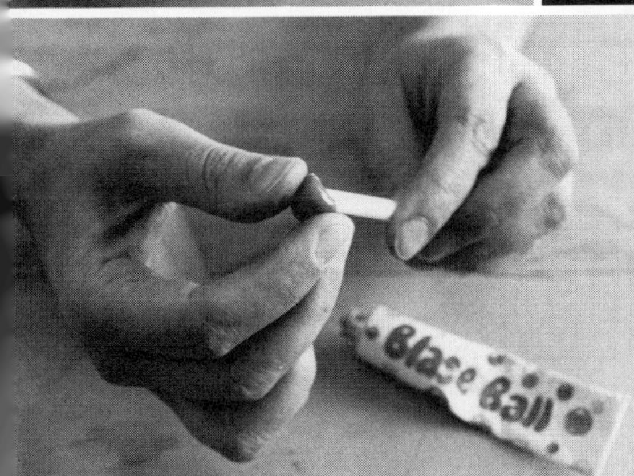
Blase Ball

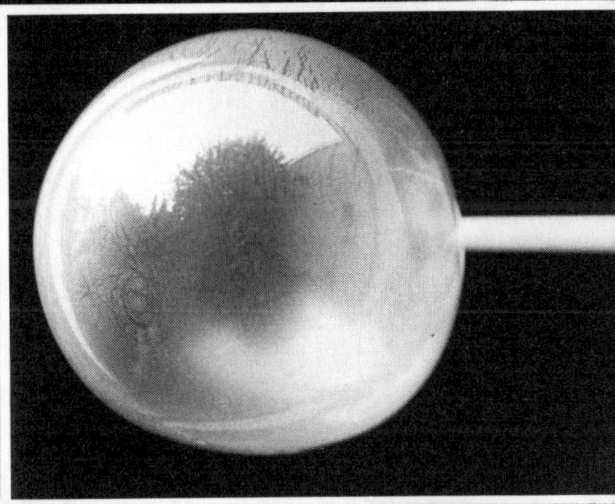

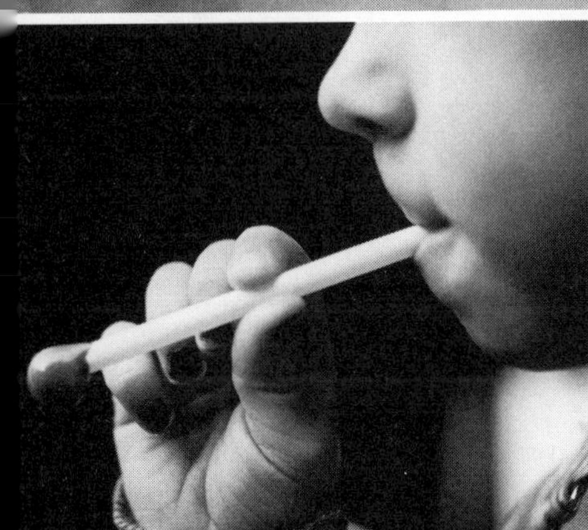

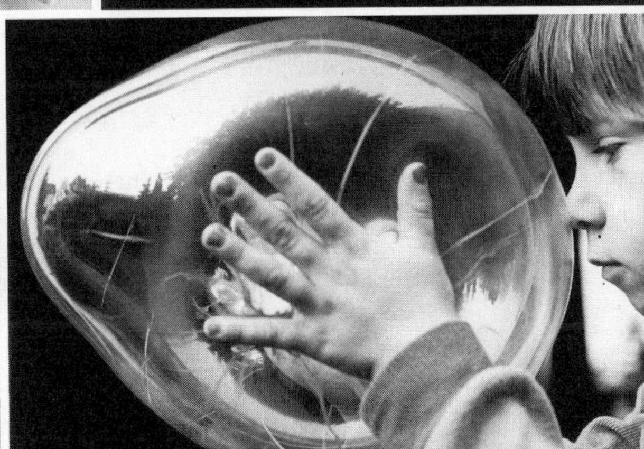

Kunststoff als Grundsubstanz (Polyvinylacetat), der mit verschiedenen Lösungsmitteln versetzt ist (daher der Geruch).
Ein Untersuchungsergebnis zu Blaseballmassen stammt aus Japan[23]. Hauptsächlich enthält das Spielzeug demnach Alkohol (Ethylalkohol, 15 bis 20 Prozent) und/oder Essigsäureethylester (25 bis 28 Prozent). Außerdem sind (in Mengen unter 6 Prozent) Methylalkohol, Aceton, Essigsäure, Essigsäuremethylester und Vinylacetat in dem Produkt, das – man fühlt sich bemüßigt, daran hin und wieder zu erinnern – als Kinderspielzeug verkauft wird. Die Lösungsmittel sind durchweg giftig und/oder Reizstoffe.
Man vergegenwärtige sich einmal, wie das Spiel mit der Blaseballmasse abläuft: Da pustet Jan in den Strohhalm, und die Lösungsmittel verdampfen in die Raumluft. Beim Absetzen des Röhrchens bekommt er eine Lunge voll von dem Gasgemisch ab. Und beim Verformen des Ballons sowie beim Spielen ist er natürlich immer direkt mit der Nase darüber. Widerspricht das nicht dem LMBG? Ist nicht auch «vorhersehbar», daß die zahnpastaähnliche Masse zuweilen verschluckt werden könnte?
Übrigens: Da sich Polyvinylacetat ähnlich verhält wie PVC, ist es wahrscheinlich, daß die Blaseballmasse auch Weichmacher enthält!
Blaseballmasse, ob von Dr. Cohn oder von Dr. Jekyll, ist für kleine Kinder völlig ungeeignet. Auf Kindergeburtstagen, wofür die Masse als besondere Attraktion angepriesen wird, sollte man deshalb auch weiterhin auf die althergebrachten Luftballons zurückgreifen. Die haben außerdem den Vorteil, daß man mit ihnen im Ballspiel den Spaß fortsetzen kann. Bei Blaseballmasse ist das Vergnügen kurz nach dem Aufblasen vorbei!

Seifenblasen

Erst als es mit meiner Kindheit schon wieder vorbei war, gab es Seifenblasenlösungen als Kinderspielzeug im Handel. Ich selbst mußte mich noch mit einer Spülmittellösung und einem Strohhalm begnügen, um die buntschillernden Seifenblasen entstehen zu lassen. Die fertig gemischte Lösung ist zwar im Prinzip sicher nichts anderes, der Kunststoffring am Stab macht aber leichter schöne große Seifenblasen. Einen Nachteil dürfte die fertige Lösung, bekannt als «Pustefix», aber haben: Die enthaltenen Tenside (Seife) benötigen, gelöst in Wasser, einen Konservierungsstoff.
Welche Konservierungsmittel in welchen Konzentrationen in Pustefix

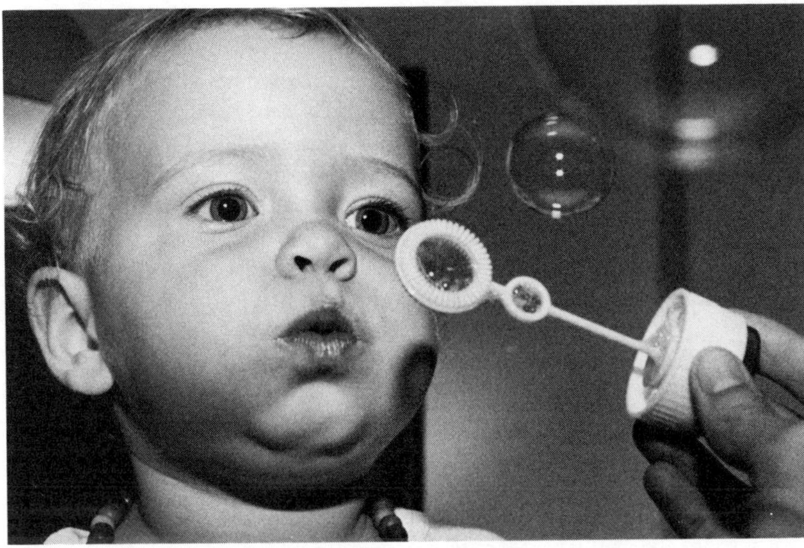

Aufgepaßt bei Seifenblasen:
Wird die Seifenlauge verschluckt, dann wird's gefährlich

enthalten sind, wollten wir gern genauer wissen. Wir fragten uns, wir fragten Pustefix und erwarteten eine konkrete Antwort. Aber: Pustekuchen! Wir erfuhren lediglich, daß sorgfältig geprüft werde und daß man Unbedenklichkeitsbescheinigungen von etlichen Institutionen besitze, Zertifikate von weit entfernten Behörden in Japan und den USA. Eine Kopie legte man uns nicht bei: «Wir meinen, daß diese offiziellen Bescheinigungen über die Harmlosigkeit von Pustefix-Spielen auch für ihre Arbeit ausreichend sein dürfen.» Wir Autoren meinen, daß diese Auskunft flüchtig ist wie eine Seifenblase.
Abseits der unbekannten Gefährdung durch Chemikalien ist das Verschlucken von Seifenlösungen, seien sie von Pustefix oder selbstgemacht, riskant, weil ein Kind am schäumenden Erbrochenen ersticken kann.

Modelliermasse

Tom war etwas über zwei Jahre alt, als er zum Weihnachtsfest eine Pakkung Fimo geschenkt bekam. «Ab fünf Jahre» steht auf der Packung, aber wer guckt schon so genau drauf? Und die bunte Modelliermasse macht gerade auch den ganz Kleinen Spaß. Fimo unterscheidet sich von Knete darin, daß sich die Modelliermasse im Backofen dauerhaft härten läßt, weil sie chemisch anders zusammengesetzt ist.

Die üblichen Knetmassen bestehen aus Wachs (machmal auch Bienenwachs und Baumharz), Paraffinöl und Kreide. Diese Bestandteile sind akzeptabel, wären nicht noch zusätzlich Pigmente enthalten, die ihre Farbe zum Teil Schwermetallverbindungen verdanken. Eine gesetzliche Begrenzung des Schwermetallgehaltes von Knete fehlt. Allerdings richten sich (alle?) Hersteller nach der DIN EN 71, die Höchstmengen festsetzt (siehe «genormte Sicherheit»). Zweifellos aber schützen diese Höchstmengen Kinder nicht vor übermäßigen Schwermetallmengen.

Wieder mal droht die Praxis mit der Theorie des LMBG zu kollidieren. Daß Kinder ihre selbstgemachte Knete-Nudeln oder Knete-Brot inklusive Schwermetallen schon mal essen werden, kann man sich ausrechnen. Bei «Play-Doh Spielknete» dürfte das besonders leicht passieren – die Masse riecht laut Prüfbericht des chemischen Untersuchungsamtes Darmstadt vom September 1984 nach Marzipan bzw. Vanille. Wie das Untersuchungsamt trotzdem zu dem Schluß kommt, dies sei kein Verstoß gegen das LMBG, ist so abenteuerlich wie der Verzehr der Knete. Der dort zuständige Lebensmittelchemiker ist der Auffassung, gegen eine Beanstandung spräche,

- daß auf der Packung das Mindestalter von drei Jahren angegeben wird
- daß die Verpackung nicht zu einer Verwechslung mit Lebensmitteln Anlaß gibt
- daß auch das Verschlucken der Knete nicht gesundheitsschädlich sei, was im übrigen sowieso kaum möglich wäre, da die Masse «überaus salzig» schmecke. Dennoch – und die Begründung für diese Empfehlung wüßten wir nun wirklich gern – empfiehlt der Lebensmittelchemiker der Herstellerfirma, die Aromatisierung der Knete zu unterlassen oder «einen Geruchsstoff zu verwenden, der auch bei eng angelegten Maßstäben nicht an ein Lebensmittel erinnert.»

Den genauen Schwermetallgehalt von «Play-Doh» (Firma Parker) erfuhren wir ebensowenig wie von Produkten der Eberhard Faber GmbH oder der Firma Stockmar («weit weniger als erlaubt» – was immer das

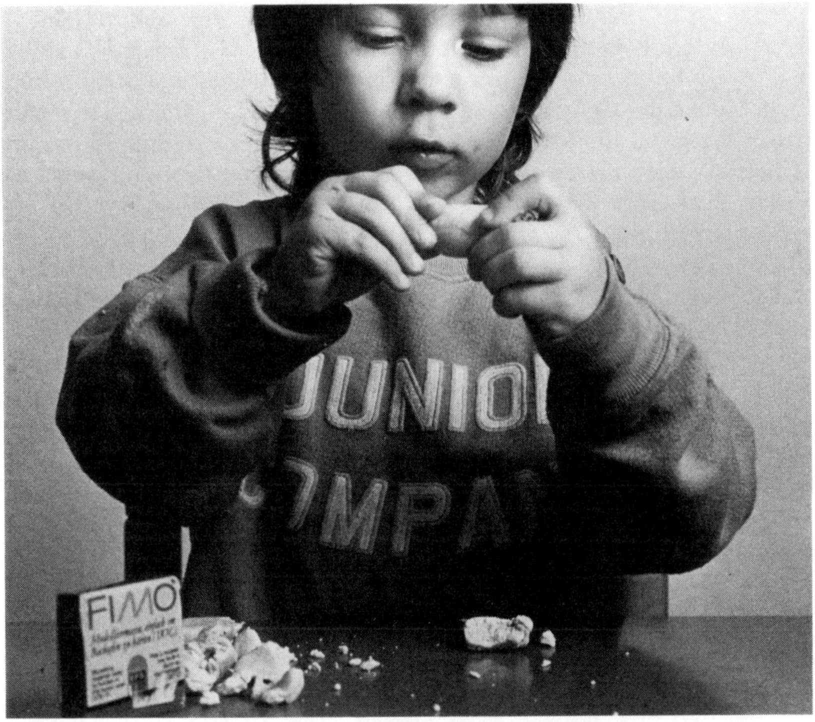

Modelliermassen enthalten manchmal erschreckend
hohe Konzentrationen an Weichmachern

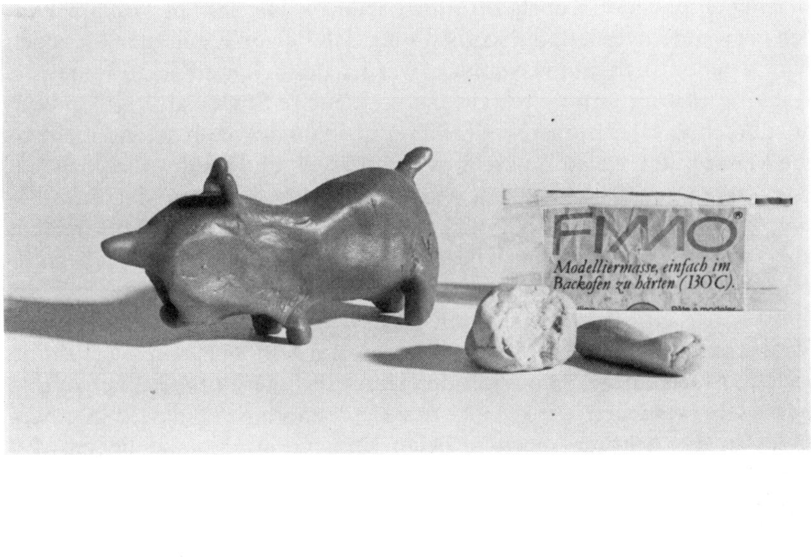

heißen mag). Genauere Auskünfte erhielten wir von der «Schmidt Spiel- + Freizeit GmbH» zu «DAS pronto» und von der R. Reiser KG (Modello). «DAS pronto» ist frei von Blei, Antimon, Arsen, Barium und Quecksilber, der Gehalt an Cadmium (3 ppm) und Chrom (15 ppm) hält sich in Grenzen. In «Modello» wurde kein lösliches Blei und Cadmium festgestellt, die anderen Schwermetalle liegen in ihrer Konzentration unterhalb der Norm-Werte.

Ganz anders die Knetmassen, die im Backofen gehärtet werden können. Bekanntestes Beispiel ist die Modelliermasse Fimo, die aus einem Kunststoff besteht. Unsere Anfrage an die Herstellerfirma, die Eberhard Faber GmbH, blieb wie so oft derartig allgemein, daß wir andere Wege einschlagen mußten, um an Informationen zu kommen: «Mein Kind hat ein Stück Fimo verschluckt! Was soll ich machen? Kann es eine Vergiftung bekommen?» So meldeten wir uns am Telefon. Man beruhigte uns und wies anschließend in einem Schreiben darauf hin, daß man «keine Gefahr einer gesundheitlichen Schädigung nach oraler Aufnahme von Fimo» sehe. Fütterungsversuche an Ratten hätten nur geringe Wirkungen gezeigt, «trotzdem sollte man vor allem bei Kleinkindern darauf achten, daß technische Produkte wie Fimo nicht gegessen werden». Kein Wunder, denn «Untersuchungen über das Verhalten von Fimo im Magen» liegen der Firma nicht vor.

Und welcher Kunststoff ist die Grundsubstanz von Fimo? Nur über Analysen bekamen wir heraus, daß Fimo aus weichmacherhaltigem PVC besteht. Uns erinnert das an die Scherzartikel aus Weichplastik. Wie heißt es doch so klar in der Empfehlung des Bundesgesundheitsamtes: «Weichmacher enthaltende Kunststoffe dürfen nur zur Herstellung von Spielwaren verwendet werden, die so groß sind, daß sie von Kindern nicht in den Mund genommen und verschluckt werden können, und die außerdem so fest sind, daß es unmöglich ist, davon kleinere Stücke abzureißen oder abzubrechen.»[16] Fimo ist weder riesig groß noch knallhart, vielmehr ist die Masse butterweich, so klein, wie Kind will, und wird wahrscheinlich des öfteren verschluckt. Fimo widerspricht also eindeutig der Empfehlung des BGA. Die jedoch ist nicht rechtsverbindlich. Im LMBG heißt es aber, daß Spielwaren nicht so beschaffen sein dürfen, «daß sie bei bestimmungsgemäßem oder vorherzusehendem Gebrauch geeignet sind, die Gesundheit zu schädigen».[10] Unserer Meinung nach sollte allein der Weichmachergehalt (DEHP) ausreichen, um Fimo aus dem Verkehr zu ziehen. Wir sind gespannt, ob der Hersteller die Unbedenklichkeit zu beweisen versuchen wird, trotz des Eingeständnisses, das er in einem Brief an die Autoren machte: «Man kann nie ganz ausschließen, daß

Gesundheitsschädigungen durch unglückliche Verkettungen (...) auftreten können.» Und wir schließen nicht aus, sondern ein, daß der Weichmacher DEHP sehr wohl auch durch die Haut und Dampf mit langfristigen Gesundheitsschäden aufgenommen werden kann (siehe «Als Zusatz in PVC: Weichmacher»).
Vorschriften für die Schwermetallgehalte in Knetmassen sind unbedingt zu erlassen, PVC und Weichmacher enthaltende Modelliermassen sollten vom Markt genommen werden.

➔ Wer nicht bis ultimo warten will, für den gibt es eine weniger giftige Alternative, deren Rohstoffe in jedem Haushalt vorhanden sind: Salzteig (3 Teile Salz, 2 Teile Mehl, 1 Teil Wasser, Lebensmittelfarbe). Viel Spaß!*

Glasätzen – ätzend!

Das Ätzen von Glas ist eine gefährliche Angelegenheit. Man braucht dazu Flußsäure, Fluorwasserstoff. Und die glaszerfressende Flußsäure ätzt viel weniger die Haut, als daß sie durch die Haut bis zum Knochen vordringt. Dort löst Flußsäure den Knochenkalk auf, die Folgen mag sich jeder selbst ausmalen. Ein Chemieprofessor, der viel mit Flußsäure arbeitete, erklärte uns die Gefährlichkeit der Substanz während einer Vorlesung folgendermaßen: «Wenn man sich etwas davon über die Haut schüttet, nimmt man am besten gleich eine Drahtbürste, um die Säure mit dem Fleisch zu entfernen.»
Daß derart brisante Chemikalien nicht in Kinderhände gehören, sollte einleuchten. Aber wie geht die Industrie damit um? Wir machten die Probe aufs Exempel und fragten im Spielwarengeschäft nach. Natürlich bekommt man dort Mittel zum Glasätzen, und zwar keineswegs aus dem Giftschrank. Auf den Packungen findet sich kaum eine Warnung. Das kleine Schildchen, daß das Mittel ätzend ist, wird auch schon mal mit einem Preisschild überklebt. Hin und wieder wurde daneben schriftlich aufgefordert, die Arbeitsanleitung zu beachten. Die aber, so das Verkaufspersonal, hatte man im Geschäft noch nie gehabt!

* Aber daran denken:
0,5–1 g Salz/kg Körpergewicht sind tödlich

Emaille

Emaille ist eine glasartige Masse aus anorganischen Bestandteilen, die auf metallischen Oberflächen haftet. Das Emaillepulver wird in dekorativen Anordnungen auf den Metallgegenstand gestreut und dann bei ca. 850 Grad Celsius gebrannt. Als Spielzeug kann Emaille so keinen großen Markt erschließen, denn wer will sich schon extra einen Brennofen anschaffen, mit dem diese hohen Temperaturen erreichbar sind?
Mit chemischer Hilfe hat man den gravierenden Nachteil behoben. Es gibt «Emaille ohne Brennen», die eigentlich keine Emaille mehr ist, sondern ein Kunststoff. Getrennt in zwei Fläschchen, erhält man zwei zähe Flüssigkeiten. Die eine dürfte wohl ein Epoxidharz sein, die andere irgendein Aminhärter. Warum wir es nicht genauer wissen? Wir haben uns bemüht und riefen einen Hersteller an. Das allein gestaltete sich schon schwierig, stand auf der Packung doch nichts weiter als «Stewa, 7881 Schwörstadt». Das Kürzel entpuppte sich als «Firma Stefan Walter». Wir fragten den Eigentümer nach der Zusammensetzung. Die Antwort: «Das wissen wir selbst nicht, wir beziehen das aus Holland. Wenn Sie es herausbekämen, wären wir Ihnen dankbar, dann stellen wir es selbst her!»
Daß Härter und Epoxidharz gesundheitsschädlich sein können, weiß der Unternehmer dann wohl auch nicht. Epoxidharze stehen im Verdacht, das Erbgut zu schädigen, der Härter ist allergen und sehr stark hautreizend, und Epichlorhydrin (falls das auch noch enthalten sein sollte) ist eindeutig krebserregend.[24]

Kein Spielzeug: Gießharz

Gießharzpackungen werden nicht als Spielzeug, sondern als Bastelartikel angeboten. Das ist auch notwendig, denn als Spielzeug verstießen Gießharze gegen das LMBG – und als Hobby- und Bastelartikel nicht! Trotzdem (wen wundert's) sieht man schon mal einen zehnjährigen Jungen auf der Verpackung oder eine ganze Familie in einem Anleitungsheft. Eine Altersangabe oder sogar eine Warnung, das Gießharz nicht in Kinderhände gelangen zu lassen, sucht man aber vergeblich. Gleichzeitig liest man in einem «wichtigen Hinweis», es sei ratsam, das Untermischen des Härters «nur durch Erwachsene oder unter deren Aufsicht durchzuführen». Das zeigt: Auch der Hersteller scheint davon auszugehen, daß Kinder mit von der Partie sind.

Gießharze sind Kunststoffe, die glasklar und steinhart werden. Üblicherweise gießt man irgendwelche nett anzusehenden Dinge – von Münzen bis zu Schmetterlingen – in die Kunststoffblöcke ein, um sie anschließend als Modeschmuck, Briefbeschwerer, Schlüsselanhänger oder schlichtes Dekorationsstück zu verwenden.
Eine Packung Gießharz enthält alle nötigen Chemikalien, einige Farben und Reinigungsmittel. Die Chemikalien haben es in sich: Die Grundsubstanz ist monomeres Styrol, eine Chemikalie, die auf das Zentralnervensystem wirkt, krebsverdächtig und erbgutschädigend sein soll (siehe den «Brief an eine besorgte Mutter»). In der gelieferten flüssigen Form atmet man zwangsläufig Styrol ein. Verwirrtheit, Halluzinationen, Bewußtseinsverlust können die Folge sein[11].
Damit aus dem Styrol ein Kunststoff wird, damit also die einzelnen Moleküle miteinander verbunden werden, ist ein Härter erforderlich. Der Packung liegt dazu MEKP (Methylethylketonperoxyd) bei. Die Substanz gehört zur Reihe organischer Peroxyde, einer Substanzklasse, die durch die Bank ausgesprochen aggressiv ist. Schon kleinste Spritzer in die Augen führen zu schwersten unheilbaren Augenverätzungen. MEKP zeigt «verheerende Wirkungen am Auge»[25]. «Sollte Peroxyd ins Auge gelangen, so ist sofort (spätestens vor Ablauf von 30 Sekunden) gründlich mit Wasser zu spülen und anschließend sofort ein Augenarzt aufzusuchen.» Diese Warnung steht auf einem roten Beipackzettel im Gießharz-Set der Voss-Chemie, nicht jedoch auf der Flasche mit dem Härter selbst! Die anscheinend notwendige Stoppuhr wird nicht mitgeliefert. 30 Sekunden, um zu begreifen, was geschehen ist, *und* die Augen gründlich zu spülen – das schafft nur jemand mit blitzartigen Reaktionen.
Kommt der Härter auf die Haut, sollte ebenfalls schnellstens gehandelt werden, denn MEKP zählt zu den stärksten hautdegenerierenden Substanzen, die in der Technik bekannt sind[25]. Die Hersteller dieses Peroxyds geben für den Umgang mit MEKP Merkblätter heraus. Dort rät man dringend zu Schutzhandschuhen, Schutzkleidung, Masken, Hautschutzsalben usw. Absolut unerläßlich ist demnach auch das Tragen einer Schutzbrille. Würden all diese Wahrheiten auf den Packungen von Gießharz-Bastelsets stehen, was ja wohl im Interesse der Käufer läge, würde es vermutlich kaum noch Käufer geben!
Schließlich – und das ist angesichts der übrigen Gefahren kaum noch erwähnenswert – liegt dem Gießharz-Set ein Reinigungs(löse-)mittel bei, das chlorierten Kohlenwasserstoff 1,1,1-Trichlorethan enthält. An anderer Stelle wird zu allem Überfluß das in jüngster Zeit krebsverdächtige Methylenchlorid (Dichlormethan) empfohlen.

Krebsrisiko bei Methylenchlorid

NEW YORK (VWD). Erzeugnisse, die Methylenchlorid enthalten, bergen ein erhebliches Krebsrisiko. Dies geht aus einer Untersuchung der U.S. Federal Consumer Product Safety Commission hervor. Der Stoff ist u. a. in Lösungsmitteln für Lacke (Abbeizmittel) enthalten und wurde auch bei dem jüngsten Zwischenfall beim Union Carbide-Werk in West-Virginia freigesetzt. In dem Bericht der Kommission heißt es, das Krebsrisiko bei Methylenchlorid sei für Verbraucher das größte, das jemals bei einem Konsumerzeugnis festgestellt worden sei. Drei von 1000 Personen, die mit Abbeizmitteln in Kontakt kamen, könnten Krebs bekommen.

Stuttgarter Zeitung vom 21. August 1985

Brief an eine besorgte Mutter

Frank Claus

[redacted]
4600 Dortmund 50

Frau
Eva [redacted]
[redacted]

25.08.85

Schmelzgranulat aus Polystyrol

Liebe Eva,
vielen Dank für die Probe des Schmelzgranulats von der Firma Horst Uhlig KG. Du fragst, ob das Granulat nach monomerem Styrol riecht und ob Deine Kinder die fast volle Packung bedenkenlos weiter verwenden können oder nicht. Mit verschiedenen chemieerfahrenen Nasen haben wir monomeres Styrol nicht riechen können. Das hätte mich allerdings auch sehr gewundert, da die Verunreinigung dann schon erheblich hätte sein müssen.
Entscheidend für den Gebrauch des Schmelzgranulats ist allerdings der Schmelzvorgang im Backofen. Bei zu hoher Temperatur kann sich der Kunststoff zu monomerem Styrol zersetzen, das als Gas in die Küchenluft entweicht. Die Schmelztemperatur sollte deshalb 200 Grad Celsius nicht übersteigen. Insofern halte ich es für unverantwortlich, wenn die Herstellerfirma Uhlig diese Gefahr mit keinem Wort erwähnt. Im Gegenteil, mit der Formulierung «schmilzt bei ca. 200 Grad Celsius» erweckt sie eher den Eindruck, es komme nicht so genau darauf an!

Meines Erachtens werden Gesundheitsgefahren von Uhlig sowieso bagatellisiert. Da heißt es doch im Begleitheft: «Bei zu starker Überhitzung kommt das Material zum Kochen und entwickelt dabei zu große Luftblasen.» Weiter nichts? «Der beim Schmelzen entstehende, leicht unangenehme Geruch bedeutet keinen ‹Giftalarm› und ist durch Entlüftung schnell beseitigt.» Das Bundesgesundheitsamt sieht das ganz anders. Nach einer Empfehlung der dort angesiedelten Kunststoffkommission sollte die Schmelzgranulatpackung folgende Warnhinweise tragen:
Schmilzt bei 180 bis 200 Grad Celsius.

- Nicht überhitzen, nicht länger als 25 Minuten erhitzen!
- Räume gut belüften, Dämpfe nicht einatmen!
- Kinder nicht unbeaufsichtigt lassen!

Die Warnungen haben ihren Grund: Styrol wirkt im Bereich um 100 ppm depressorisch auf das Zentralnervensystem, es reizt Augen- und Atemwege. Bei einigen Menschen wurden diese Giftwirkungen schon ab 50 ppm beobachtet. Langzeitschäden durch Styrol werden derzeit noch genauer untersucht. Bis heute liegen einzelne Hinweise auf chronische Schäden am Nervensystem und am Atemtrakt vor. Noch in der Diskussion sind die möglichen krebserregenden und erbgutverändernden Eigenschaften des Styrols. Bei Arbeitern in Betrieben der Kunststoffindustrie haben sich dafür Hinweise ergeben[26].

Nach diesen langen Ausführungen zurück zu Deiner Frage. Ich würde meinen Kindern *nicht* erlauben, mit dem Schmelzgranulat im Backofen zu hantieren, es sei denn, ich hätte den Daumen auf dem Temperaturregler und der Backofen stünde im Freien. Übrigens werden Bastelarbeiten mit Schmelzgranulat häufig in Kindergärten durchgeführt. Einmal haben wir sogar davon gehört, daß damit in einer Spielgruppe von ein- bis dreijährigen Kindern umgegangen wurde, weil das ja so einfach und das Ergebnis ganz nett ist. Einer Mutter aus diesem Kreis wurde beim Schmelzen schlecht, seitdem ist Schluß damit!

Zum Abschluß noch ein paar Bemerkungen zur rechtlichen Situation. Die ganze Aufmachung scheint darauf abgestellt zu sein, das Granulat als Hobbyartikel und nicht als Kinderspielzeug zu verkaufen. Kinderspielzeug darf nach dem LMBG nicht so hergestellt sein, daß es bei bestimmungsgemäßem oder vorhersehbarem Gebrauch (hier: Überhitzung) geeignet ist, die menschliche Gesundheit zu schädigen. Für Hobbyartikel würde das nicht gelten!

Die ganze Sache ist für mich wieder mal ein Beispiel für den bedenkenlosen Umgang mit gefährlichen Chemikalien im Spielzeugsektor. Ich hoffe, ich habe Dir mit meinen Anmerkungen etwas weitergeholfen, und wünsche Dir und den Kindern alles Gute.

Liebe Grüße
Frank Claus

Es drängt sich der Eindruck auf, daß man schon Glück gehabt haben muß, wenn der Briefbeschwerer fertig geworden ist, ohne daß vorher ein Arzt aufgesucht werden mußte. Man kann einfach nicht erwarten, daß Kinder in der Lage sind, den Gefahren entsprechend vorsichtig mit diesem Mini-Kunststofflabor umzugehen. Ein gut ausgerüstetes Labor mag der rechte Platz für Gießharzbastelarbeiten sein, ein Kinderzimmer ist es keinesfalls!

Gips statt Blei!

Auf Silvesterabenden ist es ein beliebtes Spiel, das Bleigießen. Nicht so alt wie das Bleigießen (wohin übrigens mit den Abfällen?) ist die Sitte, Zinnsoldaten selbst zu gießen.
Zinngießsysteme für schwergewichtige Spielzeugarmeen bieten alle notwendigen Utensilien, angefangen von Zinn über Gießformen bis zum Gießlöffel. Das Metall wird über einem Flämmchen (Kerze) erhitzt, bis es geschmolzen ist, und in eine entsprechende Form gegossen. Kinderleicht! Leider ist das Gießzinn kaum Zinn. Damit das Zinn dünnflüssiger und anschließend etwas härter wird, legiert man es mit Blei, so besteht das «Nürnberger Meisterzinn-Gießsystem» zu 80 Prozent aus Blei, nur 20 Prozent sind wirklich Zinn.[27]
Das Schwermetall Blei ist wahrlich nicht harmlos. Bei der Arbeit mit dem bleihaltigen Zinn kommt man mit erheblichen Mengen des Schwermetalls in Berührung, über die Hände, über Dämpfe, die sich dabei entwickeln. So sind, auch laut Gebrauchsanweisung, Vorsichtsmaßnahmen erforderlich, die – wie passend! – in militärischem Tonfall gehalten sind: «Figuren sofort bemalen oder lackieren! Gießzinn nicht in den Mund nehmen, nicht mit Lebensmitteln in Berührung bringen! Nach dem Basteln Hände waschen! Nur in gut gelüfteten Räumen arbeiten! Kleine Kinder sollten nicht mit Zinnfiguren spielen!»
Kinderleicht? Wohl nicht! Wer die Hinweise nicht strikt befolgt, kann eine Bleivergiftung davontragen. Schon in nicht akut giftigen Mengen wirkt Blei auf das Zentralnervensystem, führt zu Konzentrationsschwäche, beeinträchtigt – wie sich in entsprechenden Tests gezeigt hat – gerade bei Kindern den Intelligenzquotienten (IQ), verursacht Ruhelosigkeit und Kopfschmerzen. Neuere wissenschaftliche Ergebnisse lassen darüber hinaus vermuten, daß das Schwermetall auch die Widerstandskraft des Organismus schwächt. Und schon bei der heute üblichen Belastung in den Industrienationen sind Gesundheitsschäden durch Blei nicht mehr auszuschließen[28].

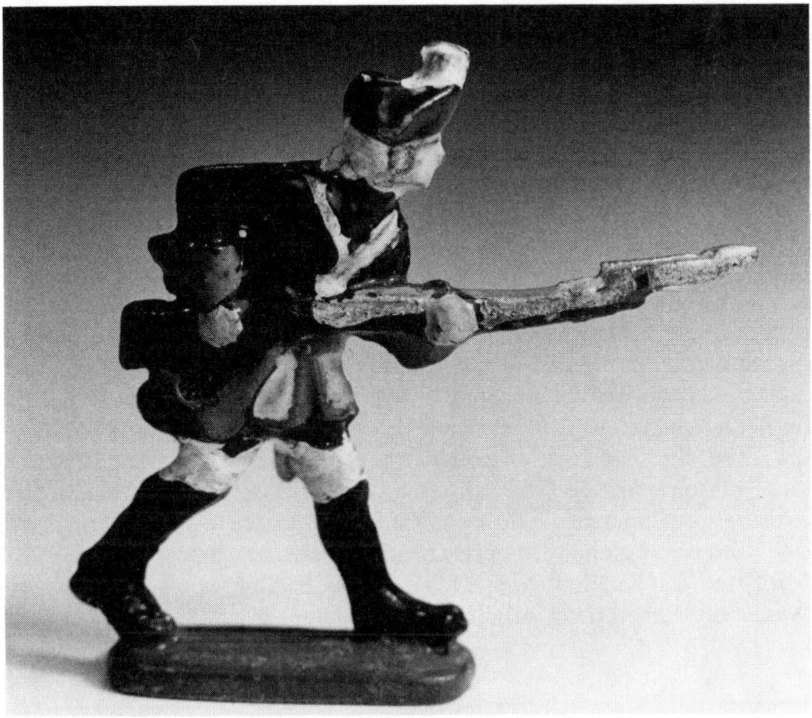

Manche Zinnfiguren bestehen im wesentlichen aus Blei

Bei alldem fragt man sich natürlich, ob die zusätzliche Bleibelastung (ausgerechnet durch das Gießen von Soldaten) nötig ist. Selbst wenn alle Sicherheitsvorkehrungen peinlich genau eingehalten werden, so daß die Aufnahme des Schwermetalls gering bleibt, früher oder später landet das Spielzeug doch auf dem Müll. Über die Schlote der Müllverbrennungsanlagen gelangt es dann in die Luft, verteilt sich über das Land, und irgendwann haben wir dann den Salat – den bleihaltigen nämlich – auf dem Tisch.

➔ Tip: Statt Soldaten aus Blei und Zinn gießen wir lieber Tauben aus Gips!

Vom Kleistern und Kleben

Als ich neulich meine Zeitung endlich mal in Ruhe lesen konnte, schöpfte ich plötzlich Verdacht: Wieso konnte ich ungestört Zeitung lesen? Wo sind die Kinder? Im Kinderzimmer war es verdächtig ruhig. Also nichts wie hin. Ganz langsam und ruhig, damit, falls sich mein Verdacht nicht bestätigen sollte, die lieben Kleinen nur ja nicht beim Spielen gestört werden.
Jan werkelte eifrig mit Schere, Papier und Klebestift. Und Tom? Ich traute meinen Augen nicht! Er saß in der Küche, hatte die Tube UHU plus erwischt und schickte sich gerade an, sie auf ihren Geschmack und ihre Eßbarkeit zu überprüfen. Jetzt bloß nicht losbrüllen! «Tom! Was hast du denn da Schönes? Schmeckt das denn? Komm, wir tauschen! Ich gebe dir mein Bonbon und du mir deine Tube! Ja?!» Puh!! Es klappte. Ich hatte die Tube. Sie war zwar angekaut, aber nicht beschädigt. Jan hatte für seine Bastelei meinen Grabbelkasten, der u. a. verschiedene Klebstoffe enthält, vom obersten Küchenschrank geholt und nicht bemerkt, daß sich Tom freudig über den herrlichen Wunderkasten hermachte.
Mit zitternden Knien überlegte ich mir, was alles hätte passieren können. Was ist im Klebstoff eigentlich genau enthalten?

Warum klebt Klebe?

Was ist es eigentlich, was den Klebstoff unter vielen anderen ähnlichen Stoffen so auszeichnet, daß durch ihn die verschiedensten Dinge miteinander verklebt werden können und daß die Klebstelle aushalten kann?
Der tatsächliche Klebmechanismus ist auch für die Wissenschaft noch ein Rätsel. Heute meint man, der Klebstoff wird an den zu verklebenden Oberflächen adsorbiert, das heißt durch besondere chemisch-physikalische Kräfte (Dipolkräfte, Induktionskräfte) an die Oberflächen gebunden. Dazu kommt eine mechanische Verankerung des Klebstoffs in den Poren und Vertiefungen der Oberflächen der Klebeteile. Bei Gummi und gummiartigen Kunststoffen wird die Oberfläche angelöst. Der Klebstoff kann in die Oberfläche eindringen (diffundieren) und sich auf diese Art und Weise gut mit den Fügeteilen verbinden[29].

Klebstoffe bestehen aus einem Grundstoff, der für die klebende Wirkung verantwortlich ist, und den sogenannten Hilfsstoffen, die die Verarbeitungsmerkmale bestimmen.
Als Grundstoff werden heute fast ausschließlich hochmolekulare organische (natürliche wie auch synthetische) Substanzen oder ihre Vorstufen verwendet. Als Hilfsstoffe kommen Harze, Weichmacher, Füllstoffe, Lösungsmittel usw. in Frage.
Schon die Römer kannten Klebstoffe. Sie benutzten Eiweiß oder den roten Blutfarbstoff Hämoglobin, Stoffe also, die wie das Eiweiß auch in unseren Haushalten noch vorhanden sind und an die man sich vielleicht öfter erinnern sollte. Heute stehen uns ca. 15 unterschiedliche industriell gefertigte Klebstoffsorten mit ungefähr 100 verschiedenen Produkten zur Verfügung.

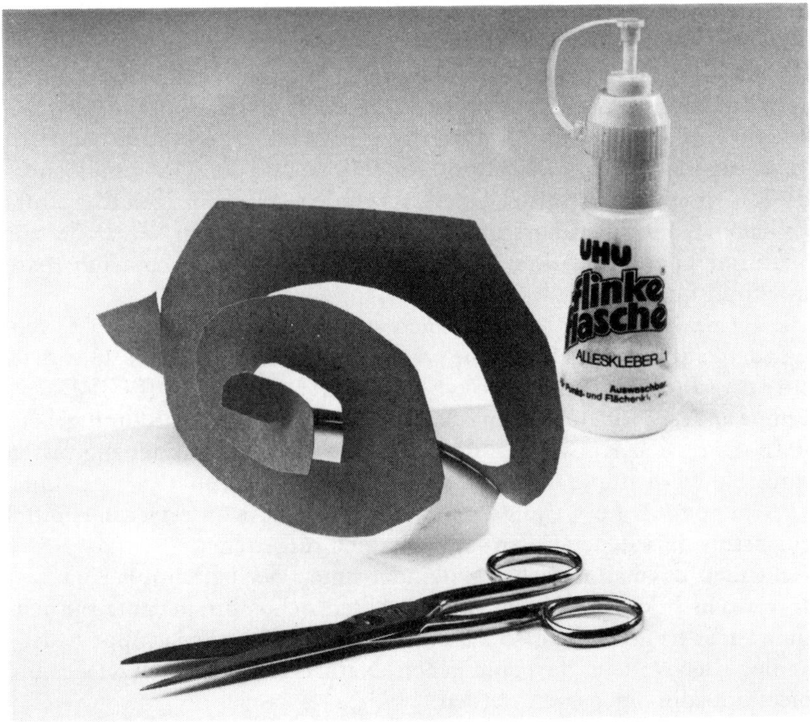

Nicht alle Kleber sind für Kinder geeignet!

Papierkleber

Wenn Kinder ihre ersten Bastelerfahrungen machen, gehört der Klebstoff immer dazu. Tom hat seine ersten Versuche mit Tapetenkleister gestartet. Da er sich so hervorragend mit den Fingern verarbeiten läßt, wird er von den meisten Kindern gerne benutzt.
Tapetenkleister besteht aus Methylcellulose, einem Umwandlungsprodukt der pflanzlichen Gerüstsubstanz Zellulose. Methylcellulose gilt als unbedenklich.
Um den Klebstoffmarkt für Kleinkinder nicht vollständig zu verlieren, bieten Klebstoffhersteller fertigen Fingerkleber an, der aber nicht annähernd den Erfolg wie Fingerfarben hat. Die Fingerkleber kleben unangenehm an den Fingern, sie bestehen aus Wasser, Konservierungsstoffen und aus Polyvinylacetat, einem Kunststoff, der auch in Kaugummi verwendet wird.
Jan gefiel das Arbeiten mit Tapetenkleister nie besonders gut. Ihm ist es unangenehm, sich die Finger – und nicht nur die Finger – so schmierig zu machen. Er bevorzugte von Anfang an Klebestifte.
Ein Klebestift (zum Beispiel UHU-stick, Pritt-Stift, Stick von Technicoll) besteht aus Polyvinylpyrrolidon, einem Kunststoff, der auch als Ersatz für menschliches Blutplasma eingesetzt wurde[30]. Die Stifte enthalten keine organischen Lösungsmittel, sondern nur Wasser. Dafür müssen jedoch Konservierungsmittel zugesetzt werden. Alle wäßrigen Klebstoffe enthalten Konservierungsstoffe, da sie sonst einen idealen Nährboden für Schimmelpilze und Bakterien bieten und somit eine unkontrollierbare Infektionsquelle darstellen würden.
Die Firma UHU, die unsere Fragen ausführlich beantwortet hat, verwendet kein Formaldehyd. Alle wäßrigen Klebstoffe von UHU enthalten 0,1 Prozent Parahydroxybenzoesäuremethylester (PHB-Ester). Einige andere Firmen wollten oder konnten leider keine Auskunft geben. PHB-Ester sind Konservierungsstoffe, die für Lebensmittel zugelassen sind. Sie werden in dem Buch «*Was wir alles schlucken*» (Katalyse-Umweltgruppe) als notwendige und unbedenkliche Konservierungsmittel eingestuft. In seltenen Fällen sind Allergien aufgetreten.
Geht man davon aus, daß Kleinkinder unter vier Jahren mit Klebstoff sowieso nicht ohne Aufsicht spielen sollten, schon um die gute Einrichtung nicht zu gefährden, so kann man auch dieser Altersgruppe bedenkenlos Klebestifte in die Hand geben. Natürlich sollten auch Klebestifte nicht unbedingt gegessen werden.

➜ Ebenfalls zu den Papierklebern kann eine Gruppe von Klebstoffen auf Naturstoffbasis gezählt werden. Stärke- und Dextrin-Leime bestehen aus Kartoffel- oder Maisstärke. Verwendet werden sie vor allem für Briefmarken, Briefumschläge usw.
UHU büro fix ist seit ca. vier Jahren auf dem Markt. Es besteht aus Oligosacchariden (Maltodextrin) in Wasser. Auch die Firma Livos, bekannt für Naturfarben und -lacke, bietet einen solchen Natur-Papierkleber an. Übrigens: Klebstoffe aus Naturprodukten enthalten wie alle wäßrigen Klebstoffe, Konservierungsmittel. Auch «natürliche» ➜ Klebstoffe sind also nicht völlig unbedenklich.

Alleskleber

Spätestens im Kindergarten gehören Alleskleber zur unentbehrlichen Ausrüstung. Sie eignen sich natürlich nicht – wie der Name glauben läßt – für alle Materialien. Geklebt werden können vor allen Dingen Papier, Holz, Textilien, Leder.
Alleskleber gehören zu den lösungsmittelhaltigen Klebstoffen, bei denen das Lösungsmittel während der Klebung verdunstet – deshalb der starke Geruch! Sie bestehen in der Regel aus Polyvinylacetat und einem hohen Anteil (60 bis 70 Prozent) an verschiedenen Lösungsmitteln, zum Beispiel Aceton, Methylacetat, Äthanol.
Ich habe mich oft gefragt, warum im Kindergarten nicht nur wäßrige Klebstoffe wie zum Beispiel die Klebestifte, UHU büro fix oder die Tolle Tube verwendet werden. Die Antwort ist einleuchtend: lösungsmittelhaltige Klebstoffe trocknen viel schneller, das heißt, sie kleben natürlich auch schneller als wäßrige Kleber. Außerdem wellt sich das Papier sehr schnell, wenn sehr viel wasserhaltiger Klebstoff aufgetragen wird. Holzleime bestehen in der Regel ebenfalls aus Polyvinylacetat, allerdings in Wasser.
Alle Papier- und Alleskleber werden zumindest von Technicoll und UHU als für Kinder besonders geeignet angegeben. Speziell auf die Bedürfnisse und Wünsche der Kinder zielen offensichtlich besondere Verpackungsformen und Namen für Kleber, wie zum Beispiel die Flinke Flasche von UHU und die Tolle Tube von Technicoll. Die Flinke Flasche enthält einen Alleskleber, der mit Seifenlauge auszuwaschen ist und der einen hohen Prozentsatz Alkohol (Äthanol) als Lösungsmittel besitzt.

Vorsicht bei Alleskleberern

Berlin (taz) – Nicht alle Klebstoffe sind so gefährlich, wie die Werbung der Hersteller Glauben machen könnte. Dies geht aus einem Testbericht des Kölner «Katalyse»-Umweltlabors hervor, den die Zeitschrift ‹Öko-Test› in ihrer neuesten Ausgabe veröffentlicht hat. Darin wird zwar der Umgang mit beinahe allen Papier- und Holzklebern als ungefährlich beschrieben. Gesundheitsgefahren ermittelten die Tester dagegen bei den sogenannten Kontaktklebstoffen. Diese enthalten giftige Lösungsmittel wie Aceton und Methylacetat. Deren Dämpfe könnten bei Heimwerkern und vor allem bei Kindern Langzeitschäden hervorrufen, weil sie in geschlossenen Räumen oft lange Zeiten damit hantieren.
Kinder würden so beim Basteln «ihre ersten unfreiwilligen Schnüffelerfahrungen» machen, heißt es in dem Bericht.
Die Katalyse-Mitarbeiter empfehlen deshalb den Verbrauchern, wenn irgend möglich, Klebstoffe auf Wasserbasis zu verwenden: «Alles- und Kontaktkleber gehören nicht in Kinderhände.»

taz vom 24. Oktober 1985

Die Tolle Tube enthält einen wäßrigen Klebstoff (Polyvinylacetat). So können die genannten Papier- und Alleskleber tatsächlich als einigermaßen verbraucher- bzw. kinderfreundlich angesehen werden. Leider läßt sich bei der Auswahl des richtigen Klebstoffs ein Problem nicht umgehen: entscheide ich mich für Konservierungsstoffe oder Lösungsmittel?

➜ Ich entscheide mich für Konservierungsstoffe. Mir erscheint die Gefährdung durch Lebensmittel-Konservierungsstoffe erheblich geringer als durch Lösungsmittel.

Kontaktklebstoffe

Kontaktklebstoffe sind lösungsmittelhaltige Klebstoffe, bei denen das Lösungsmittel *vor* der Klebung verdunstet. Sie müssen auf beide Seiten der zu verklebenden Teile aufgebracht werden. Die Teile werden erst zusammengefügt, wenn das Lösungsmittel fast vollständig verdunstet ist. Kontaktklebstoffe bestehen aus natürlichen oder synthetischen Kau-

tschuk-Arten (zum Beispiel Polychloropren-Kautschuk) mit Harzen (zum Beispiel Phenol- oder Kolophoniumharze) oder Polyurethanelastomeren und Lösungsmitteln.
Als Lösungsmittel kommen in Frage:
Benzin, Toluol, Xylol, Methylenchlorid, Trichlorethan, Trichlorethylen, Ethylacetat, Aceton, Methylethylketon und Cyclohexanon.
Bekannte Handelsmarken sind Pattex, UHU-Kontakt 2000. Ein Kontaktklebstoff auf Naturkautschuk-Basis ist die altbekannte Gummilösung, die auch heute noch zum Flicken von Fahrradschläuchen verwendet wird[29].
Kontaktklebstoffe werden hoffentlich zumindest von kleinen Kindern nicht benutzt, zumal diese Altersgruppe auch kaum Klebstoffe mit den Eigenschaften der Kontaktkleber benötigt. Ältere Kinder sollten auf jeden Fall auf die Gefahren und die Wirkungen der Lösungsmittel hingewiesen werden. Lösungsmittelhaltige Klebstoffe sollten nur in gut belüfteten Räumen benutzt werden.

Reaktionsklebstoffe

Zu dieser Gruppe gehören Klebstoffe, die während des Abbindens zu vernetzten Kunststoffen reagieren.
Die meisten Klebstoffe werden kurz vor dem Gebrauch aus zwei oder mehreren Komponenten im richtigen Verhältnis zusammengemischt und sind dann nur eine beschränkte Zeit verarbeitungsfähig.
Zweikomponenten-Polymerisationsklebstoffe (bekannte Handelsmarke: Stabilit Express) bestehen aus:

- Binder: Methacrylsäure- oder Acrylsäureester, zum Teil zusammen mit Styrol und Methacrylsäure als Monomere.
- Härter: Benzoylperoxid
- Beschleuniger: Amine.

Alle Substanzen sind sehr reaktionsfreudig, auch auf der Haut. Sie sind demnach stark haut- und schleimhautreizend. Also äußerste Vorsicht bei der Verarbeitung! Daneben gibt es auch einkomponentige Polymerisationsklebstoffe. Hierzu zählen die *Cyanacrylat-Klebstoffe*. Die meisten polymerisieren, das heißt, sie entwickeln ihre Klebewirkung durch die normale Luftfeuchtigkeit. Zu diesen Cyanacrylat-Klebstoffen gehören auch die sogenannten Sekundenkleber, die seit einiger Zeit im Handel sind. Vor ihnen muß eindringlich gewarnt werden. Diese Klebstoffe binden so schnell ab, daß innerhalb von Sekunden Haut und Augenlider zusammenkleben können. Unsachgemäße Handhabung kann postwendend ins Krankenhaus führen, zur operativen Trennung der verklebten Hautteile.

Die Packungen sind mit der Aufschrift «Darf nicht in die Hände von Kindern gelangen» gekennzeichnet. Daran sollten sich die Eltern unbedingt halten. Falls ein solcher Klebstoff unbedingt benötigt wird, lieber in der Hausapotheke aufbewahren als im Hobbykeller. Cyanacrylat-Sekundenkleber gibt es auch in Stift-Form zu kaufen. Verwechslungen mit Schreibgeräten liegen auf der Hand.

Polyadditionsklebstoffe: Epoxidharz-Klebstoffe bestehen aus einem lösungsmittelfreien härtbaren Polyepoxidharz und einem Härter, zum Beispiel aliphatischen, cycloaliphatischen Aminen, Polyaminen usw. Bekannte Handelsmarken: Stabilit Ultra, UHU plus.

Aha, UHU plus ist also ein Epoxidharz-Klebstoff. Mal überlegen, was Tom alles hätte passieren können:

Tatsächlich sind schon mehrere Fälle von Vergiftungen vorgekommen, bei denen kleine Kinder Tuben von Epoxidharz-Klebern aufgebissen und deren Inhalt verschluckt haben. Es kommt zu Verätzungen bis hin zu Blasenbildungen auf Lippen und Zunge und der gesamten Mundschleimhaut.

Die Dämpfe des Klebers reizen die Augen und u. U. auch die Atemwege. Es kann zu Bindehautentzündungen und Augenlidödemen kommen. Hautkontakt kann zu Allergien oder bösen Hautentzündungen führen. Besonders problematisch sind Spritzer in die Augen[31].

Die gefährlichere Substanz bei den Epoxidharz-Klebern ist offensichtlich der Amin-Härter, der für die oben beschriebenen Symptome vor allen Dingen verantwortlich ist. Neben diesen Gefahren wird ungehärtetes Epoxidharz, so wie es auch als Klebstoff vorliegt, als krebserregend verdächtigt. Mit Sicherheit aber sind bestimmte Amin-Härter (Triethylentetramin) teratogen, das heißt, sie schädigen das Kind im Mutterleib. Das sollte ausreichen, schwangere Frauen auf keinen Fall in Kontakt zu ungehärteten Epoxidharzen kommen zu lassen[24]. Ich meine, das sollte auch ausreichen, Epoxidharz-Kleber absolut nicht mehr anzuwenden. Ich jedenfalls habe meinen Klebstoffvorrat mit Blick auf die nächste Sondermüllsammlung schleunigst durchforstet.

Schnüffelei – ein harmloses Spiel?

Rainer hatte nach längerer Suche endlich eine Lehrstelle als Mechaniker in einer Werkstatt gefunden. Ob er erst dort seinen ersten Kontakt zu Schnüffelstoffen bekommen hat oder vielleicht schon vorher in der

Schule, wissen auch seine Eltern nicht. Seine Lehrlingskameraden berichteten später, daß sie beobachtet hätten, wie Rainer einen Lappen mit Trichlorethan tränkte und die Dämpfe tief einatmete. Trichlorethan stand in einer kleinen Flasche in der Werkstatt und wurde ab und zu als Reinigungsmittel verwendet. Danach hatte Rainer rote Augen und erschien etwas irre. Auf Fragen seiner Kameraden antwortete er: «Das hält mich vom Rauchen ab» und «Das ist gut».

Eines Tages saß Rainer an seinem Arbeitsplatz und atmete wieder die Lösungsmitteldämpfe mehrmals tief ein. Einige Minuten später mußte er sich übergeben. Danach schien es ihm wieder gutzugehen. Er unterhielt sich mit zwei Kameraden, bis er plötzlich zusammenbrach. Seine Kameraden stellten sofort fest, daß kein Herzschlag und kein Puls mehr zu fühlen war. Trotz sofortiger Herzmassage und Einlieferung auf eine Intensivstation konnte Rainer nicht mehr gerettet werden. Er starb an Herzrhythmusstörungen, ausgelöst durch Trichlorethan[32].

Schon im letzten Jahrhundert wurde ein Fall beschrieben, bei dem sich ein Mädchen durch Chloroformdämpfe berauschte, um sich «über die Widerwärtigkeit des Daseins wegzutäuschen»[33]. In der BRD begann das Schnüffeln um 1968, mit Beginn der Drogenwelle.

Relativ lange Zeit galt das «Schnüffeln», wie der Sprachgebrauch verniedlichend formuliert, als vergleichsweise harmlos. Zunächst wurde diese Suchtform für eine Spielerei von Kindern gehalten, später für eine Modeerscheinung, bis sich endlich die Erkenntnis durchsetzte, daß es sich um ein ernstzunehmendes sozialmedizinisches Problem handelt.

Bis vor kurzem gehörten hauptsächlich Kinder und Jugendliche aus der Altersgruppe der Zwölf- bis Fünfzehnjährigen zu den Schnüfflern[35]. Nach telefonischer Auskunft der Schnüffelhilfe in Berlin trifft die Bezeichnung Kinderdroge jetzt allerdings nicht mehr zu. Die Schnüffelsucht erfaßt inzwischen alle Altersgruppen zwischen 12 und 30 Jahren. Entgegen offiziellen Stellungnahmen, wonach das Drogenproblem eher abflaue, nimmt die Schnüffelsucht weiter zu. Allein in West-Berlin werden 1000 bis 1500 Schnüffler gezählt, das sind ca. 3 Prozent eines jeden Jahrgangs.

Schnüffler atmen gezielt Lösungsmitteldämpfe ein, da diese Dämpfe eine berauschende Wirkung haben. Das führt zu starker psychischer und möglicherweise auch zu körperlicher Abhängigkeit. Die Gründe für das Schnüffeln sind ähnlich wie die für den Mißbrauch anderer Rauschmittel. Die Jugendlichen wollen ihre reale Umwelt vergessen, sie wollen sich in einen Zustand versetzen, der ihnen das Ertragen des unerträglichen Alltags erleichtert. Die Schnüffelsucht muß also als ein Teil des Problemkreises Rauschmittelmißbrauch gesehen werden.

Lösungsmittel oder Schnüffelstoff?

Lösungsmittel stellen vom gesundheitlichen Standpunkt aus ein großes Problem bei den Klebstoffen dar. Fast alle Klebstoffe enthalten Lösungsmittel, die dafür sorgen, daß die eigentlich klebende Grundsubstanz verarbeitungsfähig, also mehr oder weniger flüssig ist. Beim Kleben verdunstet das Lösungsmittel und der Klebstoff wird fest, das heißt er klebt.
Einige Klebstoffe, unter anderem auch einige der für Kinder geeigneten Kleber, enthalten als Lösungsmittel Wasser: die Fingerkleber beispielsweise, die Klebestifte und viele Holzleime.
Andere Kleber, wie die Alleskleber, Kontaktkleber usw., enthalten organische Lösungsmittel. Die meisten organischen Lösungsmittel haben eine narkotisierende Wirkung, viele schädigen die Haut und vor allen Dingen die Schleimhäute.

Übersicht über die wichtigsten Lösungsmittel[11]

Gruppe	Stoff	wird z. B. verwendet in	Gesundheitliche Gefahren
Alkohole	Äthanol	Alleskleber UHU-Flinke Flasche Technicoll: Tolle Tube	narkotisierende Wirkung
	Methanol	Verdünner	starkes Gift; Sehstörungen, Blindheit, Tod durch Atemstillstand
Ester	Methyl-acetat	Alleskleber UHU-Flinke Flasche	narkotisierende Wirkung
	Ethyl-acetat	Kontaktklebstoffe	narkotisierende Wirkung; in hohen Dosen tödlich; Reizungen der Schleimhäute

Gruppe	Stoff	wird z. B. verwendet in	Gesundheitliche Gefahren
Ketone	Aceton	Alleskleber	erst in höheren Dosen narkotisierende Wirkung; mäßige Reizung der Schleimhäute
	Methylethylketon	Kontaktklebstoffe	in hohen Dosen narkotisierende Wirkung; Reizung der Augen und Magenschleimhaut
aromatische Kohlenwasserstoffe	Benzol	als Verunreinigung in Toluol enthalten	narkotisierende Wirkung; krebserregend
	Toluol Xylol	Kontaktklebstoffe	sehr starke narkotisierende Wirkung, u. U. mit Todesfolge; Krämpfe; psychische Störungen Toluol: krebsverdächtig[35]
aliphatische Kohlenwasserstoffe	Testbenzin	Kontaktklebstoffe	sehr starke narkotisierende Wirkung, mehrere Todesfälle bei Kleinkindern; Schleimhautreizungen, Lungenblutungen, schwere Hauterkrankungen
chlorierte Kohlenwasserstoffe	Methylenchlorid	Kontaktklebstoffe	narkotisierende Wirkung; nach jahrelanger Einwirkung psychische Veränderungen, krebsverdächtig[36]
	1,1,1-Trichlorethan	Kontaktklebstoffe	nur in hohen Dosen narkotisierende Wirkung, in sehr hohen Konzentrationen tödliche Vergiftungen
	Trichlorethylen	Kontaktklebstoffe	starke narkotisierende Wirkung; Schädigung von Gehirn, Leber und Nieren

Was können Eltern tun?
Schnüffelstoffe sind keine illegalen Drogen. Sie sind in jedem Haushalt vorhanden; sie kommen in einer Vielzahl von Haushalts- und Hobbyartikeln vor. Da nicht nur Lösungsmitteldämpfe geschnüffelt werden, sondern zum Beispiel auch Deodorantien, bezeichnet man diese Rauschmittel als «Schnüffelstoffe».
Schnüffelstoffe sind

- in Klebstoffen und Klebstoffverdünnern (bekanntes Beispiel: Pattex),
- in Farben, Lacken, Lack- und Nitroverdünnern,
- in Reinigungsmitteln wie Nagellack- und Fleckentferner, Terpentin sowie Wachslöser,
- in Desinfektionsmitteln,
- in Feuerzeug- und Fahrzeugbenzin,
- in verschiedensten Sprays (Haar-, Insektenvertilgungs-, Klarlack- und Fensterreinigungssprays),
- in Deodorantien und Luftduschen,
- in Gase wie Äther, Chloroform und Lachgas [37].

Um dem Schnüffeln von Kindern vorzubeugen, hat es natürlich überhaupt keinen Sinn, die Kinder von Lösungsmitteln und anderen Schnüffelstoffen fernzuhalten. Die Schnüffelsucht zeigt vielmehr, daß etwas im sozialen Umfeld nicht stimmt. Häufig halten die Kinder mit einem solchen Verhalten den Eltern einen Spiegel vor. Versuchen nicht auch wir durch bestimmte Verhaltensweisen, Konflikten aus dem Weg zu gehen? Mal ehrlich, wie häufig verstecken wir uns hinter dem Argument: «Ich habe jetzt keine Zeit, ich muß arbeiten» oder: «Heute fühle ich mich nicht wohl», und versuchen damit, einem Konflikt auszuweichen? Kinder, die nicht gelernt haben, Konflikte zu lösen, sondern von ihren Eltern sehen, daß man Konflikten ausweichen kann, sind sicher in höherem Maße der Gefahr eines Rauschmittelmißbrauchs ausgesetzt als andere.

Beratung und Hilfe in Notfällen gibt es in jeder örtlichen Drogenberatungsstelle, der Deutschen Hauptstelle für Suchtgefahren in Hamm und der Schnüffelhilfe in Berlin.

Schnüffelhilfe
Gräfestr. 7
1000 Berlin 61
Tel.: 030/6917042

✓

Auf jeden Fall sollten Eltern möglichst viel zusammen mit ihren Kindern unternehmen und basteln. Schon früh können sie beim Basteln dann auch beobachten, ob Kinder den Geruch von Lösungsmitteln als angenehm empfinden oder nicht.

Literatur

1 EN/DIN 71, Teil 3: Sicherheit von Spielzeug, Chemische Eigenschaften; Berlin 1983
2 Deutsche Forschungsgemeinschaft: Identifizierung der Farbstoffe und Bestimmung des Schwermetallgehaltes in Fingerfarben; Weinheim 1985
3 Klärschlammverordnung – AbfKlärVO vom 25. 6. 1982, BGBl. I, S. 734–739 (1982)
4 J. Räuschel: Fingerfarbe: Bunt, aber nicht gesund; Ökotet Magazin, Mai 1985, Seite 24 bis 29
5 Ullmanns Encyklopädie der Technischen Chemie, Band 8, 4. Aufl., Weinheim 1974
6 Ökoinstitut und andere: Chemie im Haushalt; Reinbek 1984
7 H. Ziolkovsky: Haus- und Hobbychemie, Augsburg 1982
8 M. Daunderer: Akute Intoxikationen, München 1984
9 E. Franz, H. Berger, H. Ippen: Rote Pigmentfarbe und Akne; Zeitschrift für Hautkrankheiten *57*, 655–661 (1981)
10 Gesetz über den Verkehr mit Lebensmitteln, Tabakerzeugnissen, kosmetischen Mitteln und sonstigen Bedarfsgegenständen (Lebensmittel- und Bedarfsgegenständegesetz, LMBG) vom 15. 8. 1974 (BGBl. I, S. 1946) i. d. F. des PflSchÄndG vom 15. 8. 1975 (BGBl. I, S. 2172) und des G zur Neuordnung des Arzneimittelrechts vom 24. 8. 1976 (BGBl. I, S. 2445, 2481)
11 W. Wirth, C. Gloxhuber: Toxikologie; Stuttgart 1981
12 U. Rüdt: Die lebensmittelrechtliche Beurteilung von Scherzartikeln aus Weich-Polyvinylchlorid; Bundesgesundheitsblatt *19*, 297–299 (1976)
13 H. Greiner: Veränderungen von Weich-PVC-Kunststoff bei der Magen-Darm-Passage; Zeitschrift für Rechtsmedizin *74*, 75–79 (1974)
14 M. Natow, S. Wassilewa, Z. Schopowa: Über das Auswandern von Weichmachern aus Polyvinylchloriderzeugnissen; Plaste und Kautschuk *28*, 459–460 (1981)
15 DM *9*, 13 (1983)
16 R. Franck und H. Mühlschlegel: Kunststoffe im Lebensmittelverkehr; Köln-Bonn-Berlin-München 1984
17 U. Rüdt, M. Zeller: Zur Frage der Gesundheitsgefährdung durch Weich-Polyvinylchlorid nach einer per os-Aufnahme; Zeitschrift für Rechtsmedizin *79*, 109–114 (1977)
18 Amtsgericht Hamburg-Altona: Urteil vom 6. 3. 1974; Zeitschrift für Lebensmittelrecht 1975, 243
19 Hazardous Product Act. Sneezing Powders; IRPTC-Bulletin *7*, (1985)
20 Verordnung über Einschränkung und Verbote für bestimmte Stoffe in Spielwaren und Scherzartikeln (Scherzartikel VO), BGBl. I, 376 vom 28. 2. 1984
21 W. Hake: Luftverunreinigungen durch Schwermetallverbindungen aus Einsatzstoffen und Erzeugnissen; TÜV Rheinland, Forschungsprojekt 104.08.303 im Auftrag des Umweltbundesamtes, Köln 1981

22 Landtag Baden-Württemberg: Antwort auf die Große Anfrage der Fraktion der SPD, Schutz der Verbraucher vor Täuschungen und gesundheitsgefährdenden Lebensmitteln; Drucksache 8/2821 vom 30. 6. 1982
23 M. Iwaida, Y. Ito, S. Ogawa: Determination of organic solvents in poly(vinylacetat) balloons (toy for children) by gas chromatography; Bunseki Kagaku *31*, 86–90 (1982); zitiert nach Chemical Abstracts *98*, Nr. 1255 (1983)
24 H. Konietzko und G. Fischer: Erkrankungen durch Epoxidharze; Zbl. Arbeitsmedizin *32*, 86–91 (1982)
25 J. Oloffs: Gesundheitsschäden durch die zur Kunststoffhärtung verwendeten organischen Peroxide; Zentralblatt für Arbeitsmedizin und Arbeitsschutz *16*, 25–28 (1966)
26 DHHS (NIOSH): Occupational Exposure to Styrol; Publication No. 83–119
27 G. Meidenbauer: Zinnfiguren aus Meisterzinn; Stuttgart 1983
28 H. Friege, U. Kost, F. Claus (Hrsg.): Die tückische Hypothek – Chemiepolitik für Schwermetalle; Karlsruhe 1985
29 Ullmanns Encyklopädie der Technischen Chemie, Band 14, 4. Aufl., Weinheim 1977
30 R. Lefaux: Chemie und Toxikologie der Kunststoffe, Mainz 1966
31 J. Velvart: Toxikologie der Haushaltsprodukte; Bern 1981
32 E. Gubéran, O. Fryc, M. Robert: Mort subite par fibrillation ventriculaire de chlorothéne, chez un apprenti mechanicien; Schweiz. med. Wschr. *106*, 119–121 (1976)
33 A. G. Browning: A new habit; Med. J. and Rec. 452 (1985)
34 W. Keup: Das Schnüffelproblem in der Bundesrepublik und West-Berlin. DHS Informationsdienst Nr. 3/4 (1982)
35 L. Mølhave: Indoor air pollution due to organic gases and vapours of solvents in building materials; Environment International *8*, 117–127 (1982)
36 Chemical Regulation Reporter, Sept. 1985
37 Antwort der Bundesregierung auf eine kleine Anfrage: Lösemittelsucht unter Jugendlichen (Schnüffler): Drucksache 10/848 vom 29. 12. 1983

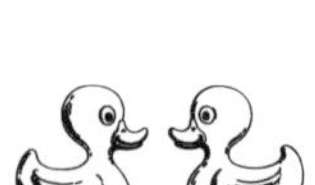

Kinderernährung - kinderleicht?

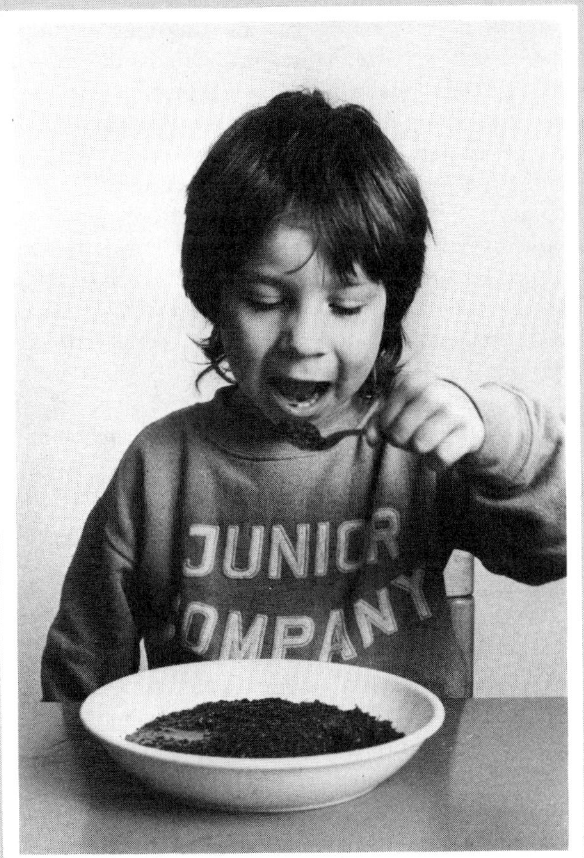

Kinderernährung – kinderleicht?

Eigentlich scheint das ja ganz leicht zu sein mit der Säuglings- und Kinderernährung. Schon während der Schwangerschaft wurden mir etliche Broschüren in die Hand gedrückt, in denen Ernährungspläne für den Nachwuchs abgedruckt waren. Und um auf Nummer Sicher zu gehen, kaufen sich wohl alle Mütter (und Väter?) ein Buch «zum Thema». In den Geschäften steht ein breites Angebot an Säuglingsnahrungsmitteln zur Verfügung: «Gläschen», Säfte, Milch- und Breinahrungen – da soll es den Kleinen wohl an nichts fehlen. Und die Eltern sind bereit zu zahlen: 1982 wurden in der Bundesrepublik 735 Mio. DM für Säuglings- und Kindernährmittel ausgegeben.[1]

Aber das Problem mit der Ernährung fängt schon früh an: Das Angebot ist zwar vielfältig, die Angabe der Inhaltsstoffe dagegen nur mager. In einem Ernährungsplan las ich, daß Obst- und Gemüsebrei erst im fünften Monat gefüttert werden sollen, es werden aber schon Gläschen ab der sechsten Woche angeboten. Wonach soll man sich also richten? Ist spezielle Babynahrung tatsächlich besser als Selbstgekochtes? Wie sieht es mit Karottengläschen aus – enthalten sie zuviel Nitrat? Sind die Produkte nicht allemal zu süß und zu stark gesalzen? Fragen über Fragen, mit denen ich mich alleingelassen fühlte – und mit mir sicherlich auch viele andere Eltern.

Kein Plädoyer gegen Muttermilch

In den ersten vier Lebensmonaten gibt es für den Säugling nach Auskunft des Instituts für Kinderernährung nur ein Lebensmittel: Milch, möglichst Muttermilch. Wenn die Mutter sich mit abwechslungsreicher Mischkost ernährt, werden zwar Vitamin D_3- und Fluortabletten (siehe «Fluoride – gesunde Zähne, vergifteter Körper?») empfohlen, auf eine zu frühe Fütterung mit der sogenannten «Beikost» kann – und soll – aber verzichtet werden. Dies gilt im übrigen auch für Säuglinge, die mit adaptierten oder teiladaptierten (also mehr oder weniger gut an die Muttermilch angeglichenen) Milchnahrungen ernährt werden, da diese mit zahlreichen Vitaminen angereichert sind.[3]

Ernährungsplan bei Muttermilch oder adaptierter / teiladaptierter Milchnahrung im 1. Lebenshalbjahr

Alter	Mahlzeiten	Milch-menge ml/Tag	Gemüsebrei g/Tag	Obstmus g/Tag	Vollmilch-brei g/Tag
2. Wo.	5–6	450–600	–	–	–
3. Wo.	5	500–650	–	–	–
4. Wo.	5	550–700	–	–	–
5. Wo.	5	600–750	–	–	–
6.–8. Wo.	5	700–850	–	–	–
3.–4. Mon.	5	750–900	–	–	–
5. Mon.	4–5	700–850	1. Karotten 2. Karotten – Kartoffeln bis 150 g	30–50	–
6. Mon.	4	500–600	Gemüse – Kartoffeln 150–200 g	30–50	150–200

Quelle: W. Droese, M. Kersting: Probleme der Säuglings- und Kinderernährung heute; Ernährungs-Umschau 31 (1), 3–9 (1984)

In der Klinik, in der mein Sohn geboren wurde, gab man (besser wohl frau, denn es waren die Hebammen und Schwestern, die sich engagierten; die Ärzte, Frauen- wie Kinderärzte, übten sich dagegen rollenspezifisch in Gleichmut ...) sich alle Mühe, die Mütter vom Stillen zu überzeugen.
Auch Stillgruppen, offizielle Vertretungen wie das Bundesgesundheitsamt, die Deutsche Forschungsgemeinschaft oder die Deutsche Gesellschaft für Kinderheilkunde werden nicht müde, immer wieder zu betonen, daß Muttermilch – trotz sensationsträchtiger Schlagzeilen wie «Schmutz in der Brust» – immer noch das Beste für das Baby ist. Und, man staunt und wundert sich, selbst die Hersteller von Säuglingsmilchnahrungen weisen, wenn auch verhalten, so dennoch positiv auf das Stillen hin. Da gibt es allerdings eine Abmachung: die «Grundsätze des lauteren Wettbewerbs in der diätetischen Lebensmittelindustrie», die nach umfangreichen Verhandlungen zwischen der Ernährungskommission der Deutschen Gesellschaft für Kinderheilkunde und dem Bundesverband der diätetischen Lebensmittelindustrie zum Schutz der Muttermilchernährung getroffen wurde. Danach

- verpflichten sich die Hersteller, «in von ihnen herausgegebenen Informationen dem Stillwillen keinen Abbruch zu tun» und «erkennen grundsätzlich die gesundheitsvorbeugende Überlegenheit der Muttermilch als natürliche Ernährung des Säuglings an».

- soll die Verteilung von Proben und sonstigem Werbematerial von den Ärzten geregelt werden. Bei der Entlassung aus der Klinik sollen nicht mehr als 300 ml Säuglingsmilchnahrung mitgegeben werden.
- sollen in den ersten acht Wochen nach der Geburt den Eltern keine kostenlosen Proben von Milchnahrungen von den Herstellern zugesandt werden.
- erklären sich die Hersteller von Säuglingsnahrungen bereit, keine Beikostproben in den ersten zwölf Wochen zu versenden. Ausgenommen sind hier allerdings Obst- und Gemüsesäfte, «um die rechtzeitige Vitaminzufuhr bei Säuglingen, die mit selbst zubereiteten Milchnahrungen ernährt wurden, nicht zu gefährden».[4]

Die Stillhäufigkeit hat denn auch in diesem unserem Lande seit 1976 deutlich zugenommen. Waren es 1976 nur etwa sechzehn Prozent der Mütter, die ihre Babys voll stillten, so hat sich der Anteil bis 1982 nahezu verdoppelt. Die Zahl der teilstillenden Frauen blieb im gleichen Zeitraum dagegen konstant bei 36 bis 40 Prozent. Auch die Stilldauer stieg in dieser Zeit an[5]. Bleibt zu hoffen, daß dieser Trend nicht Ausdruck der immer stärker werdenden Verdrängung der Frauen vom Arbeitsmarkt ist!

Babies ohne Muttermilch sind wie Romeo ohne Julia

«Wir befinden uns in der westlichen Welt in diesen letzten Jahrzehnten in einer Art Großversuch, in dem eine Spezies, nämlich der Mensch, nach vielen Jahrtausenden seiner Geschichte das Experiment macht, seinen Nachwuchs ohne die artspezifische Milchnahrung, die für jede Spezies charakteristisch ist, aufzuziehen. Was auch immer diese Entwicklung ausgelöst hat und was immer sie unterhalten mag, die Langzeitprognose bleibt abzuwarten.»[6] Soweit ein prominenter Kinderarzt.

Im Vergleich zu früher stehen heute mit den adaptierten und teiladaptierten Milchnahrungen «sichere» Säuglingsnährmittel zur Verfügung. Mit ein Grund – wenn auch nicht die einzige Ursache – für die doch relativ geringe Stillhäufigkeit.

Auf den ersten Blick ähneln sie in der Nährstoffzusammensetzung der reifen Frauenmilch. Die Vormilch und die transistorische Milch, also die Milch in den ersten zwei Wochen, unterscheiden sich dagegen deutlich

Zusammensetzung von Frauenmilch und Milchnahrungstypen[4,7] (Angaben pro 100 ml)

	Energie (kcal)	Protein (g)	Fett (g)	Kohlenhydrate (g)	Mineralstoffgehalt (g)
Frauenmilch					
Kolostrum	55	2,6	1,9	6,4	0,36
Transistorisch	62	1,6	2,8	6,5	0,24
Reif	67	1,2	3,5	7,0	0,21
adaptierte Milch[1]	67–72	1,2–1,9	3,3–3,8	7,5–8,1 (nur Lactose)	0,4
teiladaptierte Milch[1]	67–72	1,2–1,9	3,3–3,8	7,5–8,1 (versch. KH)	0,4
Kuh-Vollmilch	66	3,4	3,5	4,7	0,74

1 Nach den Richtlinien der Ernährungskommission der Deutschen Gesellschaft für Kinderheilkunde 1979

von den «künstlichen» Milchnahrungen. Allerdings ändert sich auch die reife Frauenmilch sogar während einer Mahlzeit.

Kuhmilch selbst darf in den ersten Lebensmonaten nicht gefüttert werden, da vor allem der Protein- und Mineralstoffgehalt zu hoch ist. Die unreifen Säuglingsnieren können noch nicht so reichlich Salze im Urin ansammeln wie die der Erwachsenen, so daß mehr Wasser zur Ausscheidung benötigt wird. Die Folge: hohe Wasserverluste, was im Extremfall zum Tode führen kann[8].

Kuhmilch muß also mit Wasser verdünnt und anschließend mit Kohlenhydraten und Fett angereichert werden. Dementsprechend ist adaptierte Milch zum Beispiel aus Magermilch, entsalzter Molke, Pflanzen- und Milchfett sowie Milchzucker zusammengesetzt; teiladaptierte Milch könnte dagegen beispielsweise aus Mager- und Vollmilch, Zucker, Pflanzen- und Milchfett, Reisschleim und Maltodextrin hergestellt sein.[9] Andere Rezepturen sind natürlich auch möglich, wichtig ist aber, daß die Richtlinien der Ernährungskommission der Deutschen Gesellschaft für Kinderheilkunde eingehalten werden.

Adaptierte Milchnahrung eignet sich besonders gut zur Zwiemilchernährung, wenn also die eigene Milch nicht ausreicht. Aber auch bei ausschließlicher Ernährung mit «künstlicher» Milch wird sie wegen ihrer besonders guten Angleichung an die Muttermilch empfohlen. Sie wird wie Muttermilch «nach Bedarf» gefüttert. Bis zum fünften Lebensmonat sollte man fünf Milchmahlzeiten einhalten.[3]

Elternlust wandelt sich schnell in Elternfrust, wenn die lieben Kleinen nicht durchschlafen. Irgendwie übersteht man die Zeit zwar (immer etwas benebelt), aber bei manchen Eltern reift dann der Entschluß, daß diesem Spuk ein Ende bereitet werden muß. Die Schuld wird dann, wenn man nicht schon längst auf «die dickere» teiladaptierte Milch umgestiegen ist, auf «das dünne, wäßrige Zeug» geschoben. Da macht man – frei nach Brecht – einen Plan und macht noch einen zweiten Plan, gehn tun sie beide nicht: Entweder wird einfach mehr Milchpulver in die Flasche gegeben, oder man versucht auch Schleim- und Mehlabkochungen zuzusetzen. Der Sinn der adaptierten Milch geht dabei natürlich total verloren. Trinkt das Kind wegen des hohen Energiegehalts dieser Nahrung weniger, ist die Versorgung mit Protein und Calcium unzureichend, mit Kohlenhydraten wird es dagegen überfüttert. Bei stark überhöhten Konzentrationen wird's gefährlich, da zuviel Wasser ausgeschieden wird.

Der Energiegehalt von adaptierten Milchnahrungen ist durchschnittlich übrigens nur um ca. 2 kcal niedriger als der von teiladaptierten. Der Säugling wird also auch von dieser Milch satt, vorausgesetzt, er bekommt mindestens fünf Mahlzeiten. Viele Eltern «streben aber ein (unphysiologisch) frühes Durchschlafen an, was mit einer frühen Verminderung der Anzahl der Mahlzeiten auf vier verbunden ist».[10] An diesem Punkt sollte man sich doch lieber mal an einen der tatsächlichen Vorzüge der künstlichen Milch erinnern: Auch Väter können eine Flasche halten, ja sogar nachts! Ich weiß, es gibt mittlerweile viele Väter, die das auch tun, aber in unserem Bekanntenkreis habe ich feststellen müssen, daß einige vehemente Verfechter des Stillens (männlichen Geschlechts, natürlich) nicht im Traum daran denken würden, nachts aufzustehen, um den Säugling zu versorgen. Einer hatte es besonders gut: Auf einem Ohr war er (tatsächlich) taub, auf dem anderen schlief er. Nicht mal geweckt wurde er von seiner schreienden Tochter.

Bei der Beschäftigung mit der Frage «Stillen – ja oder nein?» wird vor allem eins klar: Man weiß immer noch zu wenig über die Inhaltsstoffe der Muttermilch oder gar über deren Wirkung. Die (Mutter)milch ist immer wieder für Überraschungen gut: Mal diskutiert man die Frage, ob Taurin – ein Stoffwechselprodukt schwefelhaltiger Aminosäuren, das in höheren Mengen in der Muttermilch auftritt – essentiell ist oder nicht.[11] Ein andermal stellt man fest, daß neben dem normalen Vitamin D in der Milch auch hydroxyliertes Vitamin D enthalten ist, dessen biologische Aktivität weitaus größer ist.[12, 13] Darüber hinaus wurden auch noch opiatartig wirkende Substanzen gefunden.[14]

Ein besonderer Stoff ist die Muttermilch vor allem wegen der ihr zugeschriebenen Immunwirkung.
Die Milch der ersten Woche, das Kolostrum, besteht zu 95 Prozent aus Immunglobulinen[15]. 20 bis 50 mg sekretorisches Immunglobulin A (IgA) sind in einem Milliliter Vormilch enthalten; später nimmt die Konzentration rasch ab, wobei die Gesamtmenge des vom Neugeborenen und vom älteren Säugling aufgenommenen IgA etwa konstant bleibt, da der ältere Säugling deutlich mehr trinkt.[15, 16] Das IgA passiert den Magen zum großen Teil unzerstört und stellt an der Dünndarmhautoberfläche eine wichtige Barriere gegen krankmachende Keime dar. Es enthält spezifische Antikörper gegen Bakterien und Viren, besonders auch gegen solche Erreger, die die Mutter während der Schwangerschaft oder der Stillzeit befallen. Neben diesem Infektionsschutz schränkt das IgA wahrscheinlich das Auftreten allergischer Erkrankungen ein.[15, 17] Der Säugling selbst kann dieses IgA nicht in nennenswerten Mengen bilden. Allerdings wird auch schon vor der Geburt ein Immunschutz angelegt, der aber offensichtlich durch die Muttermilch verstärkt wird.
Über die eigentlichen Immunfaktoren hinaus enthält die Muttermilch weitere Bestandteile – Laktoferrin, Lysozym, Linolsäure und Neuraminsäure –, die antiinfektiöse Wirkungen zeigen.[15]
Brustkinder sollen in den ersten Lebenswochen daher besser gegen Brech- und Durchfallerkrankungen, aber auch gegen Atemwegserkrankungen geschützt sein.[17]
Was bleibt, ist die Erkenntnis, daß Frauenmilch einmalig und synthetisch nicht nachahmbar ist. Mit der heute im Handel befindlichen Nahrung bekommt man die Kinder zwar groß, und auch wohl besser groß als in früheren Zeiten, als man von der Zusammensetzung der Muttermilch noch weniger wußte, keine Fertigpräparate kannte und auch keine Kühlschränke, Muttermilch komplett ersetzen wird sie aber nie können.
Warum dann also nur «Kein Plädoyer gegen Muttermilch» und nicht «Ein Plädoyer für Muttermilch»?

Muttermilch in Not

In der Klinik, in der unser Sohn geboren wurde, diskutierten wir ausführlich mit der Hebamme über Vor- und Nachteile des Stillens. In vielen Punkten waren wir uns einig, bloß die hohe Schadstoff-Belastung der Muttermilch wollte sie nicht wahrhaben. Zumindest seien davon keine

Schäden für den Säugling zu erwarten, und die Kuhmilch sei ja genauso «dreckig». Stimmt das wirklich?
Redet man von der Schadstoff-Belastung der Muttermilch, sind in erster Linie die hohen Gehalte an chlorierten Kohlenwasserstoffen gemeint. Tag für Tag nehmen wir diese Stoffe in kleinsten Mengen vor allem über die Nahrung auf. Voraussetzung dafür, daß man sie in der Milch wiederfindet, ist die Langlebigkeit dieser Stoffe und die Tatsache, daß stets ein wenig mehr vom Körper aufgenommen als ausgeschieden wird. Dort können sie sich dann wegen ihrer Fettlöslichkeit im Fettgewebe einlagern und anreichern.

Für gewöhnlich wird in der Muttermilch ein bestimmtes Spektrum an Schadstoffen nachgewiesen:

- das Insektenbekämpfungsmittel DDT und daraus entstehende Umwandlungsprodukte wie zum Beispiel das DDE. Der Einsatz von DDT ist in der Bundesrepublik verboten, in Ländern vor allem der Dritten Welt dagegen noch sehr verbreitet, so daß es über belastete Lebens- oder Futtermittel wieder «importiert» wird.
- Lindan, auch γ-Hexachlorcyclohexan oder γ-HCH genannt, und seine strukturverwandten Verbindungen α-HCH und β-HCH, die bei der Synthese von Lindan in großen Mengen als Nebenprodukt anfallen. Lindan ist als Pflanzen«schutz»mittel in der Bundesrepublik zugelassen und wird in etlichen Bereichen der Schädlingsbekämpfung angewendet. Die Verwendung des technischen Gemischs aus α-, β- und γ-HCH ist in der Bundesrepublik untersagt, in Ländern der Dritten Welt aber noch üblich.
- Hexachlorbenzol (HCB), ein inzwischen in der Bundesrepublik verbotenes Saatgutbeizmittel. Es wird zusätzlich bei vielen technischen Synthesen als Nebenprodukt gebildet, zum Beispiel bei der Herstellung von Chlorphenolen; aber auch bei der Verbrennung von PVC entsteht HCB.
- Heptachlorepoxid, ein Umwandlungsprodukt des in der Bundesrepublik verbotenen Pestizids Heptachlor.
- Dieldrin, ein ebenfalls hier verbotenes Schädlingsbekämpfungsmittel.
- PCB (polychlorierte Biphenyle), *kein* Pflanzenbehandlungsmittel, sondern eine Industriechemikalie, die früher als Weichmacher für Kunststoffe, als Papierbeschichtungsmittel bei Transparent-Kopier-Papier, in Lacken und Klebstoffen, in Transformatoren und vielen anderen Bereichen eingesetzt wurde. Heute werden sie noch im Bergbau benutzt. Aus

vielen diffusen Quellen wie Altöl, Altpapier und alten Anstrichen wird PCB immer noch im großen Umfang freigesetzt.

All diese chlorierten Kohlenwasserstoffe gefährden die Gesundheit in ähnlicher Art und Weise: Bestimmte Leberenzyme steigern ihre Funktion, Fremdstoffe werden in der Leber schneller umgesetzt mit zum Teil toxikologisch wirkenden Zwischenprodukten, die Leber vergrößert sich. Effekte im Zentralnervensystem, an der Immunabwehr, der Blutfarbstoffsynthese und der Blutzellwirkung werden diskutiert. Erbgutschädigende und krebserzeugende Wirkungen können nicht ausgeschlossen werden.[5, 18, 19]
Bei Säuglingen, die lange gestillt wurden, fand man erwartungsgemäß deutlich höhere Konzentrationen an Halogenkohlenwasserstoffen im Fettgewebe als bei weniger gestillten. Und gegenüber der Muttermilch war ein weiterer Konzentrationsanstieg zu verzeichnen.[20] Ob dies – und wenn ja, welche – Konsequenzen für das Kind hat, vermag man heute noch nicht zu sagen.
Nutzen und Risiko des Stillens gegeneinander abzuwägen, erscheint angesichts der vielen Unbekannten schwierig. Dennoch spricht sich die Deutsche Forschungsgemeinschaft (DFG) für ein drei- bis viermonatiges Stillen aus. Danach verlieren die Vorteile der Muttermilch in ernährungsphysiologischer und immunologischer Hinsicht an Gewicht, während das Gesundheitsrisiko durch die Verunreinigungen bleibt.[21] So weit ist die Muttermilch also schon heruntergekommen!
Viele Mütter waren durch die Schadstoffdiskussion verunsichert und ließen ihre Milch untersuchen. Eine betroffene Mutter berichtete[22]:
«Nach fünf Stillwochen ließ ich eine Milchprobe untersuchen. Das Ergebnis war: Die Vergiftung der Milch mit Pestiziden, PCB und Schwermetallen lag im mittleren Bereich der in der BRD gefundenen Werte. Als Erläuterung der Chemischen Landesuntersuchungsanstalt Offenburg hieß es: ‹Die Werte ... geben nach dem derzeitigen Stand der wissenschaftlichen Erkenntnis keinen Anlaß zur Besorgnis.› Das war beruhigend. Ich stillte weiter, da meine Tochter, von Bauchschmerzen geplagt, viel krank und unruhig war. Meist konnte ich sie nur mit der Brust beruhigen. Zusätzliche Nahrung verweigerte sie fast völlig. Erst im zehnten Monat ließ ich eine Kontrolluntersuchung durchführen. Als ich das Ergebnis erhielt, war ich schockiert: Die Werte waren bis zu dreimal so hoch, der PCB-Wert lag bei 6 mg/kg bezogen auf Fett. Eine weitere Kontrolluntersuchung erhärtete die Werte dieser zweiten Untersuchung ... Wieder der Kommentar der Chemischen Landesuntersuchungsan-

stalt: ‹Kein Anlaß zur Besorgnis.› Ich konnte diese Besorgnislosigkeit weder verstehen noch teilen. Was hatte ich meiner Tochter angetan, welche Mengen an Gift hatte sie aufgenommen, welche Schäden würde sie davontragen ... Ich begann zu lesen, und mein Schrecken wuchs. Ich konnte nicht mehr stillen. Vielmehr hatte ich das Gefühl, meiner Tochter Gift zu geben. Innerhalb einer Woche stillte ich unter unser beider Tränen ab.»

Wenn Sie heutzutage länger als drei oder vier Monate stillen wollen, kann es sein, daß Ihr Kinderarzt Ihnen sogar empfiehlt, Ihre Milch untersuchen zu lassen. Der Grund: Die Deutsche Forschungsgemeinschaft (DFG) hat mittlerweile versucht, eine Entscheidungshilfe zur Dauer des Stillens zu geben.

Sie legte eine Tabelle mit «Richtwerten» für den Schadstoffgehalt in der Muttermilch vor, die «noch einen Sicherheitsfaktor von 10, der aus toxikologischer Sicht bei zeitlich begrenzter Einwirkung als gerade noch vertretbar erscheint, gewährleisten». Das Risiko, das sich durch Überschreiten dieser Werte ergibt, sollte nur so lange toleriert werden, so die Kommission, wie die unbestrittenen Vorteile des Stillens ihr volles Gewicht besitzen.[5]

6 ppm PCB in der Muttermilch bedeutet also nicht mehr «kein Anlaß zur Beunruhigung», sondern «nach vier Monaten ist das Stillen stark einzuschränken». Stillen ist also längst keine Sache mehr, die allein von Mutter und Kind bestimmt wird.

Die Situation in der Bundesrepublik sieht für Säuglinge wahrlich nicht rosig aus: Bei Gesamt-DDT, Dieldrin und ß-HCH, insbesondere jedoch bei PCB und HCB wurden Medianwerte (das ist der Wert, unter dem 50 Prozent der Meßwerte liegen – 50 Prozent natürlich auch darüber) festgestellt, die nur dann unter den Grenzen der duldbaren Konzentration bleiben, wenn ein Sicherheitsfaktor zwischen 10 und 100 akzeptiert wird. Normalerweise wird bei der Berechnung der duldbaren Tagesdosis ein Sicherheitsfaktor von 100 zugrunde gelegt, denn er muß für alle Unwägbarkeiten geradestehen – sei es die Übertragbarkeit des Tierversuchs auf den Menschen, Kombinationswirkungen oder, daß gerade Kinder, Kranke, Schwangere und alte Leute besonders empfindlich sind. Eine relativ hohe Zahl von Einzelmeßwerten überschreiten beim PCB und beim HCB auch die duldbare Konzentration mit dem Sicherheitsfaktor 10. Und das, obwohl der dem PCB-Wert zugrunde gelegte «No Observed Effect Level» (= Konzentration des Stoffs im Futter, bei dem beim Tier keine Wirkung beobachtet wird) experimentell nicht erhärtet ist.[5]

Richtwerte zur Beurteilung des Risikos durch Schadstoffe in Frauenmilch für einen Säugling, der länger als vier Monate gestillt wird (Angaben in mg/kg Milchfett)

	max. empfohlene tägliche Milchaufnahme			
	850 ml (≙ 34,5 g Fett)	600 ml (≙ 24,4 g Fett)	400 ml (≙ 16,2 g Fett)	250 ml (≙ 8,1 g Fett)
HCB	1,2	1,6	2,4	4,9
α-HCH	9,6	13,6	20,3	40,7
β-HCH	1,9	2,7	4,1	8,1
γ-HCH	19,1	27,1	40,7	81,3
Heptachlorepoxid	1,0	1,4	2,0	4,1
Dieldrin	0,2	0,3	0,4	0,8
Gesamt-DDT	9,6	13,6	20,3	40,7
PCB	1,9	2,7	4,1	8,1

Quelle: Deutsche Forschungsgemeinschaft: Rückstände und Verunreinigungen in Frauenmilch – Mitteilung XII der Kommission zur Prüfung von Rückständen in Lebensmitteln, Weinheim 1984

Die Geister, die ich rief...: PCB

Alle Welt spricht davon, daß der Trend der Schadstoffbelastung der Muttermilch rückläufig ist. Für eine Substanzklasse gilt dies jedoch nicht, für PCB. Anders lautende Aussagen[23] hieße Äpfel mit Birnen zu vergleichen. Meistens kommen sie dadurch zustande, daß Untersuchungsergebnisse verschiedener Labors verglichen werden, was bei der komplizierten Analytik dieser Verbindungsklasse nicht ohne weiteres getan werden kann.

PCB galten lange Zeit als Chemikalie, die fast alles kann. Sie wurden als Flammschutz- und Imprägniermittel für Gewebe und Papier, als Weichmacher für Kunststoffe, wasserabstoßende Lacke und Harze, als Schmiermittel, Klebstoffzusätze, in Kitten und Spachtelmassen eingesetzt. Man fand sie in Transformatoren und Gleichrichtern, in Kondensatoren und Hydraulikflüssigkeiten im Bergbau.[24] Es wurde gar überlegt, ob man sie in Kaugummis zusetzen sollte.

Der gute Ruf der PCB wurde erst angekratzt, als man feststellte, daß sie sich im Fettgewebe anreichern. Das Yusho-Unglück in Japan, bei dem der Kühlmantel eines Reistanks durchrostete und das PCB sich mit dem Reisöl vermischte, machte die Gefahren einer breiteren Öffentlichkeit bewußt. Hunderte von Leuten litten an den Folgen des Öl-Konsums:

Chlorakne, Hyperpigmentierung der Haut, Leberschwellungen, Nierenschäden und vermehrt auftretende Krebsfälle.
In der Bundesrepublik wurde 1978 ein Anwendungsverbot für sogenannte «offene» Systeme erlassen, also für solche Bereiche, in denen PCB ständig in die Umgebung entweichen können, wie zum Beispiel in Anstrichfarben, Kunststoffen oder Klebstoffen. Trafos, Kondensatoren und andere Verwendungen in «geschlossenen» Systemen waren von dieser Regelung nicht betroffen. Aber auch diese geschlossenen Systeme erwiesen sich als nicht ganz dicht: Trafos leckten, Trafoöle wanderten ins Altöl, Kleinkondensatoren in den Müll, im Bergbau eingesetztes PCB verschwand spurlos.[24]
1983 wurde die PCB-Produktion in der Bundesrepublik eingestellt, geringe Mengen wurden jedoch immer noch für den Bergbau importiert.
«Das PCB-Problem ist gelöst» will uns die Initiative «Geschützter Leben» der Chemischen Industrie in ihrer neuen Anzeigenkampagne weismachen.[25] Aber auch in absehbarer Zeit wird es noch PCB geben, sei es über Altöle, Altpapier oder ausdünstende Materialien. Innenwände von Futtersilos, die vor fünfzehn Jahren mit PCB-haltigen Farben gestrichen wurden und größtenteils seitdem mit PCB-freien Lacken überstrichen wurden, geben durch abblätternde Farbe immer noch PCB an die Silage ab.[26]
Vor allem in der Muttermilch wird es noch lange Zeit zuviel PCB geben. Die aktuelle durchschnittliche Belastung der Muttermilch in der Bundesrepublik führt zu einer täglichen PCB-Aufnahme des gestillten Säuglings, die in der gleichen Größenordnung bei Rhesusaffenbabies schwerwiegende Schädigungen des Immunsystems, der Haut und der Leber hervorrief.[27] Selbst wenn man davon ausgeht, und man kann es nur hoffen, daß Rhesusaffen auf PCB noch empfindlicher reagieren als Menschen, bleibt eine große Unsicherheit bestehen. So kommt die Gesellschaft für Strahlen- und Umweltforschung in Neuherberg zu der Einschätzung: «Ein Kind, das im Mutterleib und durch Humanmilch mit halogenierten Kohlenwasserstoffen belastet wird, könnte infolge eines möglichen Hirnschadens zum Beispiel Lernschwierigkeiten haben oder durch ein geschwächtes Immunsystem öfter erkranken. Da dies aber unspezifische Eigenschaften sind, wird niemand wissen, wodurch sie hervorgerufen wurden ... (es) fällt schwer, der gängigen Meinung zuzustimmen, daß der immunbiologische Nutzen der Frauenmilch den möglichen schädigenden Einfluß überwiege ...»[28]
Einen Rückzieher machte denn auch die Initiative «Geschützter Leben» einige Wochen nach ihrer ersten Anzeige über PCB. In der neuen Anzeigenrunde heißt es nur noch: «Das PCB-Problem ist jetzt lösbar.»[29]

DDT schützt vor Malaria.

Müssen wir unsere Kinder vor DDT schützen?

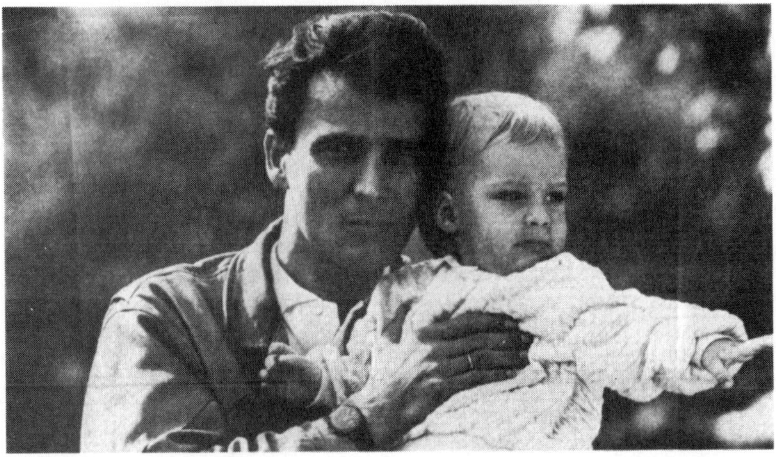

DDT ist ein Schädlingsbekämpfungsmittel. Für seine Entdeckung wurde Paul Hermann Müller mit dem Nobelpreis ausgezeichnet. Es ist überaus wirksam, heute allerdings auch überaus umstritten. Nachrichten, daß DDT sich von der Arktis bis zur Antarktis in der Umwelt ablagert, daß es in der Muttermilch und im Fettgewebe von Mensch und Tier gespeichert wird, fachen die DDT-Diskussion immer wieder aufs neue an.

Wie groß ist das DDT-Problem wirklich?

DDT ist eine Belastung für Mensch und Umwelt. Auch wenn es nicht akut giftig ist und erwiesenermaßen weder krebserregend noch genschädigend wirkt.
Die Problematik von DDT besteht darin, daß es sich nur zögernd abbaut und lange im Fettgewebe von Mensch und Tier gespeichert wird. Untersuchungen haben allerdings ergeben, daß es auch wieder ausgeschieden wird.
Selbst bei Arbeitern in der DDT-Produktion erreichte die Menge des gespeicherten DDT nach ca. einem Jahr ihren Höchstwert und blieb dann konstant – auch wenn weiterhin DDT aufgenommen wurde. Gesundheitliche Folgen durch die jahrelange Höchstbelastung mit DDT wurden nicht festgestellt.

DDT – die Lösung des Malaria-Problems.

Malaria ist ein Wechselfieber, das häufig tödlich verläuft. Es wird durch die Anopheles-Mücke übertragen, die man mit DDT bekämpft.
In Ceylon z. B. gelang es, in den fünfziger Jahren mit Hilfe von DDT die Zahl der Malaria-Erkrankungen von 2,8 Millionen auf 110 Fälle zu senken.
Nachdem die Anwendung von DDT vorzeitig gestoppt worden war, stiegen die Malaria-Fälle sprunghaft wieder an: auf 2,5 Millionen.
Die WHO (World Health Organisation) empfahl daraufhin, DDT auch dort wieder einzusetzen.

DDT – ein Weg aus dem Hunger.

Keinen Tag richtig satt. Niemals. Wer von uns kann sich schon vorstellen, was das bedeutet?
Für 800 Millionen Menschen in der Dritten Welt ist das tägliche Realität. Ohne DDT wären es noch viel mehr.
Denn DDT schafft die wichtigste Voraussetzung, um Sumpfgebiete in fruchtbares Ackerland verwandeln zu können: es vernichtet die dort lebenden Malariamücken, die die Erschließung des Bodens unmöglich machen.
Erst wenn sie – mit Hilfe von DDT – verschwunden sind, kann das Gebiet ohne gesundheitliches Risiko landwirtschaftlich genutzt werden.
Und jedes Stück Ackerland mehr bedeutet etwas weniger Hunger auf der Welt.

Wie soll es weitergehen mit dem DDT?

Die Chemische Industrie hat Substanzen entwickelt, die einen vollwertigen Ersatz für DDT darstellen.
Allerdings sind diese Stoffe vielfach für die Länder der Dritten Welt zu teuer. Außerdem sind sie meist in der Anwendung kompliziert, was neue Probleme aufwirft. Solange es keine Alternative gibt, die ebenso billig und wirksam ist wie DDT, kann man auf DDT nicht verzichten.

Es informiert Sie
DIE CHEMISCHE INDUSTRIE
Wenn Sie gern mehr zum Thema DDT wissen möchten, schreiben Sie uns.
Initiative „Geschützter leben", Karlstraße 21, 6000 Frankfurt/Main.

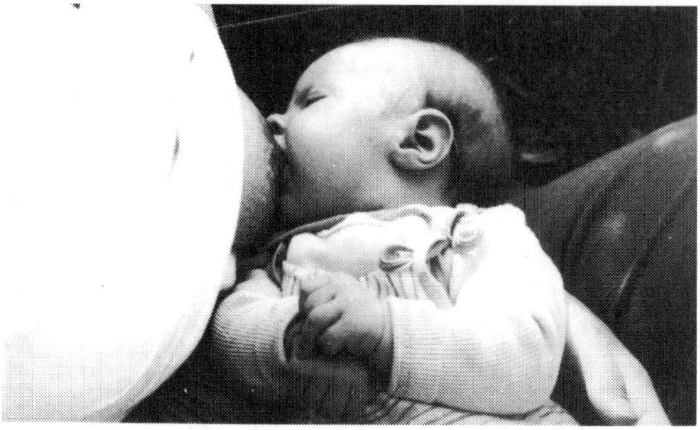

Das wohl bekannteste aller Pestizide, DDT, ist immer noch in vielen Ländern, vor allem in der „Dritten Welt" im Einsatz. Der massive Gebrauch dieses Insektenvernichtungsmittels in der Landwirtschaft und zur Malaria-Bekämpfung und seine Langlebigkeit haben zur weltweiten Verbreitung von **DDT** geführt. So finden sich **DDT**-Rückstände durch den Langstreckentransport in der Atmosphäre und durch Nahrungsketten selbst in solchen Regionen wie der Antarktis, in denen **DDT** niemals zum Einsatz kam. Auch in der BRD, in der Produktion, Handel und Anwendung von **DDT** seit mehr als einem Jahrzehnt verboten sind, gelanten mit den importierten Nahrungs- und Futtermitteln **DDT**-Rückstände, die zur **DDT**-Belastung der Muttermilch führen.

Nur ein weltweites Verbot von **DDT** kann der Bedrohung von Mensch und Natur durch dieses Gift ein Ende setzen.

DDT ist eines von zwölf Pestiziden des „Dreckigen Dutzend", für deren weltweites Verbot sich das Internationale Pestizid-Aktions-Netzwerk (PAN) einsetzt. Langfristig fordert PAN das Verbot aller für Mensch und Umwelt gefährlichen Pestizide.

Frauen, die ein Kind erwarten, leben häufig viel gesundheitsbewußter als vor der Schwangerschaft. Ich kann mich noch gut daran erinnern, daß ich mir für jedes Stück Schokolade Rechenschaft ablegte, versuchte, «die Sünden der Vergangenheit» vergessen zu machen. Viele geben das Rauchen auf, andere ernähren sich möglichst nur noch mit «Biokost». Und Sie werden sich sicherlich fragen, ob es überhaupt eine Chance gibt, den chlorierten Kohlenwasserstoffen zu entgehen. Welche Faktoren bestimmen die Belastung der Muttermilch mit diesen Substanzen?

Die Hauptmenge der chlorierten Kohlenwasserstoffe wird über die Nahrung aufgenommen. Es gibt Hinweise, daß Frauen, die sehr viel Fleisch, Wurst und Fett essen, höher mit Schadstoffen belastet sind als die, die solche Lebensmittel kaum verzehren. Wenn Sie den Entschluß, sich vegetarisch zu ernähren, allerdings erst in der Schwangerschaft oder gar in der Stillzeit fassen, hat dies keinen Einfluß mehr auf die Konzentration von chlorierten Kohlenwasserstoffen in Ihrer Milch. Nur bei Müttern, die sich mehrere Jahre vegetarisch oder mit Reformhauskost ernährten, fand man geringere Werte.[30]

Auch der Wohnort hat Einfluß auf die Schadstoffbelastung der Muttermilch. Besonders hohe Werte findet man in Ländern, in denen die chlorierten Kohlenwasserstoffe noch in der Landwirtschaft eingesetzt werden. PCB ist dagegen stärker in hochindustrialisierten Ländern anzutreffen. In den westlichen Ländern vermutet man übrigens eine höhere Konzentration von Pestiziden bei den «Stadtfrauen», da in ihrer Ernährung der Anteil ausländischer Erzeugnisse größer ist. In Hamburg fand man interessanterweise höhere Werte an β-HCH als in anderen Regionen der Bundesrepublik[5] – wohl eine Erbschaft der umstrittenen Lindanproduktion. Versuche, dort besonders stark belastete Lebensmittel vom Markt fernzuhalten, scheiterten: Die Schadstoffmengen lagen zwar höher als nach der Pflanzenschutz-Höchstmengenverordnung erlaubt, diese Konzentrationen stammten aber nicht aus einer Pflanzen«schutz»mittelanwendung, sondern der Boden war durch die Industrieproduktion stark verseucht.[31] – So gerecht kann Recht sein!*

Ein Ortswechsel wirkt sich – wie ein Ernährungswechsel – nur langfristig aus. Bei türkischen Frauen, die in ihrer Heimat kaum PCB-belastet sind,

* Im Entwurf zu einer neuen Schadstoff-Höchstmengenverordnung wird dieser Mißstand beseitigt.

stellte sich die hohe Konzentration der bundesdeutschen Frauen erst nach mehreren Jahren ein.[32]

Das Körpergewicht hat wohl nur einen geringen Einfluß auf die Schadstoffkonzentration der Muttermilch. Lassen Sie sich nicht einreden, die Stillzeit als Schlankheitskur zu benutzen, um etliche Pfunde, die schon lange störten, loszuwerden, denn dann kann es zu einer plötzlichen Mobilisierung der Chlorkohlenwasserstoffe kommen. Die Depots werden zuungunsten des Säuglings geräumt.

Das Alter einer stillenden Frau und die Zahl der Stillperioden ist kaum entscheidend für die Belastung der Milch. In den ersten Monaten der Stillzeit ändert sich die Schadstoffkonzentration kaum. Wenn Sie sich entschließen, lange Zeit zu stillen, kann dies zu einer Reduzierung der Chlorkohlenwasserstoffe in der Milch führen; wohlgemerkt kann – auch der gegenteilige Effekt wurde gemessen.[5]

Rauchen ist bekanntlich ungesund. In Gegenden, wo die Belastung der Frauen durch DDT nur gering ist, wurde festgestellt, daß starke Raucherinnen deutlich höhere Mengen dieses Giftes an den Säugling weitergeben. Ein Grund mehr, das Rauchen endlich aufzugeben.

Brustpflegemittel standen wiederholt im Verdacht, Frauenmilch mit Chlorkohlenwasserstoffen zu verunreinigen, und zwar besonders solche Cremes, die auf der Basis von Wollwachs hergestellt sind. In ihnen wurden und werden gelegentlich auch noch heute hohe Werte für β-HCH, Dieldrin und DDT ermittelt. Über den Anteil der aus diesen Cremes aufgenommenen Mengen an Schadstoffen liegen jedoch keine Informationen vor.[5]

Im Geburtsvorbereitungskurs wurden wir gebeten, falls wir reichlich Milch hätten, diese dem Krankenhaus zur Verfügung zu stellen. Schwache, nicht gestillte Säuglinge sollten von diesem Überschuß profitieren. Logischerweise wird natürlich nur die Milch abgegeben, die übrig ist; gegen Ende der Mahlzeit steigt aber der Schadstoffgehalt. Ironie des Schicksals: Säuglinge, die so hochgepäppelt werden sollen, sind also unter Umständen stärker mit Chlorkohlenwasserstoffen belastet als andere.

Chlorkohlenwasserstoffe – Experimente am Baby

Viel geschmäht wurde die Muttermilch, da die Gehalte an chlorierten Kohlenwasserstoffen zum Teil deutlich über den Werten lagen, die für Kuhmilch nach der Höchstmengen-Verordnung noch zulässig sind. In

Kraftfutter aus Kuhmilch

Nun denken Sie bitte nicht, Kuhmilch ließe sich so einfach zu Babynahrung veredeln. Es ist beileibe nicht damit getan, einfach Kuhmilch zu nehmen, ein paar Zutaten dazu, umrühren – und fertig ist die Babynahrung. Bewahre! Dem Problem muß man sich ganz anders nähern, meint jedenfalls Petra Kühne vom «Arbeitskreis für Ernährungsforschung»: «Auch kommt hinzu, daß die Mutter bei der Bereitung einer Flaschennahrung ja ihre Kräfte sozusagen in die Kost hineingibt. Das rhythmische Rühren ‹individualisiert› die Nahrung, während die fertige Kost keine menschlichen, sondern nur technische Impulse aufgenommen hat.»[35]
Nein, für mich ist das doch nichts, ich brauche meine Kräfte selbst. Schade.

der Tat überschritten DDT, HCB, α- und β-HCH in der Muttermilch im Mittel (!) diese Grenzwerte gut zwei- oder dreifach. (Für PCB gibt es leider zur Zeit noch keinen gesetzlichen Höchstwert.*)
Unbestritten hat die Kuh einen Vorteil: Sie gibt ständig Milch, die Schadstoffe können sich demnach nicht so stark anreichern. Höchstmengenüberschreitungen bei Milch werden für die meisten Pestizide selten registriert. In den letzten Jahren traten sie nur vereinzelt bei DDT und Lindan auf, relativ häufig dagegen bei α- und β-HCH – in erster Linie übrigens im norddeutschen Raum. Als Grund wurde ein vermehrter Kraftfuttereinsatz und nicht ordnungsgemäße Ungezieferbekämpfung ausgemacht.[33] Die PCB-Gehalte der Kuhmilch liegen bei 0,15 bis 0,2 mg pro kg Fett.[34]
Nur sehr wenige Eltern werden aber noch Kuhmilch zur Herstellung der Säuglingsnahrung benutzen. Als ich in meinem Säuglingspflegebuch Rezepte zur Herstellung von Halb- und Zweidrittelmilch las, war ich ziemlich erstaunt, daß man das überhaupt so machen konnte. Irgendwie hatte ich – wohl beeinflußt von der massiven Werbung – total verdrängt, daß es früher ja auch ohne spezielles Milchpulver für die Säuglinge gehen

* Im Entwurf an einer neuen Schadstoff-Höchstmengenverordnung sind Höchstmengen für PCB vorgesehen, die allerdings so hoch festgesetzt wurden, daß sich an der Gesamtsituation nichts ändern wird.

mußte, wenn nicht gestillt wurde. Heute wird meist adaptiertes oder teiladaptiertes Milchpulver benutzt.

Wenn Sie die eigene Milch, mit der Sie Tag für Tag Ihren Säugling füttern, schon nicht als normale Milch verkaufen dürften, so dürften Sie sie erst recht nicht als Säuglingsnahrung anbieten. Das Lebensmittelrecht stellt berechtigterweise an Säuglingsmilch höhere Anforderungen als an Kuhmilch. 0,01 mg/kg dürfen maximal von einem Pestizid enthalten sein. Dieser Wert bezieht sich übrigens auf die Milch, so wie sie im Geschäft angeboten wird, also zum Beispiel auf das Milchpulver.[36] Damit er mit den Muttermilch- oder auch Kuhmilchwerten verglichen werden kann, muß man ihn auf den Fettgehalt des Milchpulvers umrechnen. Der Grenzwert für Milchpulver liegt dann bei etwa 0,04 mg / kg Fett und damit um den Faktor 2,5 bis 25 (je nach Pestizid) niedriger als in der Kuhmilch.

Da in der teiladaptierten und adaptierten Milch Milchfett gegen pflanzliches Fett ausgetauscht wird, sollte man auch damit rechnen, daß die Rückstandsbelastung niedriger ausfällt.

Die österreichische Verbraucherzeitschrift *Konsument* testete 1983 verschiedene Milchnahrungen auf ihren Gehalt an chlorierten Pflanzenbehandlungsmitteln. Alle Produkte, sowohl die adaptierten und teiladaptierten Milchnahrungen als auch die meist erst in den späteren Lebensmonaten verwendeten Folgemilchen und Schleimpräparate* enthielten nur sehr geringe Mengen an chlorierten Kohlenwasserstoffen, leider wurde jedoch nicht auf PCB geprüft.[9]

Laut Auskunft der Bundesanstalt für Milchforschung in Kiel sind die PCB-(wie die Pestizid-)Gehalte in der künstlichen Säuglingsmilch deutlich niedriger als in Kuhmilch.[37]

Es bleibt also dabei: Hinsichtlich der chlorierten Kohlenwasserstoffe sind Kuhmilch und käufliche Säuglingsmilchnahrungen der Muttermilch deutlich überlegen. (Allen Skeptikern sei gesagt: Ich habe *keinen* Beratervertrag mit den Babynahrungsherstellern, bin weder verwandt noch verschwägert ...)

* Zwei der analysierten Schleimpräparate – Demeter Holle Getreideschleim aus biologisch-dynamischem Landbau und Kölln Schmelzflocken Hafernahrung – enthielten allerdings Gliadin. Eine zu frühe Fütterung kann zu einer Sensibilisierung gegenüber diesem Mehlinhaltsstoff führen, eine spätere Mehlallergie kann die Folge sein.

Porentief rein

Wem die Belastung der künstlichen Säuglingsmilch mit chlorierten Kohlenwasserstoffen zu gering erscheint, kann beim Reinigen der Fläschchen und Sauger allerdings noch tüchtig aufholen. Schließlich gibt es die Möglichkeit der Kaltsterilisation, besser wohl bekannt unter dem Produktnamen des Marktführers: das Milton-Bad.

Es besteht aus einer einprozentigen Natriumhypochlorit-Lösung, die mit Kochsalz stabilisiert ist und für den Gebrauch noch 1:8 verdünnt werden muß. (Natrium)hypochlorit spaltet Chlorgas ab und wirkt desinfizierend. Vor der Benutzung des Sterilisierbades müssen die Flaschen sorgfältig mit warmem Wasser und Spülmittel gereinigt, die Sauger mit Kochsalz eingerieben und gründlich nachgespült werden, denn schon geringste Eiweißmengen können die Sterilisierlösung inaktivieren.[38] 90 Minuten ins Milton-Bad und nach der Entnahme: «Gegenstände nur abtropfen lassen, nicht nachspülen. (Im Haushalt, wo keine besonderen Sicherheitsanforderungen gestellt werden, Gegenstände mit dem Wasser abspülen, das zur Nahrungsherstellung vorbereitet wurde).»[39]

Und nachspülen sollten Sie auf alle Fälle, da Natriumhypochlorit mit Wasser- und Nahrungsmittelinhaltsstoffen zu Haloformen und anderen halogenierten Verbindungen weiterreagieren kann. Das gesundheitliche Risiko durch derartige Stoffe wird zwar unterschiedlich eingeschätzt, immerhin werden aber einigen Substanzen erbgutverändernde und krebserzeugende Wirkungen zugeschrieben.[40] Grund genug also, die Belastung der Lebensmittel mit solchen Substanzen möglichst gering zu halten.

Die kleine Tochter von Freunden muß dies wohl intuitiv richtig erfaßt haben; weigerte sie sich doch, aus den mit einer Sterilisierlösung behandelten, nicht nachgespülten Fläschchen zu trinken ...

«Es gibt aber auch hypochloritfreie Sterilisierbäder», konterte beim Säuglingspflegekurs einer der werdenden Väter. Neugierig machte ich mich auf den Weg, um dies zu kontrollieren, und fand in der Drogerie Sterilisiertabletten von Aponti mit dem Natriumsalz des Dichlor-S-Triazintrions als Wirkstoff. Sie zersetzen sich, wenn sie zum Wasser gegeben werden – unter Bildung von Hypochlorit![41]

Man kann natürlich die Sauger und Fläschchen nach der Entnahme aus dem Sterilisierbad spülen. Trotzdem bleibt die Frage, warum man so etwas überhaupt benutzen sollte. Die Vorbereitungsarbeiten vor dem Desinfizieren sind genauso langwierig wie beim fünf- bis zehnminütigen Auskochen, das man im Dampfdrucktopf auf zwei bis drei Minuten reduzieren kann. Das Auskochen ist kostengünstiger, belastet das Abwasser nicht zusätzlich mit Chemikalien und stinkt nicht!

Bleierne Zeiten

«Im Gegensatz zur Situation bei den chlorierten Kohlenwasserstoffen liegen relativ wenig Untersuchungsdaten über Schwermetalle oder andere Elemente in der Frauenmilch vor.» So die Deutsche Forschungsgemeinschaft in ihrem Bericht «Rückstände und Verunreinigungen in Frauenmilch».[5] Was gibt man also – in aller Liebe natürlich – dem Säugling noch mit auf seinen Lebensweg?

Beim Stichwort Schwermetalle denkt jeder sofort an Pilze und Innereien. Erleichtert möchte man aufatmen, denn solch schwere Kost wird den Kleinsten ja nun wirklich nicht zugemutet. Milch gilt dagegen nicht als bevorzugter Ausscheidungsweg für Schwermetalle, das ist gängige Lehrmeinung.[5]

Die Untersuchungen konzentrieren sich im allgemeinen auf Cadmium und Blei, selten werden Quecksilber oder – das eigentlich gar nicht zu den Schwermetallen zählende – Arsen berücksichtigt. Die Zentrale Erfassungs- und Bewertungsstelle für Umweltchemikalien des Bundesgesundheitsamtes, auch kurz ZEBS genannt, nennt für Frauenmilch Durchschnittsgehalte von 0,017 mg Blei und 0,003 mg Cadmium pro kg Milch, das entspricht den Kuhmilchkonzentrationen. Adaptierte Milchpulver enthalten dagegen 0,058 mg Blei und 0,012 mg Cadmium, was aber, wenn man mit vernünftigem Leitungswasser verdünnt, auf dasselbe hinausläuft.[42]

Blei macht dumm, heißt es im Volksmund. Wissenschaftler beschreiben die Bleivergiftung mit Abgeschlagenheit, Schlaf- und Ruhelosigkeit, Kopfschmerzen, verminderter Leistungsfähigkeit des Gedächtnisses, Konzentrationsschwäche, Störung der Feinmotorik, Minderung intellektueller Fähigkeiten und Hyperaktivität.[43]

Zur Abschätzung der Schwermetallbelastung werden im allgemeinen die «WHO-Werte» zitiert, Werte, die von der Weltgesundheitsbehörde (WHO) bei lebenslanger Aufnahme als «vorläufig» duldbar gelten. 3,5 mg Blei soll eine 70 kg schwere Person in einer Woche vertragen. Nach der amerikanischen Food and Drug Administration (FDA) dürfen für die tägliche Bleiaufnahme aus allen Quellen – also aus der Nahrung oder der Atemluft, dem Straßenstaub oder den Fingerfarben – bei Säuglingen unter sechs Monaten maximal 0,1 mg, bei Kleinkindern unter zwei Jahren bis zu 0,15 mg toleriert werden.[42] Dabei ist die Bleiresorption über den Magen-Darm-Trakt und die Aufnahme von Luft und Nahrung auf das Körpergewicht bezogen bei Kindern deutlich höher als bei Erwachsenen. * Zudem wird bei Kindern nur 50 bis 70 Prozent des im Kör-

per verbleibenden Bleis (relativ unschädlich) in den Knochen abgelagert; ein größerer Anteil als bei erwachsenen Menschen gelangt daher in Leber, Niere und Knochenmark, aus denen es ständig wieder ins Blut freigesetzt werden kann.[43]
Der «Durchschnitts-Säugling» kann aber, so scheint es, noch kräftig auf-(durch)atmen – egal, ob gestillt oder mit künstlicher Milch ernährt –, nimmt er doch etwa zehnfach niedrigere Werte über die Milch auf, als nach der FDA erlaubt.[42] Neuere Erkenntnisse weisen jedoch darauf hin, daß der WHO-Wert (und mit ihm wohl auch der FDA-Wert) möglicherweise zu hoch angesetzt wurde: Bei Mäusen wurde die Schädigung bestimmter Knochenmarkszellen, die für die körpereigene Abwehr von Krankheiten zuständig sind, selbst bei einer wesentlich niedrigeren Dosis nachgewiesen.[43]
Als Maximalwert, der in der Muttermilch gemessen wurde, nennt die ZEBS 0,26 mg/kg. Die FDA-Empfehlung wird damit in den ersten Lebensmonaten reichlich übertroffen. Einsame Spitzenwerte sagen bekanntlich nichts über *die* Belastung der Muttermilch aus, aber dem einzelnen Säugling nützt es nur wenig, wenn bei den anderen «alles in Butter» ist.
Schlimm sieht's auch für den Säugling aus, der in einem Haus mit Wasserleitungsrohren aus Blei aufwächst. Bis 500 μg Blei im Liter (Trink)-wasser wurden in Altbauten gemessen.[44] 100 μg Blei reichen aber schon aus, um sich im Alter von fünf bis sechs Monaten in den kritischen FDA-Bereich vorzutrinken (dank ebenfalls bleihaltiger Beikost).[42] Bis in die siebziger Jahre hinein wurden übrigens Bleirohre wegen ihrer guten Verlegeeigenschaften verwendet.[45] Dabei hatte es bereits in früheren Zeiten akute Bleivergiftungen durch bleierne Leitungen gegeben, trinkwasserbedingte Bleiepidemien im 19. und Anfang des 20. Jahrhunderts zeugen davon. Grundsätzlich verboten wurde Blei als Rohrmaterial allerdings erst 1935 – man brauchte die knapp werdenden Ressourcen für Kriegsvorbereitungen. 1945 verlor das Verbot logischerweise dann auch wieder seine Gültigkeit. Verboten sind sie in der Bundesrepublik immer noch nicht, die DIN 2000 aus dem Jahre 1973 führt lediglich aus, daß für neue Trinkwasserleitungen keine Bleirohre mehr verwendet werden sollen.[45]

* Ein Säugling nimmt etwa ⅓ der Nahrungsmenge eines Erwachsenen zu sich, obwohl sein Körpergewicht nur rund zehn Prozent des Erwachsenen ausmacht. Beim erwachsenen Menschen rechnet man mit einer Resorptionsquote aus der Nahrung von fünf bis zehn Prozent, bei Kindern dagegen mit 50 Prozent.[43]

Ich kann mich noch gut erinnern, daß unser Vermieter etwas von alten Bleileitungen im Badezimmer murmelte. – Wirkte unser Sohn in letzter Zeit nicht ein wenig nervös? Anzeichen einer beginnenden Bleivergiftung? Denn wer sich – aus welchen Gründen auch immer – für Flaschennahrung entschieden hat, kennt das: Morgens beim ersten Babyschrei schlaftrunken raus aus den Federn und das Milchfläschchen fertiggemacht. Wenn Nils wach wurde, mußte immer alles sehr schnell gehen, von geduldigem Warten hielt er nicht viel. Also: Wasserhahn aufgedreht, Wasser in den Kessel gefüllt, abgekocht und das Fläschchen zubereitet. In unserer Küche sollten zwar neue Rohre verlegt worden sein, aber uns war klar, daß wir uns Sicherheit verschaffen mußten. Wir bissen in den teuren Apfel und ließen eine Schwermetall-Analyse machen: Die Blei-Werte waren okay. Tiefes Aufatmen.

Natürlich hatten wir vorher in Gedanken eifrig Pläne gewälzt, was im Falle des Falles zu geschehen hätte.

Ablaufen lassen, heißt eine alte Regel, da Blei sich in Wasser, das längere Zeit gestanden hat, vermehrt löst. In einem Meter Hausleitung normalen Querschnitts befinden sich etwa 0,3 l Wasser, so daß es in der Regel genügen sollte, zwei bis fünf Liter Wasser ablaufen zu lassen. Wenn Sie allerdings im vierten Stock eines Hauses wohnen, sind leicht 20 bis 30 Liter erforderlich. Kennt man die Länge seiner Hausleitungen nicht, wartet man so lange ab, bis gleichmäßig kaltes Wasser aus der Leitung strömt.[46]

Bereits nach kurzer Zeit steigen die Blei-Konzentrationen übrigens wieder an. Es reicht also nicht aus, das Wasser nur morgens ablaufen zu lassen. (Tagsüber sind natürlich die Chancen größer, daß ein Mitbewohner in der Zwischenzeit auch mal den Wasserhahn aufgedreht hat.)

Fazit: umständlich, eine enorme Wasserverschwendung*, und das Blei belastet die Umwelt.

Sollten wir uns dann nicht lieber einen Wasserfilter zulegen? Preislich läuft das ungefähr aufs gleiche hinaus. Bekannte schwärmten, daß der Tee dann auch viel besser schmecke.

Um die Katze nicht im Sack zu kaufen, ließen wir uns von der Herstellerfirma weiteres Informationsmaterial schicken. Es klang verlockend: «... wird der Gehalt von 0,5 mg Blei/l noch vollständig durch den Filter eliminiert und bei einem Gehalt von 1.0 mg Blei/l eine Senkung des Bleigehalts erzielt, die auch nach 50 l Wasser-Passage mit einem Restgehalt

* Im Vergleich: 1978 wurden pro Person in der Bundesrepublik 135 l Wasser verbraucht.[48]

Wasserfilter im Test

Wohl der bekannteste Wasserfilter für den Haushalt ist das Brita-Gerät. Rund eine Million Filter wurden in der Bundesrepublik verkauft.[49]
«Brita nimmt Nachteiliges aus dem Leitungswasser, damit das Nützliche durch nichts getrübt wird.»[50] Der Schlüssel fürs reine Vergnügen: die Filterpatrone. Je nach Härtegrad soll eine Filterpatrone 60 bis 100 l Leitungswasser reinigen. Der Hersteller: «Der hochwertige, spezielle Ionenaustauscher entnimmt dem Leitungswasser den Teil der Härte, der an Kohlensäure gebunden ist. Hierbei wird kein Natrium (Kochsalz) abgegeben. Entzogen werden weiterhin Schwermetallionen wie Blei, Cadmium, Kupfer und Quecksilber. Die Aktivkohle reinigt das Leitungswasser durch ihre hohen adsorptiven Fähigkeiten. Sie entnimmt organische Verunreinigungen, geschmacksstörendes Chlor, unangenehme Geruchsstoffe, außerdem Verfärbung und Trübung. Für die hygienische Reinheit des BRITAFILTERSYSTEMS sorgt eine besondere antibakterielle Behandlung der Aktivkohle. Eine Nachverkeimung des BRITAFILTERS ist deshalb ausgeschlossen. Natürlich bleiben die wichtigen Mineralstoffe und Spurenelemente im BRITAWASSER enthalten. Und was Sie noch interessieren wird: BRITA gibt keinerlei Substanzen an das Wasser ab.»[50]
Das Bremer Umweltinstitut interessierte sich dafür, was der Brita-Wasserfilter tatsächlich leisten kann.
Keine Probleme gab es bei der Wasserenthärtung. Magnesium- und vor allem Calcium-Ionen werden gegen Wasserstoff ausgetauscht. Ein positiver Effekt: Beim Wasserkochen fällt kein Kesselstein mehr aus. Für die Gesundheit bringt dies jedoch nichts. Hartes Wasser ist nicht ungesund. Im Gegenteil: zu weiches Wasser wird mit Herz-Kreislauf-Erkrankungen in Verbindung gebracht.[51] Die ersten fünf Liter des gefilterten Wassers sind im übrigen so sauer, daß sie nach Aussagen des Bremer Umweltinstituts nicht verwendet werden sollten.[49]
In einem *Stern*-Bericht stand es zu lesen: Nach Untersuchungen des renommierten Fresenius-Instituts und des Bremer Umweltinstituts wies das Trinkwasser in neun von 451 Städten und Dörfern der Bundesrepublik über 25 µg leichtflüchtige halogenierte Kohlenwasserstoffe im Liter auf.[52] Damals gab es für solche Stoffe noch keinen gesetzlichen Grenzwert, in der neuen Trinkwasserverordnung ist er auf eben diese 25 µg festgelegt. Ein Wert von 1 µg, wie ihn die EG als Richtwert fordert, ist in vielen Fällen nicht einzuhalten. Grund genug, diese leichtflüchtigen halogenierten Kohlenwasserstoffe möglichst ganz aus dem Trinkwasser fernzuhalten gibt es allemal: Einigen dieser Stoffe werden erbgutverändernde und krebserzeugende Wirkungen zugeschrieben.[40]

Was vermag da der Brita-Filter auszurichten? Verschiedene Halogenkohlenwasserstoffe wurden überprüft: Chloroform, 1,1,1-Trichlorethan, Tetrachlorkohlenstoff, Trichlorethylen, Tetrachlorethylen, Bromoform und Bromdichlormethan. Im ersten Liter wurden sie noch zu einem Drittel herausgefiltert, nach 20 Litern hingegen nur noch zu einem Sechstel und nach 40 Litern war der Ausgangswert wieder erreicht.
Huminstoffe sind Ursache von bräunlichem, schlecht riechendem Wasser. Die Huminstoff-Konzentration des Testwassers sank beim ersten gefilterten Liter um zehn Prozent ...
Mit dem Nitrat-Gehalt des Trinkwassers vermochte der Filter ebenfalls nicht fertig zu werden. Das Nitratproblem wird in dem Werbefaltblatt lieber verschwiegen. Dabei hält der Filter gerade zehn Prozent des Nitrats zurück! Schweigen ist Gold.
Blei wird laut Testaussage hervorragend entfernt. Leider wird bei dem Test nicht berücksichtigt, daß das Blei aus den gefürchteten Bleileitungen überwiegend in kleinen Korrosionspartikeln vorliegt – und gerade die rutschen durch. Dieses «partikuläre» Blei ist für den Menschen genauso gefährlich wie gelöstes.[53]
Bleibt als Testergebnis: Die Benutzung des Brita-Filters ist nicht schädlich; es schadet freilich auch nicht, auf ihn zu verzichten. Sinnvoll ist er nur bei sehr hartem Wasser.

von nur 0,0145 mg Blei/l unter dem mit 0,04 mg Blei/l festgelegten Grenzwert der Trinkwasserverordnung zu liegen kommt.»[47]
Ein Flop, wie sich später herausstellte. Nur gelöstes Blei kann durch den Brita-Filter entfernt werden. Kleinste Blei-Korrosionspartikelchen rauschen dagegen durch.[53]
Bleibt abgepacktes Wasser. Mineral-, Quell- oder Tafelwasser darf maximal 40 µg Blei im Liter enthalten. Aber Vorsicht: Schleppen Sie nicht irgendein Wasser nach Hause, denn längst nicht alle Wässer sind für Säuglinge und Kleinkinder geeignet (vgl. «Zeitbombe Nitrat»)!
Natürlich gibt es noch eine Lösung: Alle alten Rohrleitungen rausreißen lassen. Da muß man aber schon etwas tiefer in die Tasche greifen: Auf 10 bis 12000 DM werden die Kosten für solch eine Totalsanierung bei einem Einfamilienhaus geschätzt.[54]
Im Mietshaus geht's dann aber wahrscheinlich erst recht hoch her, bei der Frage nämlich, wer was zu bezahlen hat. Und Uwe Lahl, «alternativer Wasserchemiker», rät, bei überhöhten Bleiwerten im Leitungswasser

einen Anwalt zu nehmen und den Vermieter anzuzeigen, falls dieser nicht freiwillig die Rohre auswechselt.[55]

Cadmium stört in höheren Dosen die fehlerfreie Weitergabe des Erbmaterials oder erhöht den Blutdruck. Als erste zur Zeit bekannte Schadwirkung im menschlichen Organismus tritt eine Nierenfunktionsstörung auf.

Der WHO-Wert von 0,42 bis 0,5 mg Cadmium pro Woche, ein übrigens nicht unumstrittener Wert, orientiert sich daran, was die Niere noch verkraften kann.[43] Einen speziellen Säuglings- oder Kleinkinderwert gibt es beim Cadmium nicht. Wenn man nur die schädigende Wirkung auf die Nieren betrachtet, die ja erst durch eine Anreicherung über Jahre oder gar Jahrzehnte hervorgerufen wird, scheint dies zunächst auch nicht so dringlich.

Pro kg Körpergewicht nimmt ein Säugling allerdings in den ersten Monaten mit der durchschnittlich belasteten Muttermilch oder auch künstlichen Ersatznahrung mehr Cadmium auf, als nach den WHO-Werten für Erwachsene duldbar wäre. Früh übt sich ...

Selbst wenn sich beim Säugling Cadmium im Körper anders verteilt, weniger in der Niere anreichert als beim Erwachsenen[42], sollte man die Belastung der Milch nicht auf die leichte Schulter nehmen. Der von der ZEBS angegebene Maximalwert in der Muttermilch liegt immerhin fast zwanzigmal höher als der Durchschnittswert.[42] Und wie beim Blei können cadmiumlässige Wasserleitungsrohre das Trinkwasser, mit dem das Milchpulver angerührt wird, kontaminieren.

Bis 1979 war die Verwendung verzinkter Stahlrohre mit einem Cadmium-Gehalt von 0,1 Prozent zulässig; in den ersten Betriebsjahren wurden zehnfach höhere Cadmiummengen als normal freigesetzt. Neuere Rohre dürfen nur noch 0,01 Prozent Cadmium enthalten.[56]

Fazit: Die in der Frauenmilch gemessenen Blei- und Cadmiumkonzentrationen liegen etwa so hoch wie in industriell gefertigten Säuglingsmilchnahrungen. Die Qualität des Trinkwassers bestimmt aber entscheidend die Qualität der künstlichen Milch.

Haben Sie eigentlich schon mal in den aufwendigen Werbeschriften der Säuglingsnahrungshersteller einen Hinweis dazu gefunden, daß man bei der Wahl des Wassers zur Milchbereitung Vorsicht walten lassen soll?

Zeitbombe Nitrat

Nitrat, Nitrit und Nitrosamine – drei Schadstoffe, häufig in einem Atemzug genannt.

Nitrat stelbst gilt als nicht so gefährlich, durch Bakterien kann es jedoch zum Nitrit umgewandelt werden. Und dann wird es kritisch, zumindest für die Kleinsten. Methämoglobinämie heißt das Stichwort, oder auch weniger vornehm aber anschaulich Blausucht genannt.

Säuglinge sind in den ersten Lebensmonaten besonders gefährdet, da sie zu der Zeit noch wenig Magensäure produzieren. Im Magen und in den oberen Darmabschnitten gedeihen daher eine große Zahl von Keimen, die Nitrat in Nitrit umwandeln. Das Nitrit reagiert mit dem Blutfarbstoff, dem Hämoglobin; es entsteht Methämoglobin, das im Gegensatz zum Blutfarbstoff den Sauerstoff nicht mehr reversibel binden und von der Lunge in die einzelnen Körperregionen transportieren kann. Neugeborene sind diesem Mechanismus besonders hilflos ausgeliefert, da ihr Blutfarbstoff leichter reagiert, und wegen mangelhafter Enzymausbildung in den roten Blutkörperchen läßt sich das Methämoglobin nur langsam wieder zum Hämoglobin zurückverwandeln.[57] Im Extremfall tritt der Tod ein.

Zusätzlich kann Nitrit mit bestimmten in Lebensmitteln enthaltenen Aminen Nitrosamine bilden. Viele Vertreter dieser Substanzklasse haben sich als krebserzeugend erwiesen.[58] Die Nitrosamine können im Lebensmittel selbst oder aber auch erst im Körper erzeugt werden. Voraussetzung für ihre Entstehung im Körper ist das stark saure Milieu des Magensaftes, so daß dieser Mechanismus bei den Allerkleinsten nur eine untergeordnete Rolle spielen dürfte.[59]

Die Weltgesundheitsbehörde, WHO, nimmt für Natriumnitrit einen ADI (= Acceptable Daily Intake, annehmbare tägliche Aufnahmemenge) von 0 bis 0,2 mg/kg Körpergewicht an, für Natriumnitrat von 0 bis 5 mg/kg.[60]

Muttermilch gilt mit einem Gehalt von 1 bis 3 mg/kg als nitratarmes Lebensmittel. Dies entspricht den Werten in der Kuhmilch[5], und auch beim Säuglingsmilchpulver ist wohl nicht mit höheren Werten zu rechnen. Also hier stimmt die Welt wenigstens noch – ja, wenn nicht das Leitungswasser wäre. 90 mg Nitrat im Liter sind nach der Trinkwasserverordnung bisher zugelassen. Vom Gesetzgeber erlaubt, aber kaum geeignet zur Zubereitung von Säuglingsmilch! Selbst dieser hohe Wert kann von verschiedenen Gemeinden nicht eingehalten werden. In der schon zitierten Untersuchung des *Stern* überschritten fünfzehn Orte den

Besitzer haftet für verseuchten Privatbrunnen

Säugling durch Nitratvergiftung schwer geschädigt
Gericht: Eigentümer muß regelmäßig prüfen

HAMM, 18. November. Als die Behörden herausfanden, daß das Wasser eines Privatbrunnens im ostwestfälischen Lemgo durch Nitrat verseucht war, kam diese Erkenntnis für die Eltern eines gerade zwölf Monate alten Säuglings zu spät: Das kleine Töchterchen, dessen Babynahrung mit dem Brunnenwasser zubereitet worden war, hatte bereits schwere Gesundheitsschäden davongetragen. Es war an einer lebensbedrohlichen Blausucht erkrankt. Bleibende Hirnschäden, die zu spastischen Lähmungen führten, waren die Folge.

Fast sechs Jahre lang beschäftigten sich die Gerichte mit der Frage, wer für das tragische Kindesschicksal verantwortlich und zu Schadenersatz verpflichtet ist. Das Oberlandesgericht (OLG) Hamm entschied jetzt, daß die Hauseigentümerin und Betreiberin des Privatbrunnens in vollem Umfang für das schwerbehinderte Kind und damit für die Folgen der Trinkwasservergiftung aufkommen müsse. Sie habe es versäumt, regelmäßig in jährlichen Abständen Wasserproben untersuchen zu lassen. (AZ: 10 U 78/83) Sie habe sich nicht allein auf behördliche Probeentnahmen durch das Gesundheitsamt verlassen dürfen. Jetzt trage sie die Beweislast dafür, daß im Jahre 1977 das Brunnenwasser in einwandfreiem Zustand gewesen sei. Dies nachzuprüfen war nicht möglich. Ein Sachverständiger hatte darauf hingewiesen, daß nur eine Nitratvergiftung die Ursache für die Blausuchterkrankung sein könne.

Die eigentlich Schuldigen an der Grundwasserverseuchung – sie konnten zweifelsfrei nicht ermittelt werden – blieben von der Justiz verschont. Es galt aber im Prozeß als sicher, daß Überdüngung der landwirtschaftlichen Flächen im Einzugsbereich des Brunnens die Ursache war.

MARKTBREIT (dpa). Die unterfränkische Stadt Marktbreit (Landkreis Kitzingen) hat ihren Bürgern empfohlen, Babynahrung wegen des hohen Nitratgehalts im Trinkwasser in Zukunft mit Mineralwasser zuzubereiten. Wie ein Sprecher der Stadt am Donnerstag erklärte, enthält das Trinkwasser nach der jüngsten Untersuchung pro Liter 104 Milligramm Nitrat. Zur Zeit gelten 90 Milligramm als zulässige Obergrenze.

Frankfurter Rundschau vom 19. November 1983

Grenzwert. Vor dem – nach dem Entwurf zu einer neuen Trinkwasserverordnung vorgesehenen – Grenzwert von 50 mg müßten weit mehr Wasserwerke passen. Schätzungsweise zehn Prozent der Bevölkerung mußten 1983 mit einem Trinkwasser leben, daß 50 oder mehr mg Nitrat pro Liter enthielt. Besonders betroffen sind Weinbaugebiete, intensiv gedüngte Gemüseanbaugebiete und Regionen mit ausgeprägter Massentierhaltung.[61] Die Trinkwasserverordnung läßt auch ein Schlupfloch: Die zuständige Behörde kann zulassen, daß Grenzwerte «bis zu einer von ihr festzusetzenden Höhe für einen befristeten Zeitraum überschritten werden, wenn dadurch keine Gesundheitsschädigungen zu befürchten sind und die Trinkwasserversorgung nicht auf andere Weise sichergestellt werden kann».[62]

Ein Anruf beim Wasserwerk kann Klarheit verschaffen. Insbesondere in ländlichen Gebieten gibt es aber noch zahlreiche Selbstversorger, die ihr Wasser aus privaten Brunnen am Haus fördern. Für Selbstversorger besteht nur dann die Pflicht, das Trinkwasser untersuchen zu lassen, wenn Mieter mitversorgt werden. Hier sparen hieße am falschen Ende sparen. Orientierende Aussagen bekommt man übrigens schon mit einfachen Teststäbchen. 50 Nitrat-Teststäbchen von Merck gibt's in der Apotheke für 13,10 DM. Vielleicht haben Nachbarn, Freunde oder Bekannte noch welche übrig ...

Sollten Sie verzinkte Rohrleitungen im Haus haben, kann es besonders kritisch werden. Frisch verlegt kann über Jahre hinweg Nitrat in den Rohren zu Nitrit umgewandelt werden, vor allem, wenn das Wasser längere Zeit in den Leitungen steht.[63]

Auch wer das fertige Fläschchen einige Zeit – gar noch im Fläschchenwärmer – bereithält, braucht sich nicht zu wundern, daß sich die Bakterien fleißig ans Werk machen und aus Nitrat Nitrit produzieren.

Ein eindeutiger Schwellenwert, bei dem die Methämoglobinämie auftritt, läßt sich nicht feststellen. Über sieben Prozent der Erkrankungen, die in der Vergangenheit beobachtet wurden, konnten auf einen Nitratgehalt von weniger als 50 mg/l zurückgeführt werden, über ein Prozent sogar noch bei weniger als 20 mg. Gerade wenn Kinder an Magen-Darm-Entzündungen leiden, können schon relativ niedrige Konzentrationen die Krankheit auslösen.

Übrigens wurden 97 Prozent der erfaßten Fälle durch Wasser aus Einzelbrunnen hervorgerufen.[59]

In etlichen Familien wird zum Trinken kein Leitungswasser mehr benutzt, sondern man weicht auf Mineral-, Quell- oder Tafelwasser aus. Im Gegensatz zu Trinkwasser gibt es jedoch für Mineralwasser keine gesetz-

Nitratgehalte in Mineralwässern

Quelle Ort	durchschnittlicher Nitratgehalt pro Liter
Zu hoch Nitrat-belastet Nach der Tafelwasser-Verordnung über dem Grenzwert von 50 Milligramm Nitrat	
Fürstenbrunnen* Berlin	57,33
Sehr hoch Nitrat-belastet Nach der EG-Trinkwasser-Richtlinie über dem Richtwert von 25 Milligramm Nitrat	
Wittensee Quelle Groß-Wittensee (SH)	46,67
Landgrafenquelle Flörsheim-Bad Weilbach (RP)	34,00
Eifelquelle Brohl-Lützing (RP)	33,00
Diementhaler Quelle Warburg (NW)	32,00
Sinziger Mineralwasser Sinzig/Rhein (RP)	32,00
Mäßig hoch Nitrat-belastet Darf nach der deutschen Tafelwasser-Verordnung nicht als zur Säuglingsnahrung geeignet angeboten werden (nur 10 Milligramm Nitrat)	
Klosterquelle Aspach (BW)	25,00
Rietenauer Kneipp Aspach-Rietenau (BW)	23,33
Mineralquelle Grafenquelle Osterode (NS)	22,00
Germeta Mineralbrunnen Warburg (NW)	19,67
Markgräfler Mineralwasser Steinenstadt-Neuenburg (BW)	18,67
Harzer Grauhof Brunnen Goslar (NS)	18,33
Harzer Victoria Brunnen Goslar (NS)	15,00
Erwinaris Mineralwasser Bissendorf-Wersche (NW)	14,67
Chattia Mineralsprudel Bad Vilbel (HS)	14,33
Nawinta Quellwasser* Schierling (BY)	14,0
Bad Pyrmonter Katharinenquelle Bad Pyrmont (NS)	13,0
Carolinenquelle Bielefeld (NW)	11,6
Gering Nitrat-belastet Gesundheitlich ohne Bedenken	
Kellerwald Zwesten (HS)	10,0
Apollinaris Bad Neuenahr-Ahrweiler (RP)	8,8
Göppinger Mineralwasser Göppingen (BW)	7,6
Vittel Vogesen (Frankreich)	7,2
Teinacher Mineralwasser Bad Teinach (BW)	7,2
Okertaler Mineralbrunnen Goslar (NS)	6,8
Nawinta Tafelwasser* Bad Winsheim (BY)	6,73
Extertaler Mineralquelle Rinteln (NS)	6,13
Adelholzener Primusquelle Bad Adelholzen (BY)	5,87
Weyher Mineralbrunnen Weyhe (NS)	5,30
Alaska Mineralwasser Weyhe (NS)	5,27
Basinus Mineralbrunnen Bad Winsheim (BY)	5,20
Frische Brise Mineralwasser Rhens (RP)	4,83
Gerolsteiner Stern Gerolstein (RP)	4,73

Quelle Ort	durchschnittlicher Nitratgehalt pro Liter	Quelle Ort	durchschnittlicher Nitratgehalt pro Liter
Mineralwasser Volvic*** Auvergne (Frankreich)	4,73	Hella Mineralbrunnen Hamburg	2,10
Ardey Quelle Dortmund (NW)	4,67	Hessenquelle Bad Vilbel (HS)	2,03
Cannstatter Schwabensprudel Stuttgart-Bad Cannstatt (BW)	4,63	Hassia Sprudel Bad Vilbel (HS)	2,00
Rheinfels Quelle Duisburg (NW)	4,33	Überkinger Mineralwasser Bad Überkingen (BW)	1,93
Rhenser Mineralbrunnen Rhens (RP)	4,23	Dreiser Sprudel Dreis/Eifel (RP)	1,80
Rondena Mineralbrunnen Löhne (NW)	3,93	Obernauer Löwensprudel Rottenburg-Obernau (BW)	1,53
Markus Brunnen Bornheim (NW)	3,40	Wildbadquelle Mineralwasser Schwäbisch Hall (BW)	1,50
Luisen Brunnen Bad Vilbel (HS)	3,30	Dauner Mineralwasser Daun/Eifel (RP)	1,47
Schultheiss Selters* Berlin	3,27	Sylter Meerwasser* Sylt (SH)	1,37
Contrex Vogesen (Frankreich)	3,07	Brohler Mineralwasser Brohl (RP)	1,27
Christinen Brunnen Bielefeld (NW)	3,10	Tönissteiner Mineralwasser Brohl (RP)	1,27
Neuselters Löhnenberg/Selters (HS)	3,00	Vera Quelle Sindelfingen (BW)	1,23
Astra Quelle Bad Vilbel (HS)	2,80	Wingerberg Tafelwasser* Fürstenau (NW)	1,20
Werrataler Mineralbrunnen Löhne (NW)	2,67	Laurentius Mineralwasser Bad Peterstal-Griesbach (BW)	1,17
Römerwall Quelle Duisburg (NW)	2,63	Reginaris Mineralsprudel Mendig-Laacher See (RP)	1,13
Frankenbrunnen St. Florianquelle Neustadt/Aisch (BY)	2,60	Alstertaler Mineralbrunnen Norderstedt (SH)	1,03
Roisdorfer Trajanus Quelle Roisdorf (NW)	2,60	Urbanus Mineralwasser Mendig (RP)	1,03
Zwestener Löwensprudel Zwesten (HS)	2,57	Surling Tafelwasser* Sottrum/Norderstedt (SH)	0,87
Kronia Quelle Bad Vilbel (HS)	2,53	Bad Liebenzeller Sprudel Bad Liebenzell (BW)	0,80
Selters Mineralwasser Löhnberg/Selters (HS)	2,13	Monta Mineralbrunnen Essen (NW)	0,80

Quelle Ort	durchschnittlicher Nitratgehalt pro Liter
Emsland Quelle Haselünne (NW)	0,73
Westerwald Quelle Biskirchen-Neun (HS)	0,63
Burgwallbronn Mineralwasser Essen (NW)	0,60
König Otto Sprudel Wiesau (BY)	0,57
Frankenbrunnen Mineralwasser Neustadt/Aisch (BY)	0,53
Bad Godesberger Mineralwasser Bonn-Bad Godesberg (NW)	0,50
Filippo Mineralsprudel Haigerloch-Bad Imnau (BW)	0,50
Remstaler Sprudel Waiblingen-Beinstein (BW)	0,47
Mathilden Quelle Rosbach (HS)	0,47
Rosbacher Mineralienwasser Rosbach (HS)	0,47
Peterstaler Mineralwasser Bad Peterstal (BW)	0,47
Vilsabrunnen Bruchhausen/Vilsen (NS)	unter 0,40
Fuldataler Mineralbrunnen Löhne (NW)	unter 0,40
Fortuna Quelle Eichenzell (HS)	unter 0,40
Johanniter-Quelle Calden (HS)	unter 0,40
Bergquelle Mineralwasser Bad Schwollen (HS)	unter 0,40
Diamantquelle Bad Schwollen (HS)	unter 0,40
Fürst Bismarck Quelle Aumühle (SH)	unter 0,40
Kondrauer Antonienquelle Waldsassen (BY)	unter 0,40
Lieler Schloßbrunnen Schliengen-Liel (BY)	unter 0,40
Rhön Sprudel Mineralbrunnen Ebersburg (HS)	unter 0,40
St. Michaelis Mineralbrunnen Trappenkamp (SH)	unter 0,40
Ludgeri Quelle Münster (NW)	unter 0,40
Imnauer Apollo Haigerloch-Bad Imnau (BW)	unter 0,40
Sophienquelle Bad Peterstal (BW)	unter 0,40
Wittmannsthal Quelle Bad Dürrheim (BW)	unter 0,40
Bad Winsheimer Bad Winsheim (BY)	unter 0,40
Residenzquelle Rangau Cascada Mineralwasser Bad Winsheim (BY)	unter 0,40
St. Linus Heilwasser** Pechbrunn (BY)	unter 0,40
Silvana Heilquelle** Pechbrunn (BY)	unter 0,40
Höllensprudel Naila-Hölle (BY)	unter 0,40
Kaiser Friedrich-Quelle Offenbach (HS)	unter 0,40
Förstina Sprudel Eichenzell (HS)	unter 0,40
Birgy Bronn Bielefeld (NW)	unter 0,40
Kurfürstenquelle Issel- horster Mineralbrunnen Gütersloh (NW)	unter 0,40
Staatl. Fachingen Fachingen (HS)	unter 0,40

BW Baden-Württemberg
BY Bayern
HS Hessen
NS Niedersachsen
NW Nordrhein-Westfalen
RP Rheinland-Pfalz
SH Schleswig-Holstein

* künstliche Mineralwässer
** Heilwässer
*** mineralarme Wässer

Quelle: M. Böhme, J. Priewe: Tafelwasser; natur (9), 96–99 (1984)

lichen Grenzwert für Nitrat, bei Tafel- und Quellwasser liegt er bei 50 mg/l. Nitrit ist bei Tafel- und Quellwasser auf 0,1 mg/l begrenzt.[64]

Die Zeitschrift *Natur* ließ 108 verschiedene Wässer auf ihren Nitratgehalt untersuchen.[65] Das Gros der Produkte schnitt bei diesem Test recht gut ab. Damit sind sie jedoch noch längst nicht zur Säuglingsernährung geeignet. Wasser, mit dem Säuglingsmilch angerührt wird, darf nämlich nicht zuviel Natrium enthalten – und das gibt es in den meisten «Flaschen»wässern satt.

Bei Mineralwässern ist übrigens vorgeschrieben, eine (Teil-)Analyse auf den Packungen anzugeben. Der Natriumgehalt sollte also auf dem Flaschenetikett vermerkt sein. Für Tafel- und Quellwasser gibt es dagegen solche Vorschriften nicht.[64]

Will ein Hersteller sein Mineralwasser mit dem Aufdruck «Geeignet für die Zubereitung von Säuglingsnahrung» verkaufen, darf es nicht mehr als 20 mg Natrium, 10 mg Nitrat, 0,02 mg Nitrit und 1,5 mg Fluorid im Liter enthalten. Zudem müssen bestimmte mikrobiologische Grenzwerte «auch bei der Abgabe an den Verbraucher eingehalten werden».[64]

Ganz schön suchen muß man aber, wenn man ein Wasser mit diesem Aufdruck kaufen möchte. Selbst beim Verband Deutscher Mineralbrunnen existierte zumindest bis 1984 keine Liste von Mineralwässern, die zur Zubereitung von Säuglingsnahrung verwendet werden können.[61]

➔ Von der Verbraucherzentrale Nordrhein-Westfalen werden inzwischen zwei Wässer genannt[66]: St. Eligius-Quelle, Natürliches Heilwasser (Essen), Assindia-Quelle und Steinsieker Mineralwasser (Brohler Mineralquellen). Mir selbst sind noch zwei Wässer aufgefallen: evian und Spa Reine. Wahrscheinlich gibt's noch ein paar mehr.

Daß Mineralwasser aber auch schnell aus einer Giftquelle sprudeln kann, war erst kürzlich zu erfahren: Im Mineralwasser aus der «Hermannsquelle» in Bad Vilbel wurden 3,5 mg Nitrit pro Liter nachgewiesen. Als Ursache wurde die Verkeimung der Filterschichten ausgemacht.[67] Relativ geringe Nitratmengen können sich da schon unangenehm bemerkbar machen. Inzwischen soll der Schaden behoben sein.

Selbst in Muttermilch wurden «in bakteriell mehr oder weniger stark belasteten» Proben 0,3 bis 1,2 mg Nitrit pro kg gefunden.[5] Die Muttermilch selbst gilt als keimarm, beim Stillen sollte die Nitritbildung daher keine große Rolle spielen. Nitrosamine wurden in der Frauenmilch, aber auch in Säuglingsmilchnahrungen nicht nachgewiesen.[5, 68]

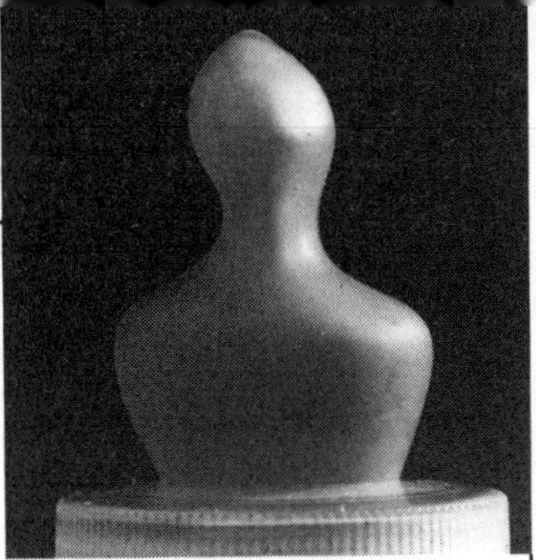

Warum Schnuller eine Verordnung brauchen

Schnuller-Verordnung – die Verordnung mit dem merkwürdigen, zum Lachen reizenden Namen mit ernstem Hintergrund. Offiziell heißt sie «Verordnung zur Begrenzung des Übergangs von N-Nitrosaminen und nitrosierbaren Stoffen aus bestimmten Bedarfsgegenständen».[69] Und wie der Name schon sagt, geht es um Nitrosamine bzw. deren mögliche Vorläufer, die nitrosierbaren Stoffe. In Saugern – und nur um die geht es dabei – dürfen maximal 0,01 mg N-Nitrosamine pro kg Elastomerenanteil enthalten sein, bei den nitrosierbaren Stoffen liegt der Grenzwert bei 0,2 mg. Die Nitrosamine können beim Kontakt mit Wasser, Speichel oder Milch aus den Saugern herauswandern.
Schuld an diesem Desaster sind in erster Linie die Vulkanisationsbeschleuniger wie Dithiocarbamate bzw. Thiuramverbindungen, die bei der Herstellung von Bedarfsgegenständen aus Gummi eingesetzt werden. Bei einer Untersuchung in den Jahren 1980 und 1981 war von 80 überprüften Saugern keiner frei von Nitrosaminen und nitrosierbaren Vorstufen.[70] Am 1. 1. 1982 trat dann die Verordnung in Kraft, allerdings durften noch sechs Monate lang Schnuller mit höheren Werten verkauft werden, die vor diesem Stichtag produziert wurden. Und in der Tat überschritten 1982 noch zahlreiche Produkte die Grenzwerte.[68] 1983 wies man in der Chemischen Landesuntersuchungsanstalt Stuttgart immerhin noch bei drei Saugern (von 48) überhöhte Nitrosamingehalte nach, bei 20 gar überhöhte Werte an nitrosierbaren Stoffen.[71] Seitdem soll die Tendenz rückläufig sein.[72]
Nitrosamine (und nitrosierbare Substanzen) findet man übrigens nicht nur in Saugern, auch in Gummitierchen und Luftballons. Selbst wenn in diesen Bereichen die Nitrosamin-Verordnung nicht greift, ist bei ihnen die gleiche Tendenz wie bei den Saugern feststellbar.[72]
Runter von den hohen Nitrosamin-Gehalten kommt man zum Beispiel, indem man 2-Mercaptobenzothiazol als Vulkanisationsbeschleuniger einsetzt.[73] 2-Mercaptobenzothiazol ist der einzige Beschleuniger, den die Kunststoff-Kommission des Bundesgesundheitsamtes zur Herstellung von Saugern empfiehlt, der keine Dithiocarbamat- und keine Thiuram-Struktur aufweist. Wie alle Beschleuniger soll er nur in den Mengen zugesetzt werden, daß er in (nach standardisierten Bedingungen hergestellten) Extrakten nicht nachweisbar ist.[74] Soll! Bei Untersuchungen von 50 Saugern wurden in 21 Proben 2-Mercaptobenzothiazol bis zu 30 ppm in der Testflüssigkeit gefunden ...[73]

Dioxin in der Muttermilch – ein Kapitel für sich (?)

Die Nachricht schlug wie eine Bombe ein: in der Magazinsendung «Monitor» (ARD) wurde am 28. Februar 1984 das Untersuchungsergebnis von fünf Muttermilchproben aus der Bundesrepublik veröffentlicht – alle enthielten Dioxin. «Das Seveso-Gift ist beim Menschen angekommen», so «Monitor». Doch die Senatskommission zur Prüfung von Rückständen in Lebensmitteln der Deutschen Forschungsgemeinschaft (DFG) und die Ernährungskommission der Deutschen Gesellschaft für Kinderheilkunde dementierten: «Diese Darstellung enthält falsche Aussagen und muß in wichtigen Aspekten richtiggestellt werden.»[75] Panikmache bei Monitor oder Verharmlosung durch offizielle Gremien?

In der Muttermilch finden sich zahlreiche Schadstoffe, die dem Dioxin – oder besser: den Dioxinen – verwandt sind. Ihnen allen sind wichtige Eigenschaften gemeinsam.

- Sie sind in der Natur schwer abbaubar.
- Sie lösen sich gut in Fetten und reichern sich im Nahrungsnetz an.
- Sie werden aus dem menschlichen Körper ebenfalls nur langsam ausgeschieden oder in andere chemische Verbindungen umgewandelt.

Im menschlichen Fettgewebe hat man schon bei diversen Untersuchungen in den vergangenen Jahren Dioxine nachgewiesen, unter ihnen das Seveso-Gift 2,3,7,8-Tetrachlordibenzo-p-dioxin (2,3,7,8-TCDD), das als der giftigste Vertreter unter den Dioxinen und den ihnen eng verwandten Dibenzofuranen gilt, zwei Verbindungsklassen, die mehr als 100 Substanzen (Isomere) umfassen.

Bei den Muttermilch-Untersuchungen des schwedischen Forschers Christopher Rappe, den «Monitor» zitierte, wurden zahlreiche Dioxine und Dibenzofurane nachgewiesen, nicht jedoch das 2,3,7,8-TCDD. Die Nachweisgrenze bei dieser Untersuchung lag bei 0,2 Nanogramm/Liter[75] (ng/l), umgerechnet auf den Fettgehalt sind dies etwa 5 ng/kg Fett. Rappe fand im Fettgewebe von 31 Schweden Werte für 2,3,7,8-TCDD zwischen 2 und 7 ng/kg.[76] Es ist daher ein Streit um des so oft strapazierten Kaisers Bart, ob nun das Seveso-Gift bereits nachgewiesen werden konnte oder nicht. Zum einen läßt sich hochrechnen, daß 2,3,7,8-TCDD ähnlich anderen Dioxinen und Dibenzofuranen in der Muttermilch in ähnlich hohen Konzentrationen wie im übrigen menschlichen Fettgewebe enthalten sein muß. Zum anderen weiß man zumindest von den Dibenzofuranen, daß sie als Begleiter der PCB auftauchen; bei den hohen PCB-Konzentrationen in der Muttermilch ist es also nicht

verwunderlich, daß auch die zum Teil hochgiftigen Dibenzofurane in sehr niedrigen Konzentrationen nachgewiesen werden können.
Anläßlich einer Bundestagsanhörung zum Thema Dioxin haben der BUND und das Öko-Institut in Freiburg die Rappeschen Fettgewebsuntersuchungen ausgewertet und kommen zu dem Schluß: «Auf den Problembereich Muttermilch übertragen, wäre dies ... mit einer drei- bis dreißigfachen Überschreitung der duldbaren Dosis (an Dioxin) bei Säuglingen gleichbedeutend ... Trotz der Unsicherheiten in der Analytik und des Vorliegens nur spärlicher Daten ergibt sich, daß die Belastung bereits eine besorgniserregende Höhe erreicht hat.»[76]
Besonders besorgniserregend erscheint mir, daß DFG und Ernährungskommission in ihrer Stellungnahme nur eine Retourkutsche fahren, die Wurzeln der Problematik aber nicht berühren: Was haben solche Verbindungen überhaupt in der Muttermilch zu suchen, und wie verhindern wir den zukünftigen Eintrag solcher Stoffe in die Umwelt?

Muttermilch – ein Menschenrecht

(Schadstofffreie) Muttermilch ist optimal an den Stoffwechsel des wachsenden Säuglings angepaßt, schützt den Säugling vor Allergien und Infektionen. Muttermilch steht jederzeit frisch, keimfrei und richtig temperiert zur Verfügung und ist die preiswerteste Babynahrung. Stillen beugt der Überernährung des Kindes vor, formt den Unterkiefer und schützt vor Zahnfehlstellungen. Stillen beschleunigt die Rückbildung der Gebärmutter und fördert eine innige Mutter-Kind-Beziehung.
Um so unverständlicher ist es, mit wieviel Gleichmut viele Politiker und Ärzte, aber auch große Teile der Bevölkerung dem Schadstoffproblem gegenüberstehen. Bloß nicht dran rühren ... Die Geduld der Mütter wird (wieder einmal) überstrapaziert.

Wer über dem Stillen die Wut oder Betroffenheit nicht still runterschlukken möchte, kann sich (außer in den Umweltverbänden) bei der Aktion «Muttermilch – ein Menschenrecht»

Reichsgrafenstr. 4
7800 Freiburg
engagieren.

Gläschen & Co

«Ißt der Kleine denn noch kein Gemüse?» – Seitdem Nils drei Monate alt war, wurde mir diese Frage immer wieder aufgetischt. Irgendwie haben die meisten Eltern die Vorstellung, daß die Altersangaben auf der industriell hergestellten Gläschenkost auch der Zeitpunkt ist, wo diese Produkte in den Ernährungsplan aufgenommen werden sollten, damit die Entwicklung des Säuglings ungestört verläuft.

Nils weigerte sich jedoch beharrlich; er kniff den Mund zu bzw. öffnete ihn nur, um lautstark gegen das Zeug zu protestieren. Ob Karotten oder Gemüsemischungen (laut Packungsaufdruck für Säuglinge ab der 6. bzw. 9. Lebenswoche) – jeder neue Anlauf scheiterte. Karottensaft aus dem Fläschchen mochte er dagegen, und er verschmähte auch den Löffel nicht, wenn es um Bananen- oder Apfelmus ging. Gemüse und Löffel aber waren unvereinbar.

Die «5-Monatsgläschen» standen an: Nils ließ sich davon nicht beeindrucken. Erst eine Mischung aus Gemüse mit etwas Milch in einem Fläschchen mit Breisauger fand in seinen Augen Gnade. Diese Mixtur schleckerte er dann voller Genuß.

Dabei war Panik zunächst einmal gar nicht angesagt: Die sogenannte Beikost soll zugefüttert werden, um die Versorgung des Säuglings mit Vitaminen und Eisen zu sichern. Wenn Mütter sich gesund ernähren, kann nach Aussagen des Forschungsinstituts für Kinderernährung bis zum 5. Lebensmonat auf Zufütterung von Obstsäften, -mus oder Gemüse verzichtet werden. Nur wenn Mütter nicht genügend Vitamin C zu sich nehmen, sollte der Säugling (soweit verträglich) ab der 6. Lebenswoche frisch ausgepreßten Apfelsinensaft bekommen und im 4. bis 5. Monat zusätzlich eine Karotten-Kartoffel-Mischung mit Butter oder Keimöl sowie Obstmus.

Salzlos glücklich

«Zu salzig und zu süß.» So das Urteil von Eltern, die es ablehnen, ihre Kinder mit Gläschen-Kost zu füttern. Wenn die Kleinen beim selbstgekochten Gemüse streiken, greifen jedoch manche Eltern zur «List», sprich Zuckerdose oder zum geriebenen Apfel, um das Mittagsmahl schmackhafter zu machen, beim Salzen dagegen kommen größere Vorbehalte.

Zahlreiche Untersuchungen weisen auf einen Zusammenhang zwischen Kochsalzaufnahme und Bluthochdruck hin. Mitarbeiter des Deutschen

Instituts zur Bekämpfung des hohen Blutdrucks bringen es auf den Punkt: «Seit systematisch Blutdruck gemessen wird, ist klar, daß hohe Kochsalzzufuhr die Haltbarkeit lebendigen Fleisches nicht verlängert, sondern verkürzt.»[77] Der Übeltäter heißt Natrium; Kochsalz wird auch Natriumchlorid genannt.

Gesunde, reifgeborene Säuglinge benötigen in den ersten vier Lebensmonaten täglich etwa 135 bis 185 mg Natrium, zwischen dem 5. und 12. Monat 135 mg.[78] Für Erwachsene liegt der Bedarf bei 2 g Natriumchlorid (~ 780 mg Natrium)[79] Aber getreu dem Motto «wenn mir ein Teelöffel Salz erlaubt ist, nehm ich doch lieber gleich das ganze Salzfaß», versalzen sich die Bundesbürger ihre Gesundheit und pökeln sich bei einem Salzkonsum von mehr als 10 g (einige schaffen es auf 30 bis 40 g pro Tag!) bei lebendigem Leibe ein.[79] Der Grundstein wird möglicherweise schon in der Wiege gelegt.

Allein um die Temperatur der Mahlzeiten beurteilen zu können, blieb es mir nicht erspart, alle Gläschen, die Nils futtern sollte, abzukosten. Durchweg empfand ich sie nicht als Delikatesse, sie schmeckten aber sehr würzig (salzig). Meine selbstgekochten Möhren mit Kartoffeln, Butter und sonst nichts konnten da kaum mithalten. Und, Ironie des Schicksals: Nils fand das mit soviel Liebe bereitete Essen noch schrecklicher als die Gläschen.

Beruhigendes hörte ich vom Forschungsinstitut für Kinderernährung: «Die Zugabe von Kochsalz zu den industriell hergestellten Gemüse- bzw. Menüzubereitungen ist in den letzten Jahren erfreulicherweise um ein Drittel bis um die Hälfte reduziert worden.»[3] Nun wollte ich es aber genau wissen und bat die Hersteller von Babynahrung um Auskunft.

Die Nestlé Alete GmbH: Alle Gemüse ohne Bindemittel mit der Fütterungsempfehlung 6. oder 9. Woche werden ohne zugesetztes Kochsalz hergestellt; sie enthalten nur den natürlichen Natriumgehalt. Rahmspinat (ab 4. Monat), die Babymenüs ohne Bindemittel ab 5. Monat, die Juniormenüs ab 8. Monat und die Kleinkindermenüs ab 12. Monat werden dagegen gesalzen. Der Gesamtgehalt an Natrium beträgt bei Rahmspinat «zwischen 40 und 120 mg / 100 g», die Durchschnittswerte für Babymenüs liegen bei 120 mg, für Juniormenüs bei 160 mg und für Kleinkindermenüs bei 200 mg.

Die Hipp KG hingegen wollte nicht so recht heraus mit ihren Angaben: «Eine Würzung mit Salz erfolgt bei Menüs in sehr geringen Mengen, die am jeweiligen Entwicklungsalter des Kindes orientiert sind. Die von der Ernährungswissenschaft vorgegebenen Grenzwerte werden jedoch weit unterschritten. Säuglinge und Kleinkinder haben zwar einen niedrigeren

Bedarf an Natrium als Erwachsene, aber ernährungsphysiologisch bildet Natrium auch in diesen Altersgruppen eine wichtige Rolle zur Aufrechterhaltung normaler Körperfunktionen. Bei der Herstellung unserer Beikostprodukte orientieren wir uns nach den Empfehlungen der Kinderärzte und folgen den von Fachgremien erarbeiteten Daten für die Säuglings- und Kleinkinderernährung. Dabei berücksichtigen wir den unterschiedlichen Bedarf der verschiedenen Altersgruppen. Die von uns praktizierte geringe Dosierung hat sich bewährt, soweit ein Nachsalzen – nach dem Geschmack von Erwachsenen – unterbleibt.»

Hinweise, wie es in der Praxis bei Hipp aussieht, zumindest 1983, gibt die «Grüne Liste»[80]: Dort werden für Gemüsezubereitungen ab der 6. bzw. 9. Woche 92 bis 144 mg Natrium pro 100 g aufgeführt, für Menüs ab dem 5. Monat 84 bis 180 mg, ab dem 8. Monat 152 bis 190 mg und ab einem Jahr 90 bis 197 mg.

Die Demosan Nahrungsmittel GmbH, ein Hersteller von Demeter-Babykost, sowie die De-Vau-Ge Gesundkostwerk GmbH (Bösen Neuform) behaupten, ganz ohne Salzzusätze auszukommen. Zum Vergleich: Karotten und Spinat haben einen durchschnittlich natürlichen Natriumgehalt von 45 bzw. 62 mg / 100 g, Blumenkohl, Schnittbohnen, Erbsen, Kohlrabi und Kartoffeln enthalten weit weniger.[81] Für Muttermilch wird ein Natriumgehalt von 15 mg bis hinauf zu 33 mg genannt.[78, 82] In adaptierten Milchnahrungen findet man ungefähr gleich viel, in teiladaptierten etwas mehr.[80] Trinkt Baby Normal täglich 700 ml teiladaptierte Milch (mit 28 mg Natrium / 100 ml) und ißt ein 190 g Gläschen (mit 150 mg Natrium / 100 g) Babymenü, dann summiert sich die Natrium-Aufnahme auf etwa 480 mg, mehr als dreimal soviel als notwendig. Zuviel?

Möglicherweise ist jedoch zusätzlich der Kalium-Gehalt der Nahrung von entscheidender Bedeutung. An Rattenbabies wurde gezeigt, daß sie bei einem Verhältnis der Natrium- zur Kaliumzufuhr von 2:1 konstant einen Bluthochdruck entwickelten. Das Natrium-Kalium-Verhältnis bei Milch und Obst stellt sich recht günstig dar.[78]

Um auf der sicheren Seite zu sein, sollte Babykost – auch die käuflichen Gläschen – nicht gesalzen sein. Erfahrungsgemäß essen Säuglinge Nahrung mit und ohne Salz gleich gut. Wer dagegen erst mal an Salz gewöhnt ist, kommt nur schwer davon wieder runter, häufig erst, wenn der Arzt den Bluthochdruck festgestellt hat.

➜ Übrigens: Salzstangen, häufig schon von zwei- bis dreijährigen Kindern mit Begeisterung verschlungen, enthalten 1150 mg Natrium pro 100 g.[83]

Nitrat und Blei im Gemüsebrei

«Es werden nur beste frischverarbeitete Rohstoffe verwendet, die auf Pestizide und Schadstoffe streng kontrolliert sind. Die verwendeten Gemüse sind im Vertragsanbau gezogen.» So wirbt die Firma Hipp für ihre Gläschen-Kost.[84]

Wie alle speziellen Säuglingsnahrungsmittel unterliegen auch die Gläschen für Säuglinge und Kleinkinder der Diät-Verordnung. Pflanzenbehandlungsmitteln und Nitrat sind Grenzen gesetzt.

Hipp oder Alete oder gar die teuren Bio- bzw. Reformhausprodukte, Fertigprodukte oder Selbstgekochtes – was belastet den Säugling möglichst wenig mit Schadstoffen?

Wie gerufen scheint da der Test der österreichischen Verbraucherzeitschrift *Konsument* zu kommen, nennt er doch Roß und Reiter: 23 Gläschen Gemüsebrei und 27 Gläschen Fleisch in Gemüse wurden auf ihren Gehalt an Pestiziden, an den Schwermetallen Blei und Cadmium sowie an Nitrat und Nitrit überprüft.[85] Pflanzenbehandlungsmittel wurden in keinem einzigen Produkt nachgewiesen! Es scheint also was dran zu sein an der strengen Kontrolle der Hersteller.

Weniger günstig sah das Ergebnis jedoch beim Nitrat aus: Bei fünf Gläschen wurde ein Grenzwert von 250 mg/kg überschritten – ein Grenzwert, der in der Bundesrepublik in der Diät-Verordnung, in Österreich dagegen wohl erst kurze Zeit vor Testbeginn festgelegt wurde. So protestierte denn auch die Firma Hipp, die bei einem Produkt «erwischt» wurde: «Für die im Test untersuchte Ware – seit Dezember 1983 nicht mehr im Handel – lag ein von der WHO diskutierter Grenzwert von 400 mg/kg zugrunde.» Allerdings hatte die WHO schon 1974 einen ADI-Wert von 0 bis 5 mg/kg Körpergewicht empfohlen. Ein krasser Widerspruch. Mit einem 190 g-Gläschen, das 400 mg Nitrat pro kg enthält, nimmt ein vier Monate alter Säugling etwa 75 mg Nitrat auf, also über 10 mg pro kg Körpergewicht.

Übrigens: vier der fünf Spitzenreiter waren sogenannte Bioprodukte.

Ein Spinat-Gläschen von Hipp fiel bei der Bleibelastung besonders auf, stolze 814 µg/kg brachte es auf die Waage.

Natürlich kann man aus solchen Einzeluntersuchungen nicht gleich den Schluß ziehen, daß alle Gläschen gleichen Inhalts dieser Firmen genauso stark belastet sind. Sicherlich sind aber solche Einzeluntersuchungen ein Hinweis darauf, «was man so von Gläschen-Kost erwarten kann». Und natürlich tragen auch diese zur Gesamtbelastung mit bei. Möglicherweise hapert es zudem mit der Eigenkontrolle der Firma.

Testergebnisse Babynahrung

Sachbezeichnung	**ab der 6. Woche**			
	Früh-Karotten fürs Fläschchen Art.-Nr. 206 Ⓐ	**Karotten Art.-Nr. 201 Ⓐ**	**Salatbrei mit Kartoffeln und Bananen Art.-Nr. 204 Ⓐ**	**Karotten Ⓐ**
Marke/Type	Hipp	Hipp	Hipp	Alete Babygemüse
Hersteller	Hipp GesmbH Gmunden, OÖ	Hipp GesmbH Gmunden, OÖ	Hipp GesmbH Gmunden, OÖ	Österr. Nestle GesmbH, Wien
Füllgewicht in g	190	190	190	190
Verwendung ab	der 6. Woche	der 6. Woche	der 6. Woche	der 6. Woche
Bestandteile	Karotten, Traubenzucker, Salz, Vitamin C	Karotten, Stärke, Zucker, pflanzliche Öle, Salz	Kopfsalat, Kartoffeln, Bananen, Stärke, Zucker, pflanzliche Öle, Gewürze, Salz	Karotten, Zucker, Kochsalz
Zusatzstoffe	angereichert mit 100 mg Vitamin C pro Glas	0,1 % Johannisbrotkernmehl, 1,7 % modifizierte Stärke	0,1 % Johannisbrotkernmehl, 1,7 % modifizierte Stärke	Verdickungsmittel
Diverse Deklarationen	homogenisiert, gliadinfrei, stuhlfestigend, Schonkost für Erwachsene, «neu ohne Bindemittel»	homogenisiert, geeignet bei Zoeliakie, Schonkost für Erwachsene	homogenisiert, geeignet bei Zoeliakie, Schonkost für Erwachsene	
Nitrat – Nitrit Nitrat in mg/kg Nitrit in mg/kg	 72,2 n. n.	 133,0 n. n.	 131,8 0,2	 46,6 0,6
Toxische Schwermetalle Blei in mg/kg Cadmium in mg/kg	 n. n. 0,033	 n. n. 0,014	 0,082 0,03	 0,226 n. n.
Pflanzenschutzmittelrückstände	n. n.	n.n.	n. n.	n. n.
Bakteriologie	sehr gut	sehr gut	sehr gut	sehr gut
Zusammensetzung pro Glas Eiweiß in g Fett in g Kohlenhydrate in g Vitamin C in mg Energiemenge in kJ	 2,47 0,19 14,44 170,05 380,0	 1,33 0,76 15,77 9,5 309,0	 1,71 2,85 20,71 0,0 482,0	 0,95 0,19 20,14 6,46 350,0
Konsument-Testurteil	sehr gut	sehr gut	gut	gut

Sachbezeichnung	**ab der 8. Woche**		
	Karotten und Äpfel mit Honig	**Karottenpüree**	**Möhren mit Mandelmus**
Marke/Type	Demeter Kleinkind-Kost	Demeter Kleinkind-Kost	Bösen-Neuform
Hersteller	Bio Nahrungs-mittel Winneden, BRD	Bio Nahrungs-mittel Winneden, BRD	Bösen GesmbH Langenfeld, BRD
Füllgewicht in g	190	190	190
Verwendung ab	dem 2. Monat	dem 2. Monat	der 8. Woche
Bestandteile	außer Sach-bezeichnung keine Angabe	außer Sach-bezeichnung keine Angabe	Möhren, Wasser, Mandelmus, Honig
Zusatzstoffe			
Diverse Deklarationen	aus biologisch-dynamischer Wirtschaftsweise	aus biologisch-dymanischer Wirtschaftsweise	Vollwertig und natürlich aus biologischem Anbau, Neuform-Qualitäts-richtlinien
Nitrat – Nitrit Nitrat in mg/kg Nitrit in mg/kg	 45,2 0,7	 125,2 0,2	 420,0 0,4
Toxische Schwermetalle Blei in mg/kg Cadmium in mg/kg	 0,144 0,006	 0,144 0,007	 0,108 0,017
Pflanzenschutzmittel-rückstände	n. n.	n. n.	n. n.
Bakteriologie	sehr gut	sehr gut	sehr gut
Zusammensetzung pro Glas Eiweiß in g Fett in g Kohlenhydrate in g Vitamin C in mg Energiemenge in kJ	 0,95 0,19 32,87 2,09 563,0	 0,76 0,19 11,97 3,61 213,0	 2,66 2,09 17,1 100,32 403,0
Konsument-Testurteil	gut	gut	gut

Zeichenerklärung: Ⓐ = österreichisches Erzeugnis; n. n. = nicht nachweisbar; 1 in Klammer: gefundene Anzahlen in verschiedenen Proben; 2 nicht bewertet, weil Knochenpartikel, Knorpel oder Geflügelhaut festgestellt wurden.

Sachbezeichnung	ab der 9. Woche		
	Zartes Garten-gemüse Art.-Nr. 7441 Ⓐ	**Gemüse-Allerlei Art.-Nr. 203 Ⓐ**	**Zartes Garten-gemüse Art-Nr. 205 Ⓐ**
Marke/Type	Alete Babygemüse	Hipp	Hipp
Hersteller	Österr. Nestle GesmbH, Wien	Hipp GesmbH Gmunden, OÖ	Hipp GesmbH Gmunden, OÖ
Füllgewicht in g	190	190	190
Verwendung ab	der 9. Woche	der 9. Woche	der 9. Woche
Bestandteile	Karotten, Pastinaken, Fenchel, Sellerie, Blumenkohl, Butter, Milch, Zucker, Kochsalz	Karotten, Blumenkohl, Kartoffeln, Vollmilch, Tomaten, Stärke, Zucker, Gewürze, pflanzliche Öle, Salz	Karotten, Erbsen, Kartoffeln, Mangold, Zucker, pflanzliche Öle, Suppengewürze, Salz
Zusatzstoffe	Verdickungsmittel	0,1 % Johannisbrotkernmehl, 1,8 % modifizierte Stärke	
Diverse Deklarationen		homogenisiert, geeignet bei Zoeliakie, Schonkost für Erwachsene	homogenisiert, gliadinfrei, stuhlnormalisierend, «neu ohne Bindemittel», Schonkost für Erwachsene
Nitrat – Nitrit Nitrat in mg/kg Nitrit in mg/kg	 169,2 0,4	 102,4 0,8	 91,0 0,8
Toxische Schwermetalle Blei in mg/kg Cadmium in mg/kg	 0,035 0,006	 n. n. 0,006	 n. n. 0,012
Pflanzenschutzmittelrückstände	n. n.	n. n.	n. n.
Bakteriologie	sehr gut	sehr gut	sehr gut
Zusammensetzung pro Glas Eiweiß in g Fett in g Kohlenhydrate in g Vitamin C in mg Energiemenge in kJ	 2,09 3,99 12,73 4,37 395,0	 1,9 0,95 18,43 6,65 373,0	 3,04 0,95 14,06 8,55 319,0
Konsument-Testurteil	gut	gut	gut

Reis mit Gemüse in Tomatensauce Art.-Nr. 7472 Ⓐ	**Erbsengemüse Ⓐ**	**Gemüse-Allerlei Art.-Nr. 7431 Ⓐ**
Alete Babygemüse	Alete Babygemüse	Alete Babygemüse
Österr. Nestle GesmbH Wien	Österr. Nestle GesmbH Wien	Österr. Nestle GesmbH Wien
190	190	190
der 9. Woche	der 9. Woche	der 9. Woche
Tomaten, Reis, Kartoffeln, Karotten, Zucker, Zwiebel, Kochsalz, Gewürze	Erbsen, Zwiebel, Zucker, Kochsalz	Karotten, Kartoffeln, Sellerie, Spinat, Zucker, Tomaten, Magermilch, Kochsalz, Gewürze
Verdickungsmittel, 25 mg Vitamin C pro Glas	Verdickungsmittel, 25 mg Vitamin C pro Glas	Verdickungsmittel
43,2 1,2	23,4 1,3	210,0 1,1
0,071 n. n.	0,071 0,005	n. n. 0,018
n. n.	n. n.	n. n.
sehr gut	sehr gut	sehr gut
2,09 0,19 28,88 21,47 533,0	6,46 0,57 21,09 0,0 483,0	3,8 0,19 18,81 3,61 382,0
gut	gut	gut

Sachbezeichnung	**ab der 12. Woche**		
	Gemüse-allerlei	**Karotten mit zarten Erbsen**	**Mischgemüse Art.-Nr. 4551**
Marke/Type	Demeter Kleinkind-Kost	Demeter Kleinkind-Kost	Bösen-Neuform
Hersteller	Bio Nahrungs-mittel Winneden, BRD	Bio Nahrungs-mittel Winneden, BRD	Bösen GesmbH Langenfeld, BRD
Füllgewicht in g	190	190	190
Verwendung ab	dem 3. Monat	der 12. Woche	der 12. Woche
Bestandteile	Karotten, Spinat, Kartoffeln, Sellerie, Tomaten	außer Sach-bezeichnung keine Angabe	Möhren, Kartof-feln, Rote Bete, Sellerie, Mais-keimöl, Milch-zucker
Zusatzstoffe			
Diverse Deklarationen	aus biologisch-dynamischer Wirtschaftsweise	aus biologisch-dynamischer Wirtschaftsweise	Vollwertig und natürlich aus bio-logischem An-bau, geeignet bei Zoeliakie
Nitrat – Nitrit Nitrat in mg/kg Nitrit in mg/kg	 130,2 0,9	 40,4 0,6	 262,0 0,6
Toxische Schwermetalle Blei in mg/kg Cadmium in mg/kg	 0,072 0,012	 0,288 0,017	 0,216 0,037
Pflanzenschutzmittel-rückstände	n. n.	n. n.	n. n.
Bakteriologie	sehr gut	sehr gut	sehr gut
Zusammensetzung pro Glas Eiweiß in g Fett in g Kohlenhydrate in g Vitamin C in mg Energiemenge in kJ	 1,71 0,33 21,28 10,45 399,0	 4,18 0,38 15,58 5,7 343,0	 2,47 0,76 19,05 107,35 380,0
Konsument-Testurteil	gut	gut	durchschnittlich

Sachbezeichnung	ab dem 4. Monat			
	Spinat-Zubereitung Ⓐ	**Spinatpüree**	**Spinat mit Naturreis**	**Spinat mit Vitamin C Art.-Nr. 202 Ⓐ**
Marke/Type	Alete Babygemüse	Demeter Kleinkind-Kost	Demeter Kleinkind-Kost	Hipp
Hersteller	Österr. Nestle GesmbH, Wien	Bio Nahrungsmittel Winneden, BRD	Bio Nahrungsmittel Winneden, BRD	Hipp GesmbH Gmunden, OÖ
Füllgewicht in g	190	190	190	190
Verwendung ab	dem 4. Monat	dem 4. Monat	dem 4. Monat	dem 4. Monat
Bestandteile	Spinat, Kartoffeln, Milch, Zucker, Kochsalz	außer Sachbezeichnung keine Angabe	außer Sachbezeichnung keine Angabe	Spinat, Kartoffeln, Vollmilch, Stärke, pflanzliche Öle, Zucker, Gewürze, Salz
Zusatzstoffe	Verdickungsmittel, 20 mg Vitamin C pro Glas			Johannisbrotkernmehl, 100 mg Vitamin C pro Glas, 1,8 % modifizierte Stärke
Diverse Deklarationen		aus biologisch-dynamischer Wirtschaftsweise	aus biologisch-dynamischer Wirtschaftsweise	homogenisiert, geeignet bei Zoeliakie, Schonkost für Erwachsene
Nitrat – Nitrit				
Nitrat in mg/kg	170,0	460,0	428,0	332,0
Nitrit in mg/kg	1,7	1,6	1,9	1,8
Toxische Schwermetalle				
Blei in mg/kg	0,035	0,108	0,216	0,814
Cadmium in mg/kg	0,022	0,036	0,033	0,058
Pflanzenschutzmittelrückstände	n. n.	n. n.	n. n.	n. n.
Bakteriologie	sehr gut	sehr gut	sehr gut	sehr gut
Zusammensetzung pro Glas				
Eiweiß in g	3,04	4,75	5,32	2,47
Fett in g	1,14	0,57	0,76	2,47
Kohlenhydrate in g	11,97	3,04	23,94	18,24
Vitamin C in mg	39,9	31,35	18,05	154,85
Energiemenge in kJ	297,0	153,0	525,0	439,0
Konsument-Testurteil	gut	durchschnittlich	durchschnittlich	durchschnittlich

Sachbezeichnung	ab dem 5. Monat		
	Rindfleisch in Tomatenreis Art.-Nr. 254 Ⓐ	**Kalbfleisch in feinem Gemüse und Kartoffeln Art.-Nr. 258 Ⓐ**	**Rindfleisch in grünen Erbsen Ⓐ**
Marke/Type	Hipp	Hipp	Alete Babymenue
Hersteller	Hipp GesmbH Gmunden, OÖ	Hipp GesmbH Gmunden, OÖ	Österr. Nestle GesmbH, Wien
Füllgewicht in g	190	190	190
Fleischeinwaage in g	25	24	25
Verwendung ab	dem 5. Monat	dem 5. Monat	dem 5. Monat
Bestandteile	Tomaten, Reis, Rindfleisch, Stärke, Gewürze, Zucker, pflanzliche Öle, Salz	Karotten, Kartoffeln, Kalbfleisch, Blumenkohl, Erbsen, Vollmilch, Zwiebel, Butter, Zucker, Suppenwürze, Salz	Erbsen, Rindfleisch, Kartoffeln, Speck, Zwiebeln, Kochsalz, Petersilie, Gewürze
Zusatzstoffe	0,1 % Johannisbrotkernmehl, 1,7 % modifizierte Stärke		Verdickungsmittel, 4 mg Eisen-II-Sulfat
Diverse Deklarationen	homogenisiert, geeignet bei Zoeliakie, Schonkost für Erwachsene	homogenisiert, gliadinfrei, stuhlnormalisierend, Schonkost für Erwachsene, «neu ohne Bindemittel»	
Histologie	Skelettmuskelstücke, Skelettmuskelfasern, kollagenes Bindegewebe, elastisches Bindegewebe	Skelettmuskelfasern, elastisches Bindegewebe	Skelettmuskelfasern, kollagenes Bindegewebe
Nitrat – Nitrit			
Nitrat in mg/kg	34,0	92,8	49,8
Nitrit in mg/kg	0,2	0,2	1,1
Toxische Schwermetalle			
Blei in mg/kg	n. n.	0,123	n. n.
Cadmium in mg/kg	n. n.	0,01	n. n.
Pflanzenschutzmittelrückstände	n. n.	n. n.	n. n.
Bakteriologie	sehr gut	sehr gut	sehr gut
Zusammensetzung pro Glas			
Eiweiß in g	4,94	7,41	11,21
Fett in g	2,85	4,75	2,47
Kohlenhydrate in g	20,52	14,44	16,53
Vitamin C in mg	0,0	12,35	13,3
Energiemenge in kJ	537,0	545,0	561,0
Konsument-Testurteil	sehr gut	sehr gut	sehr gut

Rindfleisch in Gemüse und Kartoffelbrei Art.-Nr. 7622 Ⓐ	**Kalbfleisch-Menue Art.-Nr. 255 Ⓐ**	**Vollkornreis mit Soja-zart Art.-Nr. 4552**	**Kalbfleisch in Karotten und Reis Art.-Nr. 7612 Ⓐ**
Alete Babymenue	Hipp	Bösen-Neuform	Alete Babymenue
Österr. Nestle GesmbH, Wien	Hipp GesmbH Gmunden, OÖ	Bösen GesmbH Langenfeld, BRD	Österr. Nestle GesmbH, Wien
190	190	190	190
20	20		20
dem 5. Monat	dem 5. Monat	dem 5. Monat	dem 5. Monat
Kartoffeln, Karotten, Rindfleisch, Erbsen, Fisolen, Nudeln, Sellerie, Zwiebeln, Pflanzenöl, Kochsalz, Gewürze	Reis, Tomaten, Kalbfleisch, Kartoffeln, Vollmilch, Stärke, Karotten, Zwiebeln, Gewürze, Zucker, pflanzliche Öle, Parmesankäse, Salz	Vollkornreis, Möhren, Soja-zart, Tomatenmark, Maiskeimöl	Karotten, Kalbfleisch, Reis, Kartoffeln, Sellerie, Zwiebeln, Pflanzenöl, Zucker, Kochsalz
Verdickungsmittel, 4 mg Eisen-II-Sulfat pro Glas	0,1 % Johannisbrotkernmehl, 1,7 % modifizierte Stärke		Verdickungsmittel, 4 mg Eisen-II-Sulfat pro Glas
	homogenisiert, geeignet bei Zoeliakie, Schonkost für Erwachsene	Vollwertig und natürlich aus biologischem Anbau, Neuform-Qualitätsrichtlinie	
Skelettmuskelfasern, kollagenes Bindegewebe	Skelettmuskelfasern		Skelettmuskelfasern, kollagenes Bindegewebe, elastisches Bindegewebe
71,8 1,4	67,0 1,3	32,6 1,3	87,8 1,3
n. n. 0,014	n. n. 0,12	n. n. 0,01	0,082 n. n.
n. n.	n. n.	n. n.	n. n.
sehr gut	sehr gut	sehr gut	sehr gut
6,27 4,37 16,15 7,6 546,0	5,89 3,61 22,99 0,0 622,0	5,32 2,09 14,63 0,0 416,0	4,94 2,09 17,67 0,0 461,0
sehr gut	gut	gut	gut

Sachbezeichnung	**ab dem 5. Monat**		
	Rindfleisch in Gartengemüse Art.-Nr. 259 Ⓐ	**Rindfleisch in Spinat und Kartoffeln Art.-Nr. 252 Ⓐ**	**Leber in Karotten Art.-Nr. 251 Ⓐ**
Marke/Type	Hipp	Hipp	Hipp
Hersteller	Hipp GesmbH Gmunden, OÖ	Hipp GesmbH Gmunden, OÖ	Hipp GesmbH Gmunden, OÖ
Füllgewicht in g	190	190	190
Fleischeinwaage in g	20	20	20 g Leberanteil
Verwendung ab	dem 5. Monat	dem 5. Monat	dem 5. Monat
Bestandteile	Karotten, Erbsen, Rindfleisch, Kartoffeln, Weizengrieß, Zucker, Zwiebeln, pflanzliche Öle, Suppengewürze, Salz	Spinat, Kartoffeln, Rindfleisch, Vollmilch, Zwiebeln, Stärke, Gewürze, Butter, Zucker	Karotten, Rinderleber, Stärke, pflanzliche Öle, Zucker, Zwiebeln, Suppengewürze
Zusatzstoffe	0,1 % Johannisbrotkernmehl, 1,7 % modifizierte Stärke	0,1 % Johannisbrotkernmehl, 1,8 % modifizierte Stärke	0,1 % Johannisbrotkernmehl, 1,7 % modifizierte Stärke
Diverse Deklarationen	homogenisiert, stuhlnormalisierend, Schonkost für Erwachsene	homogenisiert, geeignet bei Zoeliakie Schonkost für Erwachsene	homogenisiert, gliadinfrei, stuhlfestigend, Schonkost für Erwachsene
Histologie [1]	Skelettmuskelfasern	Skelettmuskelfasern, kollagenes Bindegewebe, elastisches Bindegewebe	isolierte Leberzellen, vermutlich von Geflügel stammend, jedoch nicht eindeutig feststellbar
Nitrat – Nitrit			
Nitrat in mg/kg	63,8	116,6	114,6
Nitrit in mg/kg	1,1	2,6	1,4
Toxische Schwermetalle			
Blei in mg/kg	0,205	0,243	0,124
Cadmium in mg/kg	n. n.	0,02	n. n.
Pflanzenschutzmittelrückstände	n. n.	n. n.	n. n.
Bakteriologie	sehr gut	sehr gut	sehr gut
Zusammensetzung pro Glas			
Eiweiß in g	6,46	6,27	4,56
Fett in g	3,04	5,32	2,85
Kohlenhydrate in g	11,78	19,19	10,45
Vitamin C in mg	11,4	0,0	10,45
Energiemenge in kJ	424,0	630,0	360,0
Konsument-Testurteil	gut	gut	gut

Hühnchen in Reis-Gemüsecreme Art.-Nr. 253 Ⓐ	**Hühnchen in zartem Gemüse Art.-Nr. 257 Ⓐ**	**Geflügel in Gemüse-Allerlei mit Nudeln Art.-Nr. 7642 Ⓐ**	**Huhn in Spaghetti und Gemüse Art.-Nr. 7662 Ⓐ**
Hipp	Hipp	Alete Babymenue	Alete Babymenue
Hipp GesmbH Gmunden, OÖ	Hipp GesmbH Gmunden, OÖ	Österr. Nestle GesmbH, Wien	Österr. Nestle GesmbH, Wien
190	190	190	190
27	24	20	16
dem 5. Monat	dem 5. Monat	dem 5. Monat	dem 5. Monat
Reis, Karotten, Hühnerfleisch, Stärke, Zwiebeln, Tomaten, Sellerie, Lauch, Zucker, Salz	Karotten, Zuckermais, Kartoffeln, Hühnerfleisch, Vollmilch, Lauch, Zwiebeln, Zucker, Suppengewürze, Salz	Hühnerfleisch, Karotten, Kartoffeln, Teigwaren, Erbsen, Knollensellerie, Magermilch, Zwiebeln, Tomaten, Pflanzenöl, Kochsalz, Gewürze	Karotten, Hühnerfleisch, Sellerie, Spaghetti, Kartoffeln, Zwiebeln, Pastinaken, Tomaten, Pflanzenöl, Kochsalz, Gewürze
0,1 % Johannisbrotkernmehl, 1,7 % modifizierte Stärke, natürliches Aroma	natürliches Aroma	Verdickungsmittel, 4 mg Eisen-II-Sulfat pro Glas	Verdickungsmittel, 4 mg Eisen-II-Sulfat pro Glas
homogenisiert, gliadinfrei, stuhlnormalisierend, Schonkost für Erwachsene	homogenisiert, gliadinfrei, stuhlnormalisierend, Schonkost für Erwachsene, «neu ohne Bindemittel»		
Skelettmuskelfasern, kollagenes Bindegewebe, elastisches Bindegewebe, Knochenpartikel (360, 490)	Skelettmuskelfasern, kollagenes Bindegewebe, elastisches Bindegewebe, Knochenpartikel (65, 2000), hyaline Knorpel (20)	Skelettmuskelfasern, Knochenpartikel (10, 30), hyaline Knorpel (4)	Skelettmuskelfasern, Knochenpartikel (14, 20)
50,0 0,1	42,0 0,2	80,0 1,3	110,0 1,6
n. n. n. n.	0,082 n. n.	n. n. 0,011	n. n. 0,015
n. n.	n. n.	n. n.	n. n.
sehr gut	sehr gut	sehr gut	sehr gut
5,51 4,94 17,48 0,0 578,0	6,08 3,23 18,43 5,7 536,0	6,65 1,52 17,1 4,75 456,0	5,32 2,47 13,87 5,7 418,0
nicht bewertet[2]	nicht bewertet[2]	nicht bewertet[2]	nicht bewertet[2]

Sachbezeichnung	ab dem 8. Monat		
	Rindfleisch in Gemüse und Kartoffeln Art.-Nr. 328 Ⓐ	**Zartes Schweinefleisch in Gemüse, Reis Art.-Nr. 327 Ⓐ**	**Junior-Menue mit Kalbfleisch und Gartengemüse Art.-Nr. 336 Ⓐ**
Marke	Hipp Junior	Hipp Junior	Hipp Junior
Hersteller	Hipp GesmbH Gmunden, OÖ	Hipp GesmbH Gmunden, OÖ	Hipp GesmbH Gmunden, OÖ
Füllgewicht in g	220	220	220
Fleischeinwaage in g	28	24	28
Verwendung ab	dem 8. Monat	dem 8. Monat	dem 8. Monat
Bestandteile	Kartoffeln, Rindfleisch, Wirsing, Magermilch, Karotten, Stärke, Rahm, Zwiebeln, Eigelb, Zucker, Suppenwürze, Salz, Gewürze	Kohlrabi, Schweinefleisch, Reis, Karotten, Gewürze, Stärke, Broccoli, Magerquark, Zucker	Brechbohnen, Kalbfleisch, Karotten, Vollmilch, Kartoffeln, Gewürze, Sellerie, Butter, Zucker
Zusatzstoffe	0,1 % Johannisbrotkernmehl, 1,8 % modifizierte Stärke	0,1 % Johannisbrotkernmehl, 1,8 % modifizierte Stärke	0,1 % Johannisbrotkernmehl, 2,5 % modifizierte Stärke
Diverse Deklarationen	gliadinfrei, stuhlnormalisierend	geeignet bei Zoeliakie	geeignet bei Zoeliakie
Histologie	Skelettmuskelstücke, Skelettmuskelfasern, kollagenes Bindegewebe, elastisches Bindegewebe	Skelettmuskelstücke, Skelettmuskelfasern, kollagenes Bindegewebe, elastisches Bindegewebe	Skelettmuskelstücke, Skelettmuskelfasern, kollagenes Bindegewebe, elastisches Bindegewebe
Nitrat – Nitrit			
Nitrat in mg/kg	57,0	60,2	70,4
Nitrit in mg/kg	0,1	0,4	0,6
Toxische Schwermetalle			
Blei in mg/kg	n. n.	n. n.	0,082
Cadmium in mg/kg	0,006	n. n.	n. n.
Pflanzenschutzmittelrückstände	n. n.	n. n.	n. n.
Bakteriologie	sehr gut	sehr gut	sehr gut
Zusammensetzung pro Glas			
Eiweiß in g	8,14	6,6	6,6
Fett in g	3,52	4,18	5,28
Kohlenhydrate in g	13,42	13,26	17,6
Vitamin C in mg	0,0	4,84	7,7
Energiemenge in kJ	497,0	494,0	605,0
Konsument-Testurteil	sehr gut	sehr gut	sehr gut

Rahmspinat mit Frischei und Kartoffeln Art.-Nr. 312 Ⓐ	**Rindfleisch in Tomaten und Eiernudeln Art.-Nr. 332 Ⓐ**	**Kalbfleisch in Gemüse und Kartoffelpüree Art.-Nr. 7712 Ⓐ**	**Zartes Schweinefleisch in Gemüse und Kartoffeln Art.-Nr. 7716 Ⓐ**	**Kalbfleisch in Gemüse und Reis Art.-Nr. 333 Ⓐ**
Hipp Junior	Hipp Junior	Alete Juniormenue	Alete Juniormenue	Hipp Junior
Hipp GesmbH Gmunden, OÖ	Hipp GesmbH Gmunden, OÖ	Österr. Nestle GesmbH, Wien	Österr. Nestle GesmbH, Wien	Hipp GesmbH Gmunden, OÖ
220	220	220	220	220
	27	26	26	28
dem 8. Monat	dem 8. Monat	dem 8. Monat	dem 8. Monat	dem 8. Monat
Spinat, Magermilch, Kartoffeln, Rahm, Frischei, Zwiebeln, Butter, Stärke, Zucker, Vollmilch, Weizenmehl, Suppengewürze, Salz	Tomaten, Eiernudeln, Rindfleisch, Stärke, Wammerl, Zwiebeln, Zucker, pflanzliche Öle, Suppenwürze, Salz, Gewürze	Karotten, Kalbfleisch, Kartoffelpüree, Erbsen, Zwiebeln, Sellerie, Magermilchpulver, Pflanzenöl, Kochsalz, Gewürze	Schweinefleisch, Karotten, Kartoffeln, Erbsen, Zwiebeln, Pflanzenöl, Kochsalz, Petersilie, Gewürze	Karotten, Reis, Kalbfleisch, Vollmilch, Blumenkohl, Eigelb, Zwiebeln, Butter, Zucker, Salz
0,1 % Johannisbrotkernmehl, 1,8 % modifizierte Stärke	0,1 % Johannisbrotkernmehl, 1,7 % modifizierte Stärke	Verdickungsmittel, 4,5 mg Eisen-II-Sulfat pro Glas	Verdickungsmittel, 5 mg Eisen-II-Sulfat pro Glas	
stuhlauflockernd	stuhlnormalisierend			gliadinfrei, stuhlfestigend, «ohne Bindemittel»
	Skelettmuskelstücke, Skelettmuskelfasern, kollagenes Bindegewebe, elastisches Bindegewebe	Skelettmuskelstücke, kollagenes Bindegewebe, elastisches Bindegewebe	Skelettmuskelstücke, Skelettmuskelfasern, kollagenes Bindegewebe	Skelettmuskelstücke, Skelettmuskelfasern, kollagenes Bindegewebe, elastisches Bindegewebe
91,4 0,6	50,0 0,7	75,0 1,2	60,2 0,7	75,6 1,0
0,028 0,046	0,028 0,017	n. n. n. n.	0,108 0,014	0,112 0,006
n. n.	n. n.	n. n.	n. n.	n. n.
sehr gut	sehr gut	sehr gut	sehr gut	sehr gut
6,16 7,7 17,6 17,6 689,0	7,92 2,64 15,4 0,0 493,0	5,72 2,2 17,6 9,9 478,0	5,94 3,74 16,06 8,8 513,0	9,24 4,84 0,68 0,0 503,0
sehr gut	sehr gut	sehr gut	sehr gut	sehr gut

Sachbezeichnung	ab dem 8. Monat		
	Rindfleisch in Karotten und Spaghetti Art.-Nr. 7721Ⓐ	**Schinken in Gemüse mit Nudeln Art.-Nr. 7701 Ⓐ**	**Karotten mit Butter Art.-Nr. 311 Ⓐ**
Marke/Type	Alete Juniormenue	Alete Juniormenue	Hipp Junior
Hersteller	Österr. Nestle GesmbH, Wien	Österr. Nestle GesmbH, Wien	Hipp GesmbH Gmunden, OÖ
Füllgewicht in g	220	220	220
Fleischeinwaage in g	30	24	
Verwendung ab	dem 8. Monat	dem 8. Monat	dem 8. Monat
Bestandteile	Rindfleisch, Karotten, Spaghetti, Kartoffeln, Sellerie, Zwiebeln, Tomaten, Paprika, Pflanzenöl, Kochsalz, Gewürze	Schinken, Karotten, Teigwaren, Erbsen, Tomaten, Petersilie, Kochsalz, Gewürze	Karotten, Vollmilch, Stärke, Butter, Zucker, Salz, Petersilie
Zusatzstoffe	Verdickungsmittel, 4,5 mg Eisen-II-Sulfat pro Glas	Verdickungsmittel, 4,5 mg Eisen-II-Sulfat pro Glas	0,1 % Johannisbrotkernmehl, 1,7 % modifizierte Stärke
Diverse Deklarationen			gliadinfrei, stuhlfestigend
Histologie [1]	Skelettmuskelstücke, Skelettmuskelfasern, kollagenes Bindegewebe	Skelettmuskelstücke, kollagenes Bindegewebe, Fettgewebe	
Nitrat – Nitrit Nitrat in mg/kg Nitrit in mg/kg	 47,2 0,7	 79,0 0,6	 90,4 0,5
Toxische Schwermetalle Blei in mg/kg Cadmium in mg/kg	 0,18 0,012	 n. n. n. n.	 0,206 n. n.
Pflanzenschutzmittelrückstände	n. n.	n. n.	n. n.
Bakteriologie	sehr gut	sehr gut	sehr gut
Zusammensetzung pro Glas Eiweiß in g Fett in g Kohlenhydrate in g Vitamin C in mg Energiemenge in kJ	 7,26 3,3 16,94 6,6 535,0	 11,22 2,2 18,7 7,7 589,0	 1,98 5,94 17,6 3,96 548,0
Konsument-Testurteil	gut	gut	gut

Schinken in Gemüse-Allerlei und Eiernudeln Art.-Nr. 334 Ⓐ	**Hühnerbrust in Tomaten und Kartoffeln Art.-Nr. 329 Ⓐ**	**Hühnchen in Reis und Gemüse Art.-Nr. 331 Ⓐ**	**Huhn in Gemüse und Reis Ⓐ**	**Geflügel in Gemüse-Allerlei mit Nudeln Art.-Nr. 7762 Ⓐ**
Hipp Junior	Hipp Junior	Hipp Junior	Alete Juniormenue	Alete Juniormenue
Hipp GesmbH Gmunden, OÖ	Hipp GesmbH Gmunden, OÖ	Hipp GesmbH Gmunden, OÖ	Österr. Nestle GesmbH, Wien	Österr. Nestle GesmbH, Wien
220	220	220	220	220
29	29	31	22	23
dem 8. Monat	dem 8. Monat	dem 8. Monat	dem 8. Monat	dem 8. Monat
Vorderschinken, Vollmilch, Eiernudeln, Tomaten, Erbsen, Stärke, Eigelb, Gewürze, Rauchfleisch, Zucker	Tomaten, Kartoffeln, Hühnerfleisch, Vollmilch, Stärke, Rosenkohl, Rahm, Gewürze, Zucker	Hühnerfleisch, Reis, Karotten, Vollmilch, Tomaten, Stärke, Zucker, Salz	Hühnerfleisch, Karotten, Erbsen, Sellerie, Reis, Zucker, Tomaten, Kochsalz, Gewürze	Hühnerfleisch, Karotten, Kartoffeln, Teigwaren, Erbsen, Knollensellerie, Zwiebeln, Tomaten, Pflanzenöl, Kochsalz, Gewürze
0,1 % Johannisbrotkernmehl, 1,7 % modifizierte Stärke	0,1 % Johannisbrotkernmehl, 1,8 % modifizierte Stärke	0,1 % Johannisbrotkernmehl, 1,7 % modifizierte Stärke	Verdickungsmittel, 4,5 mg Eisen-II-Sulfat pro Glas	Verdickungsmittel, 4,5 mg Eisen-II-Sulfat pro Glas
	geeignet bei Zoeliakie	geeignet bei Zoeliakie		
Skelettmuskelstücke, Skelettmuskelfasern, kollagenes Bindegewebe, elastisches Bindegewebe, Fettgewebe	Skelettmuskelstücke, Skelettmuskelfasern, kollagenes Bindegewebe, Knochenpartikel (32, 590), hyaline Knorpel (30, 36), äußere Geflügelhaut (7, 10)	Skelettmuskelstücke, Skelettmuskelfasern, kollagenes Bindegewebe, elastisches Bindegewebe, Knochenpartikel (65, 3400), hyaline Knorpel (42)	Skelettmuskelfasern, Knochenpartikel (3, 15)	Skelettmuskelfasern, kollagenes Bindegewebe, elastisches Bindegewebe, Knochenpartikel (10, 35)
58,6 0,8	33,2 0,2	37,4 n. n.	50,4 0,5	59,2 1,2
n. n. 0,006	0,026 0,014	n. n. 0,006	0,072 n. n.	n. n. 0,005
n. n.	n. n.	n. n.	n. n.	n. n.
sehr gut	sehr gut	sehr gut	sehr gut	sehr gut
9,68 2,96 17,93 0,0 615,0	8,14 3,96 19,58 6,6 615,0	7,04 5,94 15,62 0,0 608,0	6,82 4,62 18,40 7,7 601,0	8,14 3,3 18,7 14,3 578,0
gut	nicht bewertet[2]	nicht bewertet[2]	nicht bewertet[2]	nicht bewertet[2]

So wurde geprüft und bewertet

Im Test waren 23 Gemüsebreie und 27 Gläschen Fleisch-in-Gemüse, angeboten bis zum 1. Lebensjahr.
Neben der bakteriologischen Untersuchung wurden folgende chemische Analysen durchgeführt: Bestimmung von Rohprotein, Gesamtfett, Milchfett, Stärke, Saccharose, Glucose, Fruktose und Laktose.
Weiters erfolgte die Bestimmung des Aschegehaltes, der Glutaminsäure, des Gehaltes an Nitrat und Nitrit, des Natrium- und Chloridgehaltes sowie des Gehaltes an Kupfer und Eisen.
Das Vorhandensein von Vitamin A und C sowie von toxischen Schwermetallen wie Blei, Cadmium und Quecksilber wurde bestimmt, weiters erfolgte eine Untersuchung der Produkte auf Rückstände von chlorierten Pflanzenschutzmitteln.
Bei Fleischprodukten wurde an 10 mikroskopischen Schnitten eine histologische Untersuchung durchgeführt und die Qualität (zum Beispiel: Muskelfleisch, Fettgewebe, Knochenpartikel) beurteilt.

Nach Abschluß unseres Tests erreichten uns folgende Schreiben

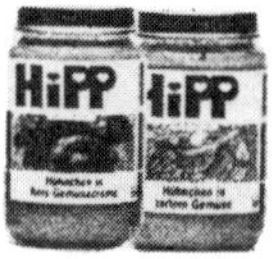

1. Spinat-Artikel:
a) Unsere heute im Handel befindlichen Spinatgläschen weisen dank der verschärften Kontrollen besonders niedrige Nitrat-Werte aus: nämlich nur 47,2 bis 108 mg/kg. Diese liegen somit deutlich unter dem empfohlenen Grenzwert von 250 mg/kg. Dies bestätigt jene Untersuchungsanstalt, die die Analysen für diesen «Konsument»-Test durchgeführt hat. Für die im Test untersuchte Ware – seit Dezember 1983 nicht mehr im Handel – lag ein von der WHO diskutierter Grenzwert von 400 mg/kg zugrunde.
b) Unsere laufenden Rückstandsuntersuchungen ergaben in keinem einzigen Fall einen erhöhten Nitritgehalt. Die von uns veranlaßte Nachuntersuchung eines Kontrollglases der gleichen Produktion ergab ebenfalls einen niedrigeren Wert.

2. Hühnerfleisch-Artikel
Für Babykost wird nur ausgesuchtes, hochwertiges Hühnerfleisch erster Güteklasse verwendet. Im fertigen Produkt sind keine Knochensplitter. Die im Test gefundenen Knochengrießmengen liegen in einer Gewichtsordnung von unter 0,1 g/100 g, was dank eines neuen Verfahrens sichergestellt ist.

Abgesehen von diesen notwendigen Klarstellungen kann jedoch festgestellt werden, daß das Testergebnis den hohen Qualitätsstandard der industriell gefertigten Babykost bestätigt.
Hipp GesmbH, Gmunden/Theresiental

Wir antworten: Die Firmenstellungnahme deckt sich nicht mit unserem Testergebnis.

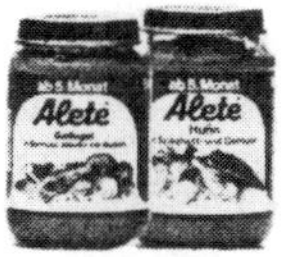

Wir haben mit Befriedigung festgestellt, daß Sie die Qualität unserer mit größter Sorgfalt hergestellten Alete-Babykost in Ihrem Testbericht weitestgehend bestätigen. Eine Ausnahme bilden Ihrer Meinung nach die Gerichte mit Hühnerfleisch, für die Sie aus den darin in geringsten Spuren gefundenen Knochenpartikelchen ableiten, daß sich in den Zubereitungen nicht das hochwertige «Fleisch» befindet, wie es die Produktbezeichnung verspricht. Dieser Vermutung müssen wir ganz entschieden entgegentreten. Die zur Verarbeitung gelangenden Hühner werden vor dem Kochvorgang von Innerei, Bürzeldrüse und Kragen befreit. Das Auslösen der Knochen und Knorpeln sowie das Entfernen der Haut erfolgt für unsere Alete-Produkte nach dem Kochen nicht maschinell, sondern wird durch speziell geschulte Kräfte in einem zweistufigen Arbeitsvorgang (Vorauslese und Nachkontrolle) von Hand aus vorgenommen. Damit ist gewährleistet, daß die gleiche Sorgfalt angewendet wird, wie sie eine Mutter beim Auslösen für ihr Baby nicht genauer durchführen kann. Naturgemäß bleiben beim Ablösen des Fleisches vom Knochen Spuren davon am Fleisch haften, unabhängig davon, ob dieser Vorgang in unserem Betrieb oder in der Küche einer Hausfrau erfolgt. Durch diese Spuren feinster Knochensubstanz wird die hohe Qualität keineswegs beeinträchtigt, da es sich nur um wenige Tausendstel Gramm pro Glas handelt. Die tabellarische Aufstellung Ihrer Testergebnisse unterstreicht geradezu die Geringfügigkeit der in den Alete-Produkten enthaltenen Knochensubstanz und stellt damit deren überlegene Qualität unter Beweis.
Österreichische Nestle Gesellschaft m.b.H., Wien

Wir antworten: Die Firmenstellungnahme deckt sich nicht mit unserem Testergebnis.

	Saft (%)	Blei (µg/kg)	Cadmium (µg/kg)	Nitrat (mg/kg)	Nitrit (mg/kg)
Säfte Marke/Hersteller					
Eden Möhrensaft aus biologischem Anbau*	100	2,7	20,5	98	1,0
Dr. Steinberger Nachf. Möhrensaft aus biologischem Anbau	100	5,3	10,2	125	1,0
Deleg Karottensaft mit Honig (aldi Frankfurt)	100	7,9	14,9	173	2,6
Bioland Möhrensaft aus biologischem Anbau	100	5,7	6,7	223	14,0
Schneekoppe Möhren-Saft aus biologischem Anbau	100	3,8	13,5	296	3,6
Wesergarten Karottensaft mit Honig (aldi Marburg/Lahn)	100	2,7	3,9	348	3,7
flarom Möhren-Saft	100	2,4	13,7	410	3,8
Trunke Marke/Hersteller					
Junita Karottentrunk	50	2,1	3,7	33	2,0
bila Karotten-Trunk	40	0,6	2,1	81	1,2
granini Gute Ernte Karottentrunk	50	2,4	1,9	113	1,6
Lindavia Karottentrunk	50	3,7	10,5	138	9,0
Möhrentrunk von Eden aus Demeter-Möhren	55	4,2	8,5	175	4,5
albi Karottentrunk	60	3,2	3,8	194	0,9
vaihstar Karotten-Trunk	50	3,7	4,5	216	2,3
Zuegg Karottentrunk	40	20,0	2,3	276	2,3
Tranke Marke/Hersteller					
Hipp Reiner Karotten-Trank	30	1,8	3,2	28	2,4
Alete Reiner Karotten-Trank	50	7,1	9,8	315	1,4
* Wird von Schneekoppe abgefüllt					

Quelle: F. Arndt: Karottensäfte, Nitrate-Kost fürs Kind; Ökotest Magazin (5), 30–35 (1985)

Verschiedene Karottensäfte für Säuglinge und Erwachsene testete auch das *Ökotest Magazin* auf ihren Nitrat-, Nitrit-, Cadmium- und Bleigehalt.[86]

Als offizielle Stelle sammelte die Zentrale Erfassungs- und Bewertungsstelle für Umweltchemikalien des Bundesgesundheitsamts (ZEBS) eine Anzahl von Schwermetalldaten in verschiedenen Säuglingsnahrungen.

Das Mittagsmahl schlägt damit bei Baby Normal hinsichtlich der

Blei und Cadmium in Säuglingsnahrung*

	Blei (mg/kg)	Cadmium (mg/kg)
Frucht- und Gemüsesäfte	0,029 (0,010–0,092)	0,009 (0,001 –0,040)
Frucht- und Gemüsegläschen	0,051 (0,005–0,335)	0,021 (0,001 –0,357)
Babymenüs	0,076 (0,005–0,255)	0,036 (0,0004–0,178)
Juniorkost	0,118 (0,002–0,452)	0,028 (0,0007–0,237)

* Angegeben sind die Mittelwerte, die Werte in Klammern geben die Minimal- und Höchstwerte wieder.
Quelle: F.-K. Käferstein, J. Müller: Schwermetalle in Säuglingsnahrung – ZEBS-Berichte, Berlin 1981

Schwermetallbelastung anständig zu Buche. Mit einem 190-g-Gläschen nimmt es im zarten Alter von fünf Monaten etwa 14 µg Blei und 5 µg Cadmium auf, 45 bzw. 60 Prozent der Gesamtbelastung über den Nahrungspfad. Der Anteil der Gläschenkost zur Schwermetallaufnahme steigt um 13 Prozent durch Fütterung von jeweils 50 g Obstsaft und -mus*.[42]
Aber alles ist relativ: Wenn zur Bereitung der Milchmahlzeit stark bleibelastetes Wasser mit 100 µg pro Liter verwendet wird, schmilzt der Beitrag der Gläschen-Kost an der dann vorliegenden täglichen Gesamtzufuhr von knapp 90 µg auf 20 Prozent.
Schwierig ist die Beurteilung beim Selbstgekochten. Legt man die ZEBS-Werte für «normale» Lebensmittel[87] einer solchen Berechnung zugrunde und stellt eine Mahlzeit aus 100 g Möhren (durchschnittlicher Bleigehalt von Wurzelgemüse: 0,071 mg/kg), 50 g Kartoffeln (0,078 mg/kg), 30 g Schweinefleisch (0,037 mg/kg) und etwas Fett zusammen, so ergibt sich ein Bleigehalt von gut 12 µg in dieser Portion. Ersetzt man dagegen die Möhren durch Spinat (durchschnittlicher Bleigehalt von Blattgemüse – nicht berücksichtigt ist dabei der stark belastete Grünkohl bzw. Gewürze: 0,219 mg/kg), kommt man gar auf eine Menge von fast 27 µg. Alles natürlich durchschnittlich: Wer das Gemüse und Obst nicht gründlich putzt, wäscht oder schält, verpaßt seinen Kindern (und selbstverständlich auch sich selbst) einen Schlag (Blei) extra.

* Die zu diesem Zeitpunkt meist ebenfalls gefütterte Getreidebreimahlzeit ist mit gut 5 µg Blei und 1,3 µg Cadmium an der Gesamtzufuhr beteiligt.

Obwohl Blei und Cadmium als Schadstoffe gelten, die über die Luftbelastung sowohl den konventionellen als auch den alternativen Landbau gleichermaßen treffen, hat zumindest die Chemische Landesuntersuchungsanstalt in Karlsruhe festgestellt, daß in alternativ angebauten Lebensmitteln in der Regel geringere Blei- und vielfach auch Cadmiumwerte anzutreffen sind.[88] Ein nicht unumstrittener Befund, der aber möglicherweise unter anderem auf geschütztere Anbaugebiete zurückzuführen ist. Wenn mir allerdings die Demosan Nahrungsmittel GmbH, Hersteller von Demeter-Babykost, mitteilt, «nach unseren Untersuchungen sind unsere Produkte vollständig frei von Rückständen», kann ich nur davon ausgehen, daß ihre Analyseverfahren absolut unbrauchbar sind oder daß man mich schlicht und einfach verkohlen wollte.

Angeführt fühlte sich unser Sohn Nils wohl auch bei seiner ersten Spinatfütterung. Er guckte schon gleich ein bißchen skeptisch, sah doch der Gemüsebrei diesmal nicht appetitlich hell oder rötlich aus. Gutes Zure-

Ein Glück, daß sich Daniel Düsentriebs Erben des Problems angenommen haben. Wozu groß die Ursachen der Schadstoffbelastung betrachten, wozu die Quellen der Umweltgifte verstopfen, wenn es auch ganz anders geht? «Ohne Angst» darf man in den verseuchten Apfel beißen, wenn er nur vorher mit «Ökovit», dem Lebensmittelreiniger, gewaschen wurde. Dabei wollte man uns eigentlich nicht «mit solchen Nachrichten beunruhigen», obwohl ja andererseits «nur ¼ Gramm Schädlingsbekämpfungsmittel schwere Erkrankungen im Magen-Darm-Bereich» hervorrufen kann. Wer hätte das gedacht? Selbstverständlich ist «Ökovit» hundertprozentig biologisch abbaubar, na klar! Schließlich besteht er aus (unbelasteten?) Rohstoffen von Erbsen bis Zitronen. Tatsächlich ist «Ökovit» ein Gemisch aus simplen nichtionischen Tensiden. Man könnte sauer werden ...

Oder wir lösen die Problematik physikalisch: Dann greifen wir zum «MEP-Magneto-Mat» («contra Umweltgifte»), der zwar nicht alle Schadstoffe wie ein Magnet aus den Lebensmitteln holt, der aber die «energetisch-informative Abstrahlung der Schadstoffe inaktiviert». Na prima! Fragt sich bloß, ob die anderen Bestandteile der Lebensmittel noch genug an informativer Kraft behalten, um vom Körper aufgenommen zu werden. Anderenfalls könnte das Gerät ja vielleicht als Schlankheitsmittel an die Frau gebracht werden («Ziehen Sie Dickmacher aus Ihrem Körper, inaktivieren Sie die unschönen Fettpolster, schon 1000 Prozent Übergewicht könnten Ihr Leben verkürzen» oder so ähnlich). Na, wie wär's?

"Nicht nur unsere Kinder, wir alle sind zunehmender Krankheiten durch Umweltverschmutzung ausgesetzt!"

Sehr geehrte Leserin,
sehr geehrter Leser,

vielleicht kennen Sie noch nicht unseren "Ö K O V I T , d e r Lebensmittelreiniger", mit dessen Hilfe Sie vor dem Verzehr Ihre von Umwelt-Schadstoffen verschmutzten Lebensmittel-Oberflächen sauberwaschen können.

"Ö K O V I T " erkennt man schon von weitem an dem appetitlichen Apfel! Diese Neuheit auf dem Markt in Deutschland und in anderen Ländern wird angewandt, um die Umwelt-Schadstoffe vor der küchenmäßigen Zubereitung, Verzehr, Einlegen, Einfrieren, Tiefkühlen, Konservieren usw. von der Lebensmittel-Oberfläche herunterzuwaschen. "Ö K O V I T " wurde konzipiert für die äußerliche Behandlung aller Lebensmittel, z.B. frisches Obst, alle Beeren, Gemüsearten, Kartoffeln, Trockenfrüchte, Hülsenfrüchte, Pilze, Wildfrüchte usw.

Substanzen dieser Art, wie sie in unserem " Ö K O V I T " enthalten, sind selbst völlig unschädlich; sie stammen aus Rohstoffen natürlicher Herkunft, z.B. aus Erbsen, Sojabohnen, Milch, Wein, Zitronen usw. und sind für den reibungslosen Ablauf der Reinigung unentbehrlich. Durch Nachspülen mit klarem Wasser wird erreicht, daß auch die letzten Rückstände von Oberflächen-Schadstoffen restlos fortgespült werden.

Wußten Sie, daß schwere Erkrankungen im Magen-Darm-Bereich sowie an der Leber bereits hervorgerufen werden können, wenn nur 1/4 Gramm Schädlingsbekämpfungsmittel mitgegessen wird? – Amerikanische Wissenschaftler haben nachgewiesen, daß dort, wo die Umweltverschmutzungen am häufigsten auftreten, auch die meisten Menschen an Lungen-, Leber- und Blasenkrebs sowie anderen Krebsarten erkranken.

Eine Untersuchung der "Stiftung Warentest" hat übrigens ergeben, daß schließlich Schwermetalle keinen Bogen um die Felder machen. Dies bedeutet, daß auf allen geprüften Gemüse- und Obstarten etc. Quecksilber, Blei, Cadmium, Zinn und Arsen zu finden war.

Wir beabsichtigen nicht, Sie mit solchen Nachrichten zu beunruhigen, verschweigen dürfen wir diese Tatsachen aber in Ihrem und im Interesse Ihrer Familie auch nicht.

Wenn Sie vor dem Verzehr Ihre Lebensmittel mit unserem

ÖKOVIT Lebensmittelreiniger

waschen, dürfen Sie im Bewußtsein, daß auf der Oberfläche dieser Lebensmittel keine Umwelt-Schadstoffe mehr haften, "ohne Angst" mit herzhaftem Appetit zugreifen.

Wir würden uns freuen, wenn wir Sie im Kreise der begeisterten "Ö K O V I T " – Freunde begrüßen können, Ihrer und der Gesundheit Ihrer Familie zuliebe!

Herzlichst
Ihr

Eduard Bossert
(Patentinhaber)

Magnetismus contra **Umweltgifte**

Weltneuheit Weltneuheit

M. E. P. – MAGNETO – MAT®

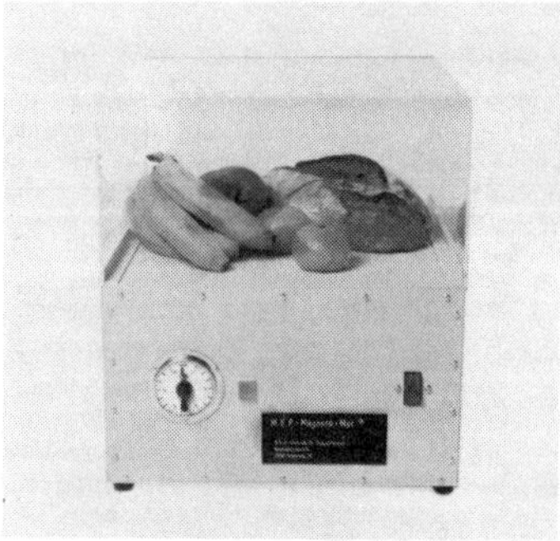

Dieses Gerät wird auch in einer anderen Form geliefert; im Prinzip ändert sich aber nichts

zur Inaktivierung von Schadstoff-Rückständen aller Art.

Die Umweltbelastung durch Schadstoffe aller Art wie z. B. Abgase, Pflanzenschutzmittel, Konservierungsmittel, Kunststoffe, Kunstdünger, Weichmacher, Schwermetalle etc. wird weltweit immer bedrohlicher und schädigt in zunehmendem Maße alle biologischen Systeme: Mensch – Tier – Pflanze.

Alle Schadstoffe (auch Umweltgifte genannt) haben ihre artspezifischen **energetisch – informativen Abstrahlungen,** welche auf die körpereigenen energetischen Regelmechanismen biologischer Systeme einwirken und infolge Langzeitwirkung als Ursache für die verschiedensten Krankheitssymptome anzusehen sind.

Diesen schädigenden Wirkungen der Umweltgifte ist der Mensch in irgendeiner Form ständig ausgesetzt, sei es durch Schadstoff-Rückstände in Nahrungsmitteln, Getränken, Obst, Gemüse, Konserven etc., sei es durch die Verunreinigung der Luft durch Auto- und Industrieabgase, sei es durch Kontakt mit Stoffen wir Asbest, PVC, Polyester, Polystrol, Formaldehyd, Schwermetalle, Kunststoffe, Radioaktivität in Baumaterialien etc. etc..

Mit der Entwicklung des **M. E. P. – MAGNETO – MAT® *** und M. E. P. – MAGNETO – DENT®, deren Wirkungsprinzip auf der Anwendung starker Magnetfelder beruht, kann diesem bisher unlösbar scheinenden Problem der Schadstoff-Belastung unserer Umwelt nunmehr **wirksam** begegnet werden.

Durch diese Geräte wird die energetisch-informative Abstrahlung der Schadstoffe inaktiviert, so daß keine Schadwirkung auf den menschlichen oder tierischen Organismus mehr testbar ist.

Diese Wirkungsweise wurde in umfangreichen Testversuchen mit Hilfe der Elektroakupunktur nach Dr. Voll (EAV), welche zu den Naturheilverfahren zählt, an vielen Personen nachgewiesen und erprobt.

(* eingetragenes Warenzeichen. Nachbau verboten)

den überzeugte ihn aber, ein Löffelchen zu probieren. Und er bereute es sofort: Angewidert riß er mir den Löffel aus der Hand und schleuderte ihn in weitem Bogen durch die Küche. Fein verteilte Spinatspuren zierten unsere Küchenwand. Da wir weiße Wände bevorzugten, unternahmen wir zunächst keine weiteren Fütterungsversuche – zumal der vielzitierte hohe Eisengehalt des Spinats ins Märchenreich gehört.
Wohl kaum eine Gemüseart stößt bei Kindern auf so hartnäckige Ablehnung wie Spinat. Möglicherweise hat dies manchen Säugling vor Schlimmem bewahrt: Von den in der Säuglingsernährung gebräuchlichen Gemüsearten speichert der Spinat besonders gut Nitrat. In der Vergangenheit trat die gefürchtete Blausucht vor allem nach Verfütterung von frischem oder aufgewärmtem Spinat auf oder wenn Gefrierspinat zu langsam aufgetaut wurde.
Geradezu erschrocken war ich daher, als eine Mutter mir erzählte, daß «biologisch» gezogener Spinat auch aufgewärmt werden könne.
Zwar gibt es Hinweise, daß organisch gedüngter Spinat geringer mit Nitrat belastet ist, aber es gibt enorme Sortenunterschiede.[57] Ihn wieder aufwärmen, nachdem er einige Zeit gestanden hat, würde ich aber gerade bei Kindern nicht.
Apropos Aufwärmen: Nicht das Aufwärmen selbst ist gefährlich – sondern die Zeit, die zwischen dem ursprünglichen Kochen und dem Aufwärmen verstreicht! Die nutzen die Bakterien nämlich, um Nitrat in Nitrit umzuwandeln. Manchmal kann man beobachten, daß Eltern eine Mahlzeit keinesfalls wieder erwärmen (auch zehn Minuten später nicht), dafür aber stundenlang warm halten. – Bakterien gedeihen dann ganz besonders gut.
Übrigens: Auch bei unsachgemäßer Lagerung – wenn man Möhrensaft offen stehen läßt oder die angebrochene Flasche nicht in den Kühlschrank stellt – oder beim Trinken direkt aus der Flasche können Keime in das Getränk gelangen, die Nitrat zu Nitrit umwandeln.[89]
Karotten gehören zu den Gemüsesorten mit mittlerem Nitratgehalt. Trotzdem müssen sie besonders kritisch unter die Lupe genommen werden: Wohl alle Babies werden zunächst mit Karottensaft oder -brei gefüttert. Zudem werden Karotten neben Tee und Heilnahrung zur Behandlung von Durchfall empfohlen.
Frische Karotten überschreiten häufig den in der Diätverordnung geforderten Nitrat-Grenzwert von 250 mg/kg. Auch bei im alternativen Landbau gezogenen Karotten muß mit erhöhten Werten gerechnet werden, selbst wenn einzelne Analysen auf geringere Gehalte hinweisen[57, 90, 91].

Nitratgehalt in Karotten und Karottenzubereitungen

Produkt	Proben-zahl	Bereich (mg NO_3/kg)	Anzahl (%) der Proben mit einem Nitratgehalt (mg NO_3/kg)			
			100	100–250	251–500	500
Frische Karotten und Karotten-konserven für den allgemeinen Gebrauch (bezogen auf Frischgemüse)	21	40–850	3 (15 %)	4 (20 %)	9 (40 %)	5 (25 %)
Karottensäfte und -getränke ohne Hinweise auf Verwendung in der Säuglingsernährung	2	290, 530	–	–	1	1
Karottensäfte und -getränke für die Säuglingsernährung	5	50–185	1 (20 %)	4 (80 %)	–	–
Karottenzuberei-tungen für die Säuglingsernährung	9	55–215	2 (20 %)	7 (80 %)	–	–
Karottenzuberei-tungen, davon für den dyspeptischen* Säugling geeignete Präparate	2	65, 215	1	1	–	–

Quelle: H. Stolley, C. Schlage, W. Droese: Zur Frage des Nitratgehalts in Karotten für den Säugling in den ersten Lebensmonaten; Monatschr. Kinderheilkd. *126*, 100–101 (1978)

* Verdauungsstörungen, die von Appetitlosigkeit und Brechreiz begleitet sind.

Nach Untersuchungen des Forschungsinstituts für Kinderernährung schneiden Karottenzubereitungen für Säuglinge da besser ab. Allerdings wird auch dort der bestehende Grenzwert als zu hoch angesehen: «Geht man von dem von der Weltgesundheitsorganisation für Menschen geschätzten ADI-Wert von 0 bis 5 mg Natriumnitrat/kg Körpergewicht aus, so dürften die von der diätetischen Lebensmittelindustrie verwendeten Karotten nicht mehr als 100 bis 150 mg Nitrat pro kg Karotten enthalten. Unsere Untersuchungen zeigen, daß einige Karottenpräparate und Säfte diese Forderungen erfüllen. Es bleibt allerdings die Frage offen, in wieweit es sich bei den wenigen von uns untersuchten Präparaten mit

niedrigem Nitratgehalt um Zufallsergebnisse handelt, das heißt, wie groß die Wahrscheinlichkeit für eine Firma ist, Karottenpräparate mit gleichbleibend niedrigem Nitratgehalt anbieten zu können.»[92]
Offensichtlich ist dies immer noch ein großes Problem, wie die Untersuchung des *Ökotest*-Magazins zeigt. Drei Karottengetränke, die über 250 mg Nitrat pro kg enthielten, waren ausdrücklich als Baby- und Kleinkindernahrung deklariert (Alete, Schneekoppe und Wesergold). Dabei stand Schneekoppes «Möhrensaft aus biologischem Anbau» dem konventionellen Alete-Trank kaum nach. Bei den Nitritgehalten hielt der Bioland Möhrensaft aus biologischem Anbau gar einsam die Spitzenposition; dieser Saft wird zwar nicht speziell für Säuglinge angeboten, demonstriert aber doch deutlich, daß man sich in dieser Hinsicht keinesfalls auf die Aussage «aus ökologischem Anbau» verlassen kann.[86]
Den Nitratgehalt im Gemüse kann man in gewissem Umfang senken. Ein Teil des Nitrats kann ins Kochwasser übergehen; schüttet man es jedoch weg, gehen gleichzeitig auch wertvolle Inhaltsstoffe mit verloren.
Außerdem ist die Verteilung des Nitrats in der Pflanze nicht gleichmäßig. Der größte Teil befindet sich in den Stoffwechselorganen, den Blattadern und -rippen, vor allem in denen, die zu den Stoffwechselzentren führen. Die Außenblätter eines Salatkopfs (stoffwechselaktiv) enthalten daher bedeutend mehr Nitrat als die Herzblätter (stoffwechselinaktiv).
Beim Spinat kann man durch Entfernung des Stiels den Nitratgehalt mindern.[93]

Süße Babies

«Im dritten Monat beginnt der Spaß am Leben. Ihr Baby fängt an zu lachen.» So schreibt die Firma Hipp in einem Elternratgeber[84], der mir samt Milchpulver, Teeproben und Pflegeartikeln in der Entbindungsklinik überreicht wurde.
Bei manchen Kindern hielt dieser Spaß allerdings nicht lange vor. Sie wurden schlapp und quengelig, litten an Fieberschüben und Schlaflosigkeit – und hatten kaputte Zähne.
Seit Ende der siebziger Jahre wurde bei Kindern mit zunehmender Häufigkeit starke Karies an den Milchzähnen beobachtet. Die Oberkiefer-Frontzähne waren bis zum Zahnfleisch zerstört, der Kieferknochen entzündlich abgebaut, in der Mundhöhle hatten sich Abszesse gebildet.

Gärtnern mit Kindern

Wenn manche Mutter oder mancher Vater aus Sorge um die Belastung der käuflichen Nahrungsmittel eigenes Gemüse anbaut, so kann daraus ein schönes Hobby und vor allem auch ein von größer werdenden Kindern geliebtes Betätigungsfeld werden: Wie – zumal in der Stadt – kann man den Kontakt mit der Natur und das Verständnis für ökologische Zusammenhänge im kleinen besser fördern als durch das «Bewirtschaften» des Gartens? Doch diese Idealvorstellung ist nicht leicht zu verwirklichen. Zum einen fehlt in vielen Fällen der Garten. Kleingartenanlagen werden häufig so weit draußen errichtet, daß für Familien mit kleinen Kindern der Weg zum Garten zu lang ist, Hinterhöfe hingegen meist als Parkplätze genutzt. Aber auch wer zu den wenigen Glücklichen gehört, die einen Garten ergattert haben, kann sich noch längst nicht entspannt zurücklegen: Verseuchter Boden, schlechte Luftqualität, übermäßige Düngung und Giftspritzungen können die Gesundheit bedrohen.

Pestizide – in unserer Gesetzgebung noch verharmlosend «Pflanzenschutzmittel» genannt – haben im Kleingarten nichts zu suchen. Denken Sie daran, daß Kinder meist alles, was kreucht und fleucht, heiß und innig lieben – bis Erwachsene es ihnen madig gemacht haben. Also mehr Gelassenheit im Umgang mit der Natur! Ein paar Insekten machen noch keine Plage. Zudem gibt es genügend Erfahrungen mit dem vorbeugenden Pflanzenschutz bzw. mit «biologischen» Mitteln, um Obst und Gemüse ohne große Ernteeinbußen im eigenen Garten ziehen zu können. Dazu gehört in erster Linie eine vernünftige Bodenbearbeitung, bei der der Boden nicht ständig umgegraben wird, was die ökologischen Zusammenhänge zwischen dem Oberboden (Zersetzungscharakter) und dem Unterboden (Aufbaucharakter) durcheinanderbringt, sondern eine Belüftung und geringe Bewegung des Bodens. Im Winter benötigt der Boden eine Bedeckung, damit er nicht austrocknet und so das Leben der wichtigen Kleinstlebewesen bedroht wird. Mischkulturen sind stabiler als Monokulturen, die verschiedenen Pflanzen unterstützen sich durch die unterschiedlichen Kleinstlebewesen, die in ihrem Wurzelwerk wohnen, untereinander. Um das Zusammenleben der Pflanzen «geselliger» zu gestalten, wird oft von Beeten zugunsten der Anlage von Reihenkulturen abgeraten. Übrigens ist nicht jede Pflanzenkombination sinnvoll.

Praxisnahe Tips zum ökologischen Gärtnern finden Sie mittlerweile in vielen guten Gartenbüchern.

Viel Ärger verursachen Nachbarschaftskonflikte mit Pestiziden. In Abwandlung eines klassischen Sprichworts könnte man sagen: «Es kann der Ökologe nicht in Frieden leben, wenn es dem Gift spritzenden Nachbarn

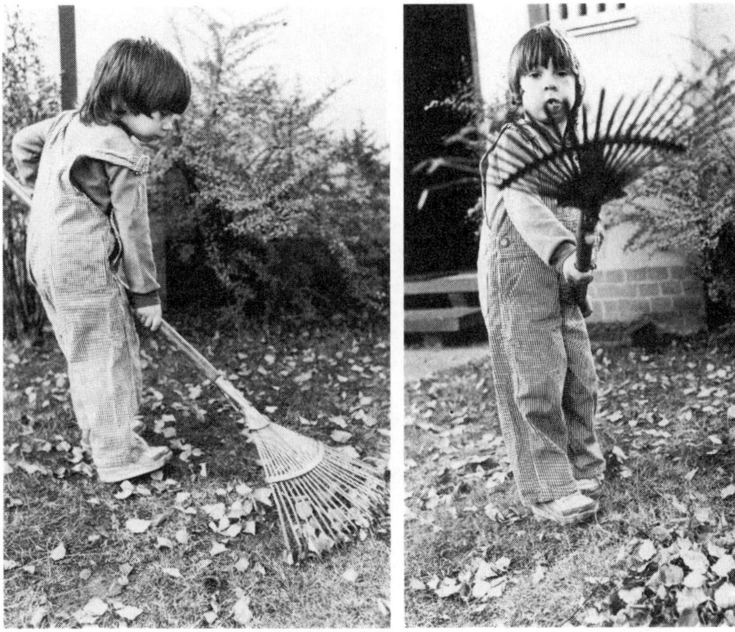

Gartengeräte haben ihre Tücken, manche Gartengemüse auch!

nicht gefällt!» (Leider etwas holprig der Rhythmus.) Ein Gespräch unter Nachbarn – mit einem deutlichen Hinweis auf die Gesundheit der Kinder – hilft vielleicht. Hier geht es schließlich nicht nur um die Pestizide, die in den Nahrungsmitteln landen, sondern auch um alles, was über den Zaun kommt und eingeatmet oder mit dem Spielsand gegessen wird! Solange das deutsche «Pflanzenschutzgesetz» keine einschneidenden Beschränkungen des Pestizidgebrauchs in Klein- und Privatgärten vorsieht, kann der Nachbar entsprechend den Zulassungsbedingungen eine Vielzahl verschiedener Mittel erwerben und einsetzen. Zur Zeit dürfte es noch nicht viel Sinn haben, sich auf Rechtsstreitigkeiten mit ungewissem Ausgang einzulassen.

Zwei weitere Pestizidquellen bleiben häufig unbeachtet: zum einen hat möglicherweise Ihr Vorgänger in hohem Maße Pestizide eingesetzt, die sich im Boden gehalten haben. Der Boden braucht Zeit, um sich umzustellen. Fragen Sie also – wenn möglich – den Vorbesitzer nach seiner Bewirtschaftungsmethode. Das empfiehlt sich sowieso, da manche gutgemeinte

Bodenverbesserung (zum Beispiel Klärschlamm) sich im nachhinein als chemische Zeitbombe entpuppt.
Zum anderen enthalten im Gartenbau verwendete Hölzer (Zaun, Stecken zum Hochbinden, Gartenlaube) durchweg nicht unerhebliche Mengen an Fungiziden und Holzschutzmitteln. Sie sollten konsequenterweise auf diese Mittel verzichten und beim Anbau einen ausreichenden Abstand von schon bestehenden Zäunen einhalten.
Nicht nur durch Pestizide, sondern auch durch Schwermetalle, die sich insbesondere in Ballungsgebieten im Laufe der Industrialisierung in bedenklichem Maße angereichert haben, finden sich erhebliche «Altlasten» im Boden. Paradebeispiele sind Blei und Cadmium.
Cadmium wird überwiegend über die Wurzel aufgenommen. Als besonders stark belastet gelten Sellerie, Spinat, Mangold, Kopfsalat und Schwarzwurzeln, aber auch Möhren und Lauch können noch größere Mengen enthalten. Blei lagert sich zum großen Teil aus der Luft auf der Blattoberfläche ab. Daher sind besonders hohe Gehalte in Blattgemüse und Obst mit großer, gekräuselter, behaarter Oberfläche anzutreffen[56].
Was kann man tun? Entscheidend sind die Quellen für die Schwermetalle. Ein Teil der Belastung kann durch selbst aufgebrachte Dünger, Bodenverbesserungsmittel und Komposte verursacht sein. Insbesondere Phosphatdünger enthalten unterschiedlich hohe Konzentrationen an Cadmium, Spitzenwerte liefert das Taiba-Phosphat aus Senegal. In einer Sonderuntersuchung erfaßte die Zeitschrift *Test*[94] vor einigen Jahren die Schwermetallbelastung einiger handelsüblicher Wirtschafts- sowie NPK-(Stickstoff, Phosphor, Kalium)Dünger; die Unterschiede zwischen den einzelnen Präparaten sind enorm hoch. Will man diese Dünger durch selbstgemachte Komposte oder «Naturdünger» aus der Tierhaltung ersetzen, so sollte man folgende Regeln beachten:

- Eigene Komposte nur aus Gartenabfällen in «sauberen» Gebieten herstellen. Solange etwa immer noch Benzin verbleit wird, enthält Laub von Straßenbäumen erhebliche Bleimengen, die man sich unnötig in den Garten holt.
- Bei Verwendung von Küchenabfällen sorgfältig eine eigene «grüne Tonne» führen, in die wirklich nur solche Abfälle und nicht noch ein paar Verpackungsmaterialien hineinkommen (Illustriertenfarben enthalten zum Beispiel Schwermetalle!).
- Herkunft der «Naturdünger» erfragen. Bei der Schweinemast werden beispielsweise große Mengen an Kupfer eingesetzt. Kaninchendung vom Nachbarn ist sicher kostenlos zu haben – aber was fressen die Kaninchen?

- Wenn keine erheblichen Belastungen in der Umgebung des eigenen Gartens gemessen wurden, sollte man auf teure Analysen verzichten. Falls Sie doch genaue Daten über die Schwermetallverseuchung des Gemüsegartens wissen wollen, sollten Sie vor allem auf Cadmium und Blei untersuchen lassen.
- Selbst messen können und sollten Sie den pH-Wert des Bodens, ein Maß für den Versauerungsgrad. Je saurer der Boden, desto leichter wasserlöslich werden die Schwermetalle; mit der Wasserlöslichkeit steigt die Aufnahme von Metallen durch die Pflanze. pH-Stäbchen (zum Beispiel Stäbchen mit vier Farbzonen) bekommen Sie in der Drogerie.
- Humus bindet im übrigen Cadmium recht gut, allerdings gilt dies vor allem für gealterten Humus, weniger für frischen. Sandige Böden setzen eher Schwermetalle frei als tonige.[56]

Nach einigem Rätselraten wurden als Hauptübeltäter die seit einigen Jahren auf dem Markt angebotenen Instant-«Kindertees» ausgemacht.[95] Kindertees mit nicht unbeträchtlichen Mengen an Zucker. Ob Alete, Aponti, Hipp oder Milupa, Zucker war immer dabei – zwischen 4,5 und 9,5 g pro 100 ml im fertigen Teegetränk (= 1 bis 2 gestrichene Teelöffel).
Viele Eltern hatten sich von den Werbesprüchen der Hersteller überzeugen lassen, wurden die Tees doch als ideale Durstlöscher und gesunde Erfrischung angepriesen[96], als Einschlafhilfe und Zwischenmahlzeit empfohlen.[95] Und wenn ein Kind erst mal an das Teefläschchen gewöhnt war, verlangte es ständig danach.* Da es die praktischen, unzerbrechlichen Kunststoff-Fläschchen gab, wurde der Tee sogar nachts mit ins Bett gegeben. Tag für Tag und Nacht für Nacht wurden so mehrere Fläschchen mit gezuckertem Tee konsumiert, 700 bis 800 ml waren da keine Seltenheit. Da der Mund beim Saugen leicht geöffnet ist und so die natürliche Spülwirkung des Speichels unterbleibt, wurden die Oberkie-

* Bemerkenswert ist übrigens in diesem Zusammenhang, daß die im Konzentrat dieser Tees enthaltenen Kräuterbestandteile wie Anis, Fenchel, Kamille, Melisse, Pfefferminze und Thymian durch übermäßigen Genuß als Beruhigungsmittel wirken[95].

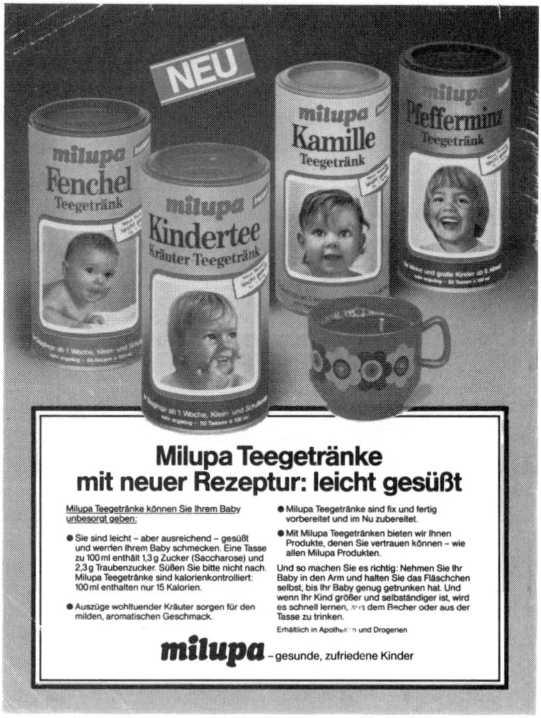

fer-Frontzähne täglich lange Zeit mit der Zuckerlösung umspült. Bei solch «idealen» Bedingungen für die Bakterien in der Mundhöhle halfen dann auch keine Fluorid-Tabletten (s. S. 136) mehr. In Einzelfällen wurden die Zähne so stark zerstört, daß eine vollständige Milchzahnprothese erforderlich war.[97] Auch bei den zweiten Zähnen muß wegen der eitrigen Umspülung der bleibenden Zahnkeime mit Schäden gerechnet werden. Zumindest ist ein frühzeitiger Milchzahnverlust häufig die Ursache für den Engstand der bleibenden Zähne, so daß kostspielige Zahnregulierungen fällig sind.[95]

Die Hersteller von Kindertees wiesen die an sie gerichteten Vorwürfe zurück und konterten, daß die Eltern den Tee falsch verabreicht hätten.[98] Drohende Geschäftseinbußen versuchten sie mit geänderten Rezepturen – und Werbeaussagen – zu begegnen. Allerdings nicht immer zum Vorteil der Kinder. So schreibt B. Dost in seinem Buch *‹Die Erben des Übels›*:

Doch Schmerzensgeld für Karies durch Kindertee

Versicherung der Milupa AG zahlt 40000 Mark

40000 Mark bekommt ein heute fünf Jahre alter Junge aus Frankfurt, dessen Mutter den Kindernahrungshersteller Milupa AG auf Schmerzensgeld verklagt hatte. Der Fünfjährige hatte als Kleinkind schwere Zahnschäden nach dem Genuß von Kinderfertigtee erlitten. Nachdem der Prozeß bereits in zweiter Instanz verhandelt wurde, bot jetzt überraschend der Haftpflichtversicherer der Milupa den 40000-Mark-Vergleich an, freilich «ohne Anerkennung einer Rechtspflicht».

Zwar war das Urteil des Oberlandesgerichts, das für die vergangene Woche angekündigt war, vertagt worden. Die Parteien, so hieß es, stünden in außergerichtlichen Vergleichsverhandlungen. Wer den Vergleich schließlich schloß, war nicht die Milupa selbst, sondern ihre Versicherung. Das für den Kläger finanziell zufriedenstellende Ergebnis läßt allerdings die Rechtsfragen ohne Entscheidung. Die Zahlung ohne Anerkennung einer Rechtspflicht läßt zumindest formell offen, ob das Kind einen Anspruch auf Schadensersatz oder Schmerzensgeld hatte.

Weil die Klägerseite aufgrund des außergerichtlichen Vergleichs ihre Berufung zurücknimmt, wird jetzt das erstinstanzliche Urteil rechtskräftig, in dem die Klage am 14. Juni vergangenen Jahres nach zweijähriger Prozeßdauer abgewiesen worden war. Insofern bleibt die Milupa AG, die offenkundig eine nachteilige Berufungsentscheidung nicht riskieren wollte, formell Sieger. Ob es allerdings bei dieser erstinstanzlichen Entscheidung bleiben wird, ist mehr als fraglich. Wie der Rechtsanwalt des Fünfjährigen auf Anfrage mitteilte, hat allein er mehrere Mandanten, die noch Entschädigung für Zahn- und Kiefererkrankungen nach Genuß des süßen Tees einklagen wollen.

Das Urteil des Landgerichts hatte nicht ausgeschlossen, daß der massive Kariesbefall an den Schneidezähnen des Kleinkinds durch den Teekonsum verursacht worden war. Allerdings habe man beim damaligen Stand der Wissenschaft nicht die verheerenden Folgen absehen können, erkannten die Kammern für Recht. Insofern wurde die Klage wegen mangelnden Verschuldens der Milupa AG abgewiesen.

In dem Prozeß waren zahlreiche Gutachten erstellt worden. Dabei spielte das in der Wissenschaft schon seit Jahren bekannte «Baby-bottle»-Syndrom eine erhebliche Rolle. Nach diesem Krankheitsbild droht den Schneidezähnen bereits Gefahr, ohne daß sich eine zuckerhaltige Flüssigkeit in dem Baby-Fläschchen befindet. Allein das Nuckeln kann eine Zahnschädigung bewirken. Diese Folgen werden durch Zucker, etwa mit gesüß-

Frankfurter Rundschau vom 20. Juli 1985

tem Tee, verstärkt. Dabei gingen die Gutachtermeinungen auseinander. Während ein Professor dem Tee klar die Schuld zuwies, meinte ein anderer, wegen des «Baby-bottle»-Syndroms könne man nicht sagen, was vom Nuckeln und was vom Zucker verursacht werde.
Die Klage des jetzt außerhalb des Gerichtssaales beendeten Prozesses war nicht nur darauf gestützt, daß der Fertigtee das Gebiß schädige. In engem Zusammenhang mit den Kariesfolgen hatte die Klägerseite Werbung und Gebrauchsanweisung des Kindernahrungsherstellers angegriffen. Auf der Verpackung des Kindertees war empfohlen worden, das süße Getränk Tag und Nacht zu verabreichen und es wegen seiner beruhigenden Wirkung auch bei Schlafstörungen im Fläschchen dem Kind mit ins Bett zu geben. Dadurch, so der Kläger-Anwalt, sei das Gebiß des Kindes praktisch die ganze Nacht von der zuckrigen Flüssigkeit umgeben gewesen.

«In einer bundesweiten Anzeigenkampagne propagierten sie nun ein neues Produkt: Tee ohne Zuckerzusatz ... Diese neuen Tees enthalten zwar keine Saccharose (Rübenzucker), aber Glucose (Traubenzucker) – und nicht zu knapp. So kam das Staatliche Chemische Untersuchungsamt Kassel nach der Untersuchung einer Probe ‹Milupa-Fencheltee, sofort löslich›, der unter der Deklaration ‹ohne Zucker-Zusatz (Saccharose) hergestellt› in den Verkehr gebracht worden war, am 24. August 1982 zu dem Ergebnis: ‹Hinsichtlich der Entstehung der Karies ist der Glucose keine geringere Bedeutung beizumessen als der Saccharose ... Die vorgenannte Angabe auf der Packung ist ... ungenau und zur Täuschung geeignet.›»[99]
Das Bundesgesundheitsamt hat übrigens die Arzneimittelzulassung 13 kohlenhydrathaltiger Kinderfertigtees von acht pharmazeutischen Unternehmern eingeschränkt und Warnhinweise angeordnet. Die Anwendungsgebiete werden auf die Beseitigung von Blähungen und Krämpfen im Magen-Darm-Bereich beschränkt, und es muß folgender Hinweis aufgeführt sein: «Der fertig zubereitete Tee enthält Stoffe, die das Wachstum von Zahnfäule-erzeugenden Bakterien ermöglichen. Das Wachstum derartiger Bakterien wird besonders gefördert, wenn die Teezubereitung häufig und längere Zeit gegeben wird. Die Teezubereitung sollte deshalb nur kurzfristig und nur bei den angegebenen Anwendungsgebieten verabreicht werden. Die Gabe in Saugflaschen sollte auf jeden Fall vermieden werden.»[97]

Als Arzneimittel zugelassene zuckerhaltige Kinderfertigtees, die Warnhinweise tragen müssen

H. V. Gimborn GmbH S'Heerenbergerstr. 2–8 4240 Emmerich	Stern Biene-Beruhigungstee Teeaufgußpulver Stern Biene Baby Tee Tee-Extrakt Pulver
Hermes Arzneimittel GmbH Georg-Kalb-Str. 5–8 8023 Großhesselohe	Hermes Nr. 12 Fenchel Tee tassenfertig, Teeaufgußpulver
Divapharm-Knufinke Arzneimittelwerk GmbH Motzenerstr. 41 1000 Berlin 48	Baby-K Säuglings-Beruhigungstee, Teeaufgußpulver Knufinke Fenchel-Tee, Pulver
Walther Schoenenberger Pflanzensaftwerk Maichingerstr. 21 7031 Magstadt	Schoenenberger-Instant Fencheltee tassengerecht, Pulver
Roha Arzneimittel GmbH & Co. KG Rockwinkler Heerstr. 90/100 2800 Bremen 33	Nesthäkchen-Baby-Tee flaschenfertig, Pulver (jetzt: Milupa Kräutertee) Roha-Fenchel-Tee tassenfertig, Pulver Fencheltee, tassenfertig (jetzt: Milupa Fencheltee)
TE TE Pharma GmbH Marschnerstr. 10 6000 Frankfurt	TE-TE Babytee, Pulver
Dr. E. Fresenius Chem. Pharm. Industrie KG Gluckensteinweg 5 6380 Bad Homburg 1	Vier-Winde-Tee voll löslicher Extrakt, Pulver
Bübchen-Werk E. Hermes Pharm. Fabrik GmbH Coesterweg 37 4770 Soest	Bübchen-Beruhigungstee für Säuglinge und Kleinkinder

Quelle: BGA-Pressedienst: Bundesgesundheitsamt: Warnung vor Kariesgefahr durch zucker- und kohlenhydrathaltige Kindertees, vom 25. 4. 1985

Sollten Sie auf dieser Liste einige bekannte (in irgendeiner Form gesüßte) Kinderfertigtees vermissen, so bedeutet das nicht, daß sie ungefährlicher wären, sondern dies sind im rechtlichen Sinne Lebensmittel, also Präparate ohne medizinische Indikation. Und für die gilt diese Vorschrift nicht.

Inzwischen sind die ersten Instanttees auf dem Markt erschienen, die auf Eiweißbasis hergestellt sind: Hipp-Fencheltee-zahnschonend und Hipp-Kräutertee-zahnschonend.

Ist Ihnen auch schon aufgefallen, daß Eltern zwar die angebotenen Fertigtees «meiden wie die Pest», statt dessen jedoch auf Fruchtsäfte oder ähnliche Getränke umsteigen und diese ihren Kindern wiederum in Saugflaschen anbieten? Eine fragwürdige Alternative: Der (teilweise natürlich bedingte) Zuckergehalt liegt nämlich häufig deutlich über dem der angebotenen Fertigtees. So urteilt denn auch Professor Hövels vom Zentrum der Kinderheilkunde der Universität Frankfurt: «So richtig und wichtig die Forderung nach einem zuckerfreien Tee, nach einer drastischen Reduktion des Zuckergehalts in noch gesüßten Tees ist, bleibt für die Kariesprophylaxe entscheidend, daß ein Nuckeln an der Flasche unterbleibt, in der überhaupt Kohlenhydrate – sei es in Form von Saccharose, Glucose, Maltodextrinen oder Milch – enthalten sind.»[100]

Natürlich sind die Zuckertees nur die Spitze des Eisbergs. Es scheint Leute zu geben, die es einfach nicht mitansehen können, daß ein Kind keinen Lolli, keine Gummibärchen oder kein Eis schleckt: Als Nils neun oder zehn Monate alt war, wurde mir in der Apotheke mehrfach ein Traubenzuckerbonbon «für den Kleinen» angeboten. Beim (ungeliebten) Arztbesuch sollte er mit einem Gummibärchen getröstet werden. Was soll man da von «normalen» Leuten erwarten, wenn diejenigen, die es eigentlich besser wissen sollten, es ihnen nicht anders vorleben? Also werden weiterhin Süßigkeiten auf Spielplätzen, in Bussen und Läden verteilt. Und wenn die – inzwischen – erwarteten Leckereien mal ausbleiben, wundern sich die Verkäufer noch darüber, daß aus dem ehemals süßen Kleinen ein tobendes Monster geworden ist. Damit es auch ja zur «Szene» kommen muß, liegen die Süßigkeiten griffbereit und in leuchtenden Farben an der Kasse. Da führt kein Weg dran vorbei, und warten muß man im allgemeinen auch.

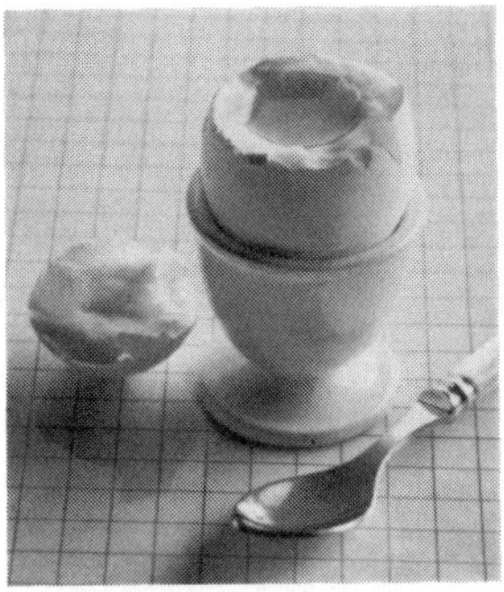

So ein Frühstücksei nimmt es gut und gern mit sieben Stück Zucker auf.

Wer morgens ein schönes Ei aus dem Kühlschrank holt, dafür aber die Zuckerdose im Küchenschrank läßt und meint, er spare jetzt viel Kalorien, der ist auf dem Holzweg.

Denn unter der zerbrechlichen Eierschale verbergen sich 87 Kalorien. Das ist mehr, als wenn Sie zwei gut gefüllte Tassen Kaffee mit jeweils zwei Stück Zucker versüßen. Denn ein Stück Zucker hat nur 12 Kalorien.

Es kommt nicht darauf an, was man ißt, sondern wieviel man ißt. Für einen erwachsenen Menschen reichen zwischen 2200 und 3200 Kalorien täglich.

Ebenso wichtig ist eine vielseitige und vollwertige Ernährung. Neben den Mineralstoffen und Vitaminen gehören dazu Eiweiß, Fette und unbedingt auch Kohlenhydrate. Ein leicht lösliches und gut verdauliches Kohlenhydrat ist der Zucker.

Außerdem stimmt die Behauptung nicht, Zucker allein sei schuld an Karies. Kein Zahn wird kariös, nur weil er mit Zucker in Berührung kommt. Es sind die Bakterien, die den Zahnschmelz angreifen, wenn sie dazu genügend Zeit haben. Wer sich regelmäßig die Zähne putzt und zum Zahnarzt geht, beugt der Karies wirksam vor.

Zucker ist so natürlich wie Milch, Butter oder Brot und genauso ein unentbehrliches Nahrungsmittel.

Ohne Zucker wär' das Leben halb so süß.

Wenn Sie mehr über Zucker wissen möchten,
schicken wir Ihnen gerne und kostenlos die Broschüre „Fragen und Antworten zum Zucker".
Der Zucker, Postfach 2545, 5300 Bonn.

Wahre Süßschnäbel

Pro Jahr werden in der Bundesrepublik 2 Mio. t Zucker produziert. Davon werden

- 700 000 t in den Privathaushalten
- 400 000 t zur Herstellung von Getränken
- 350 000 t zur Herstellung von (1,4 Mio t) Süßwaren
- 550 000 t in Bäckereien, bei der Marmeladenherstellung und in anderen Produktionszweigen verwendet.[101]

Vier- bis Sechsjährige verzehren täglich durchschnittlich etwa 80 g Zucker. Darin sind allerdings die natürlichen Zuckergehalte der Lebensmittel mit enthalten.[102]

Farbstoffhaltige Gummibärchen – ein «Renner» bei Kindern

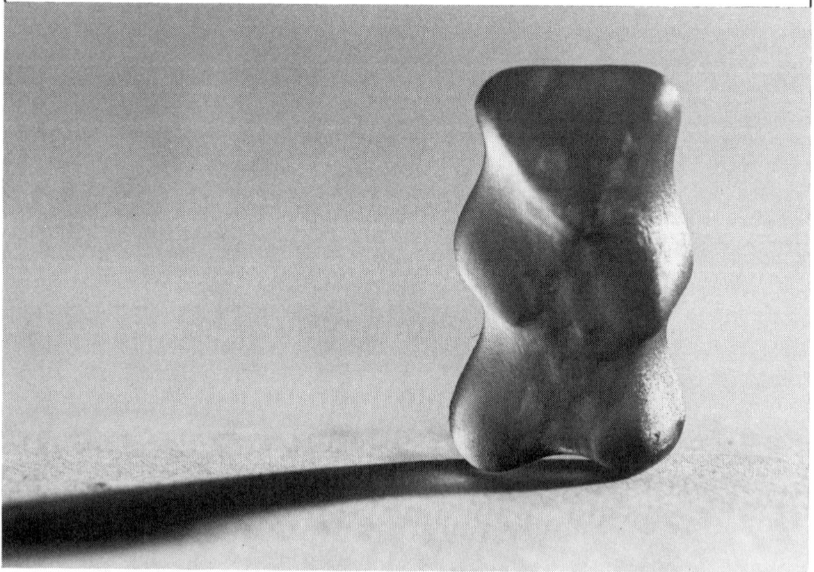

Der Kampf gegen Karius und Baktus

Jan hat im Urlaub einen neuen Freund gefunden. Als ich ihn zum erstenmal sah, traute ich meinen Augen nicht. Axel hatte ein typisches Zuckertee-Gebiß, wie ich es bisher nur aus Zeitschriften und Büchern kannte: die Schneidezähne nur Stümpfe, die Eckzähne fast völlig abgefault, und die beiden ersten bleibenden Zähne sahen auch nicht viel besser aus. Natürlich fragte ich ihn: «Sag mal, wieso sind deine Zähne so kaputt? Ißt du so viele Bonbons?» – «Neiiin!» – «Warst du denn schon einmal beim Zahnarzt?» – «Schon oft.» – «Und was sagt der dazu?» – «Nichts, der weiß auch nicht, wie das kommt. Das ist eben bei mir so.» Als die Bande später Bonbons von mir wollte, meinte ich: «Aber nur, wenn gleich die Zähne geputzt werden!» Darauf Axel: «Ich putze mir nie die Zähne.» – «Wie bitte???! Auch abends nicht?» fragt Jan staunend. «Nein, wozu denn?» Ich war platt.

Kaum einer kommt daran vorbei: Karies ist die wohl am weitesten verbreitete Zivilisationskrankheit in der westlichen Welt. In Mitteleuropa und den USA leiden 99 Prozent der Bevölkerung unter Zahnfäule. – Wenn ich überlege, so kenne ich nur einen einzigen Menschen (Zahnarzt), der im stattlichen Alter von 39 Jahren noch kein einziges Loch im Zahn hat.

Die Entstehung von Karies ist eng mit der Höhe des Zuckerverzehrs verbunden. Durch den vielen Zucker bildet sich ein Zahnbelag auf den Zähnen. Wenn dieser nicht regelmäßig entfernt wird, stürzen sich Bakterien, die in der Mundhöhle immer vorhanden sind, auf den süßen Belag. Es entsteht die sogenannte Plaque (sprich: Plak). Die Bakterien ernähren sich genauso gern von Zucker wie die Kinder. Als Abbauprodukte entstehen Säuren, die den sehr harten Zahnschmelz erweichen und sogar auflösen können. Im Inneren des Zahns geht dieser Prozeß dann weiter, jedoch viel schneller, weil erstens das Zahnbein viel weicher, also leichter angreifbar ist, und weil zweitens die Bakterien und die Speisereste aus einem kleinen Loch im Zahn gar nicht mehr entfernt werden können. Wenn das Zahnmark, die Pulpa, erreicht wird, kommt es schnell zu Entzündungen. Der Zahn schmerzt stark, es entsteht eine «dicke Backe», vielleicht stirbt der Zahn sogar ab. Ist erst mal ein Loch im Zahn, geht kein Weg am Bohrer vorbei. Karies heilt nicht von allein. Hierzu gibt es ein sehr empfehlenswertes Kinderbuch mit dem Titel *«Karius und Baktus»*[103]

Die Hauptnahrung von Karius und Baktus stellen, wie gesagt, Kohlenhydrate dar, wobei die Kariesförderung davon abhängt, wie schnell die

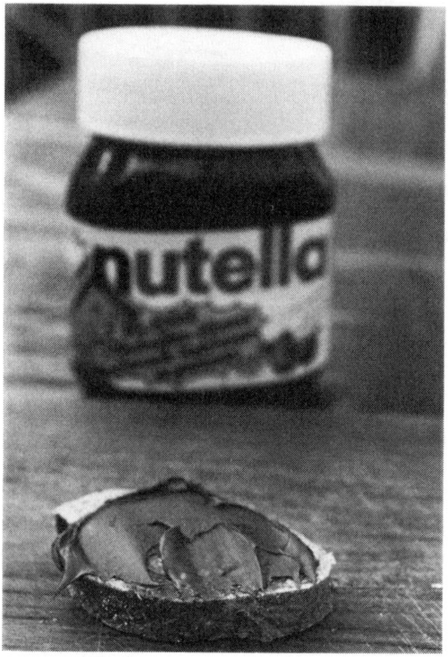

Gesunde Süßigkeiten – gibt's die?

Kohlenhydrate zu Säuren vergoren werden können. Zu den besonders zahnschädigenden Kohlenhydraten zählen vor allen Dingen die Einfach- und Zweifachzucker (Mono- und Disaccharide), zum Beispiel Traubenzucker (Glukose), Fruchtzucker (Fruktose), Rohr- bzw. Rübenzucker (Saccharose), Milchzucker (Laktose) usw. Besonders freuen sich die Bakterien Karius und Baktus über ein schön klebriges Bonbon. Zuckerhaltige Nahrungsmittel sind um so kariesfördernder, je weicher und klebriger sie sind und je länger sie im Mund bleiben. Hierzu zählen: Schokolade, Karamellen, getrocknete Feigen und Datteln, Speiseeis, Honig- und Marmeladenbrote.

Nach Meinung einiger Autoren sollte Kindern im ersten Lebensjahr zudem deshalb kein Honig gegeben werden, da die Gefahr einer Botulismus-Erkrankung besteht, einer zwar selten auftretenden, dafür aber um so gefährlicheren Vergiftung durch Bakterien.[104]

«Gesunde Süßigkeiten» – mit diesem Stichwort versucht die Werbung auch skeptische Eltern zu überzeugen. Ob Milchschnitte, Kinderschokolade oder Nußnougatcreme – es wird auf die wertvollen Bestandteile hin-

gewiesen. Aber selbst wenn noch so viel Vitamine und Mineralstoffe enthalten sind: Klebrige Süßigkeiten sind nur für die dritten Zähne harmlos.
Hin und wieder wird empfohlen, anstelle von Zucker Süßstoff in der (Säuglings)ernährung zu benutzen. In der Bundesrepublik werden vor allem Saccharin und Cyclamat verwendet. Lange Zeit standen beide Stoffe im Verdacht, Krebs auszulösen. Vom Krebsforschungszentrum in Heidelberg kam inzwischen Entwarnung.[105] Nach neueren Untersuchungen ist jedoch nicht auszuschließen, daß zumindest Saccharin die krebserzeugende Wirkung von anderen Umweltschadstoffen fördert.[106, 126] Ob da der Einsatz in der Säuglingsernährung gerechtfertigt ist? Zumal der Gewöhnungseffekt an süße Sachen nicht auf sich warten läßt.
Bewußte Ernährung bedeutet allerdings nicht generellen Süßigkeitenverzicht. Aber:

- Im allgemeinen sollte möglichst selten Süßes gegessen werden;
- Die Gesamtmenge der verzehrten Süßigkeiten ist weniger wichtig als die Art und Weise des Verzehrs. Über den ganzen Tag verteilt ist der Konsum einer bestimmten Menge Zuckers wesentlich schädlicher, als wenn zum Beispiel die gleiche Menge nur zu den Hauptmahlzeiten aufgenommen wird;
- Besser eine Naschorgie veranstalten, als wenig Süßigkeiten über längere Zeiträume naschen. Anschließend müssen die Zähne natürlich gründlich gereinigt werden[107].

Das regelmäßige gründliche Entfernen von Plaques und Speiseresten hindert die Bakterien, ihr zerstörerisches Werk in Angriff zu nehmen. «Regelmäßig» ist leichter gesagt als getan. Regelmäßig, das bedeutet natürlich mindestens dreimal am Tag, nach jeder Hauptmahlzeit. Wer selbst Kinder hat oder versorgt, der weiß, was es bedeutet, Kleinkindern regelmäßig gründlich die Zähne zu putzen. Ich jedenfalls benötige für das abendliche Zähneputzen bei zwei Kindern so viel Kraft, Einfallsreichtum und Energie, daß ich es niemandem verdenken kann, wenn er diese Energie nicht noch ein zweites oder drittes Mal am Tage aufbringt.
Ist einmal nach einer Nascherei keine Zahnbürste zur Hand, oder hat sich eines der lieben Kleinen ausnahmsweise in den Kopf gesetzt: «Heute nicht!!!», so ist das Kauen einer Vollkornbrotschnitte, eines Apfels oder

einer Möhre ein Ersatz; ein schwacher zwar, aber immerhin. Durch die relativ groben, festen Teile wird beim Kauen ein Teil des Zahnbelags abgerieben.

Fluoride – gesunde Zähne, vergifteter Körper?

Kurz nach der Geburt unseres Sohnes, gerade aus dem Krankenhaus entlassen, marschiere ich stolz wie Oskar mit meinem vierzehn Tage alten Prachtkürtel Jan zum Kinderarzt: Vorsorgeuntersuchung. «Prächtig, prächtig», meint der Kinderarzt nach einer Weile, «alles in Ordnung. Ich schreibe Ihnen hier ein paar Tabletten auf, Vitamin D und Fluorid. Davon geben Sie dem Kind ein Jahr lang täglich eine.» – «Tabletten?» frage ich. «Wieso, ist er denn krank? Wozu sind die denn gut?» – «Das Kind ist nicht krank. Vitamin D und Fluoride sind wichtig für den Aufbau der Knochen und der Zähne. Vitamin D wird vorbeugend gegen Rachitis gegeben. Früher, bevor die Säuglinge diese Tabletten bekamen, hatten sehr viele Kinder die Englische Krankheit; Rachitis. Und Fluoride härten den Zahnschmelz. Die Kinder bekommen dann später weniger Karies.» Das klingt überzeugend. Ich bedanke mich, besorge mir die Tabletten und gehe nach Hause.

Zu Hause kommen mir doch wieder Bedenken, abgesehen davon, daß ich es lästig finde, jeden Tag auch noch an die Tabletten für Jan zu denken. Was ist eigentlich Fluorid?

Fluorid gilt allgemein als Spurenelement, das heißt, es ist in einer bestimmten Menge unbedingt lebensnotwendig. Fluoride sind an der Mineralisation des Knochenskeletts beteiligt, außerdem werden sie in den Zahnschmelz eingebaut und spielen so eine wichtige Rolle bei der Zahnhärtung[108, 109]. In hohen Konzentrationen sind Fluoride eindeutig schädlich für den Menschen. Als erstes Anzeichen für zuviel Fluorid können sich die Zähne verfärben. Die Zahnärzte nennen diese Erscheinung Dentalfluorose.

Als Jan vier Jahre alt wurde, fiel mir plötzlich auf, daß seine beiden oberen Schneidezähne viel dunkler waren als die anderen Zähne. «O je, o je», dachte ich, «jetzt ist es passiert! Dentalfluorose.» Er hatte seit seiner Geburt ziemlich regelmäßig Fluorid-Tabletten bekommen. Also so schnell wie möglich zum Zahnarzt! Ob ich Jan dazu bringe, sich auf den Zahnarztstuhl zu setzen bzw. zu legen? Wird er überhaupt den Mund aufmachen? Und was wird er zu all den Weiß-Kitteln sagen? Vom Kinderarzt ist er normale Menschen ohne weißen Kittel gewohnt. Termin! Mit beiden Kindern hin! Tom (1½ Jahre) spielt das süße Baby und untersucht alles; die Helferinnen sind begeistert. Jan läßt sich tatsächlich in den Mund sehen; ich bin also auch begeistert.

Der Zahnarzt amüsiert sich köstlich: «Von wegen Dentalfluorose. Die gibt es bei Milchzähnen gar nicht. Außerdem wären das weiße Flecken. Die Verfärbung ist auch nicht erst seit vorgestern. Er muß vor längerer Zeit so unglücklich auf die Schneidezähne gefallen sein, daß sie dadurch abgestorben sind. Wenn wir Glück haben, behält er sie bis zum Zahnwechsel, wenn nicht, entzündet sich die abgebrochene Wurzel im Kiefer und wir müssen die Zähne ziehen.»

Ich weiß noch nicht, ob ich erleichtert sein soll oder nicht.

Reicht die täglich aufgenommene Fluorid-Menge aus, Zähne und Körper gesund zu erhalten? Oder nehmen wir vielleicht schon viel zuviel Fluorid auf?

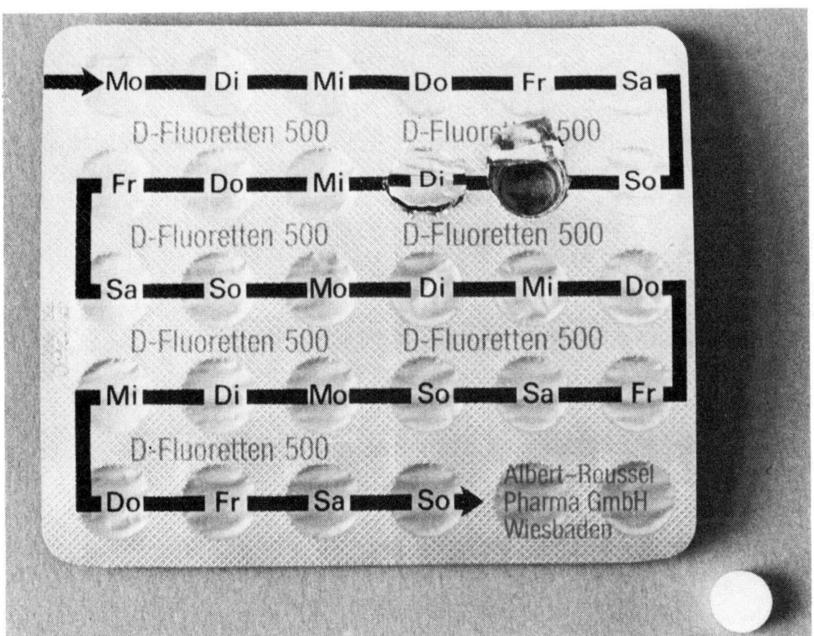

500 µg Fluor täglich – gesunde Zähne oder Krebsgefahr?

Dentalfluorose

Die Dentalfluorose ist eine Fehlsteuerung der Mineralisation der Zähne, unter anderem ausgelöst durch eine zu hohe Fluorid-Aufnahme (2 bis 3 mg F/Tag) über längere Zeit. Die Zähne bekommen kreidig-weiße Schmelzverfärbungen. Verursacht wird die Mineralisationsstörung durch eine Beeinträchtigung der besonders empfindlichen schmelzbildenden Zellen im Kiefer[111]. Solch leichte Schmelzverfärbungen treten aber auch ohne eine Fluoridüberdosierung auf, zum Beispiel in Folge einer Infektion, erblicher Faktoren, ernährungs- oder arzneimittelbedingt. Bei höheren Fluorid-Aufnahmen (4 bis 8 mg F/Tag) kommt es zu schweren Dentalfluorosen. Die sind allerdings nicht mehr als kleine Schönheitsfehler abzutun. Aus den kleinen weißen Flecken werden gelbliche bis braune Stellen, bis hin zu dunklen bandartigen Verfärbungen. Bei sehr hoher Fluorid-Aufnahme (über 8 mg F/Tag) werden Fluoride verstärkt in die Knochensubstanz eingelagert. Es entsteht eine Skelettfluorose; die Knochen verhärten sich, dadurch sind sie weniger belastbar. Noch höhere Fluorid-Aufnahme (80 mg F/Tag) über längere Zeit führt zu Verkrüppelungen und zu schweren Schäden am Skelett[110].

In weiten Teilen einiger Länder bzw. Kontinente, Indien und Afrika beispielsweise, leidet ein Großteil der Bevölkerung unter einer Skelettfluorose. In diesen Regionen hat das Trinkwasser einen natürlichen Fluoridgehalt von bis zu 20 mg/l[112].

Eine akute Vergiftung mit Fluoriden führt zu Bauchschmerzen, Erbrechen und Krämpfen, schließlich zum Tod durch Atemstillstand. Ein kleines Mädchen ist nach der Einnahme von Fluorid-Tabletten gestorben. Es hatte ca. 200 Stück geschluckt.

Der Mensch nimmt Fluoride mit seiner täglichen Nahrung, mit dem Trinkwasser und aus der Luft auf. Auf die Nahrung entfallen dabei durchschnittlich 0,2 bis 0,4 mg F/Tag[112]. Da die Nahrung jedoch sehr unterschiedlich zusammengesetzt sein kann, kann auch dieser Durchschnittswert erheblich unter- oder überschritten werden. Besonders viel Fluoride enthalten: Nüsse, Reis, schwarzer Tee und Schalentiere.

Aufgeschlüsselt nach Altersgruppen sieht die durchschnittliche Gesamt-Fluoridaufnahme folgendermaßen aus[113]:

Kinder 4 bis 9 Jahre: 0,35 mg/Tag
10 bis 18 Jahre: 0,44 mg/Tag
19 Jahre u. älter: 0,57 mg/Tag
Ideal wären 1,5 mg/Tag.

Diese Frage ist nicht ganz neu. Sie hat bereits ihren 100. Geburtstag gefeiert. Denn schon im letzten Jahrhundert empfahl der deutsche Zahnarzt Erhardt erstmals die Anwendung von Fluoriden in Form von Pastillen zur Härtung der Zähne. Auf das Problem aufmerksam wurden die Zahnärzte dadurch, daß in Gebieten, in denen die leichte Form der Dentalfluorose verbreitet war, deutlich weniger Karies vorkam. Bei Untersuchungen stellten sie fest, daß für beides offensichtlich ein höherer Fluorid-Gehalt des Trinkwassers verantwortlich war.[114] Daraus wurde dann ganz einfach geschlossen, man müsse in allen anderen Gebieten dem Trinkwasser Fluoride zusetzen, um auch dort die Karies einzudämmen.

Die Diskussion ist bis heute nicht abgeschlossen. Ganz im Gegenteil! Es gibt zwei sich unversöhnlich gegenüberstehende Fraktionen: die einen halten eine zusätzliche Fluorid-Gabe für die Gesundheit der Zähne für unerläßlich. Die anderen lehnen zusätzliche Fluorid-Gaben grundsätzlich ab. Die Literatur zu diesem Thema ist schier unüberschaubar; die Anzahl der Arbeiten und Bücher geht in die Tausende.

Ich will versuchen, kurz die wichtigsten Argumente dafür und dagegen darzustellen.

Vier Gründe für Fluorid:

1. Alle epidemiologischen Untersuchungen, die sich mit dem Zusammenhang des natürlichen Fluoridgehaltes des Wassers und dem Kariesbefall der Bevölkerung beschäftigen, zeigen ganz klar:
Überall dort, wo das Trinkwasser eine Fluorid-Konzentration zwischen 0,7 und 1,5 mg/l aufweist (Bundesdurchschnitt 0,2 mg/l), haben die Zahnärzte weniger zu tun. Die Anzahl der kariösen Zähne sinkt um 30 bis 50 Prozent[114]. Bei höherer Fluoridkonzentration im Trinkwasser (1,8 mg F/l) sinkt die Karieshäufigkeit noch stärker – um 58 Prozent – gegenüber der Vergleichsgruppe. Dafür treten aber schon gehäuft leichte Dentalfluorosen auf.
2. An einigen Orten (vor allem in den USA) wird seit längerem das Trinkwasser mit Fluorid angereichert. Das bekannteste Beispiel in unserer Nähe ist wohl die Stadt Basel. Dort ist seit 1959, der Einführung der Trinkwasserfluoridierung (TWF), die Anzahl der kariösen Zähne bei Kindern um über 50 Prozent gesunken[115].
3. Wiederum in der Schweiz ist in einigen Gemeinden die regelmäßige Abgabe von Fluortabletten (0,5 bis 1 mg F) in der Schule eingeführt worden. In einer Blinduntersuchung, bei der die Untersucher also nicht wußten, welche Kinder Fluortabletten bekommen hatten und welche nicht,

wurden die «Fluorkinder» und «Kontrollkinder» verglichen. Obwohl die Tabletten nur an ca. 200 Tagen im Jahr ausgegeben worden waren, hatten die «Fluorkinder» durchschnittlich ca. 40 Prozent weniger Karies als die anderen[116].
Zum Vergleich die Fluorid-Versorgung von Kindern, die in bundesdeutschen Durchschnittsgegenden mit einem Trinkwassergehalt von 0,2 mg F/l leben: Mit der Nahrung nehmen Kinder zwischen vier und neun Jahren durchschnittlich 0,22 mg F/Tag auf. In industriellen Ballungsgebieten oder in der Nähe von Aluminiumhütten kann die Fluorid-Menge bis zu 0,34 mg F/Tag steigen, vor allem, wenn viel Gemüse aus dem eigenen Garten gegessen wird[113]. Zusätzlich nehmen Kinder ca. 0,5 bis 1 l Trinkwasser (in Form von Suppen, Soßen, Tees usw.) auf; bei dem angenommenen Fluoridgehalt des Wassers von 0,2 mg/l nehmen die Kinder insgesamt also durchschnittlich 0,42 bis 0,54 mg F/Tag auf, das heißt, zur optimalen Versorgung mit Fluorid fehlt ca. 1 mg F/Tag[111, 113].
4. Ein Zurückdrängen der Karies könnte sicherlich auch ohne zusätzliche Fluorid-Gaben, durch eine bessere Mundhygiene, weniger Süßigkeiten und eine ausgewogene Ernährung erreicht werden. Ein Teil der Bevölkerung steht diesen Argumenten durchaus aufgeschlossen gegenüber. Doch trotz intensiver Aufklärung ist es in den vergangenen Jahrzehnten nicht gelungen, den Kariesbefall einzudämmen. Offensichtlich ist es unmöglich, «beim Großteil der Bevölkerung die eingefahrenen Ernährungs- und Naschgewohnheiten sowie die individuell gewohnte Mundhygiene grundlegend und auf Dauer zu ändern»[111].

Einige Gründe gegen Fluorid:
1. Die Spanne zwischen den eindeutig positiven Auswirkungen auf die Zähne und möglichen gesundheitlichen Schäden ist äußerst gering. Als optimale Trinkwasserkonzentration werden von der Weltgesundheitsorganisation[117] und dem Europa-Komitee für Gesundheitswesen[118] 1 mg F/l empfohlen. Rechnet man für ein- bis zwölfjährige Kinder eine Trinkwassermenge von 0,4 bis 1,1 l, dazu das durchschnittlich mit der Nahrung aufgenommene Fluorid, so kommt man dann auf tägliche Aufnahmewerte für Kinder von 0,9 bis 1,9 mg F. Für Erwachsene ergeben sich 1,8 bis 2,6 mg F/Tag[113].
Wie oben beschrieben, werden durch eine Fluoridaufnahme über 2 mg F/Tag erste Dentalfluorosen verursacht. Diese werden in der Literatur in der Regel zwar als völlig harmlos bezeichnet. Wenn aber Schmelzflecken durch eine fluoridbedingte Schädigung besonders empfindlicher Zellen hervorgerufen werden können, so finde ich die Dentalfluorosen gar

nicht mehr so harmlos wie behauptet. Da bei diesen Konzentrationen erste Hinweise auf Zellschäden bestehen, ist es nicht auszuschließen, daß vielleicht noch andere besonders empfindliche Zellen geschädigt werden können. Die kritische Grenze der Fluoridaufnahme von 2 mg / Tag sollte nicht überschritten werden. Die Spanne zwischen der wirksamen und der möglicherweise schädlichen Fluoridmenge pro Tag ist also wirklich verflixt gering.

2. Von den Fluorid-Gegnern werden nicht nur noch weitere Gegenargumente vorgebracht[119], sondern auch die epidemiologischen Untersuchungen und Statistiken der Befürworter in Zweifel gezogen. Ferner wird behauptet, die bleibenden Zähne würden verspätet durchbrechen. Dazu gibt es jedoch in allen diesbezüglichen Untersuchungen keinerlei Hinweise. Überhaupt wird Fluorid oft pauschal als Gift bezeichnet. Natürlich sind Fluoride in hohen Konzentrationen starke Gifte.

3. In zwei kürzlich erschienenen Veröffentlichungen wird der Verdacht ausgesprochen, daß Fluoride möglicherweise ein krebserregendes Potential besitzen.[124, 125] Durch Zelltests konnte gezeigt werden, daß Fluoride in Säugetierzellen Veränderungen an der Erbsubstanz hervorrufen. Um diesen Verdacht auf ein krebserregendes Potential abzuklären, müßten dringend weitere Versuche unternommen werden. Nur mit Hilfe von Tierversuchen läßt sich dieser Verdacht erhärten oder ausräumen, da Stoffe wie Fluoride auf einzelne Zellen anders wirken als auf den Stoffwechsel eines gesamten, intakten Organismus.

Fluorid-Gaben für die Bevölkerung sind auf unterschiedliche Weise möglich, z. B. durch eine Fluoridierung des Trinkwassers oder als Tabletten.

Die Trinkwasserfluoridierung (TWF) wird von vielen Zahnärzten und allen zahnärztlichen Vereinigungen propagiert, ebenso von der Weltgesundheitsorganisation und dem Europa-Komitee für Gesundheitswesen[111], da man so alle Bevölkerungsgruppen erreichen könnte, auch die, die Aufklärungsaktionen nicht sehr aufgeschlossen gegenüberstehen. Nach unserer Auffassung stellt sie eine Zwangsmedikation dar, von der auch sogenannte Risikogruppen betroffen wären wie Alte, Kranke, selbst Menschen ohne Zähne. Außerdem ist der Trinkwasserverbrauch individuell sehr unterschiedlich, so daß auch hier wieder einige Menschen unterversorgt sein könnten, während andere schon mit einer Überdosis an Fluoriden leben müßten. Auf unterschiedliche Ernährungsgewohnheiten wird dabei keine Rücksicht genommen. Wenn ich überlege, wie viele Tassen Tee (Tee enthält besonders viel Fluorid) ich beim Verfassen dieses Kapitels getrunken habe, und wenn ich mir dann noch vorstelle, das Was-

ser würde zusätzlich Fluoride enthalten – ich glaube, ich hätte längst eine akute Fluorid-Vergiftung.
Ein weiterer Grund, der gegen eine TWF spricht, wird leider häufig vergessen; es ist der ökologische Aspekt. Durch eine TWF entsteht eine unverantwortliche Belastung der Umwelt mit einer toxischen Substanz, die über die Abwässer und Gewässer unkontrollierbar wieder in die menschliche Nahrungskette gelangt[120] und eine biologische Abwasserreinigung beeinträchtigen könnte. Die Gefahr der Anreicherung des Fluorids in unseren Gewässern wäre nicht auszuschließen; welche Folge das für das Leben im Wasser hat, ist aber völlig unbekannt[121]. Erste Untersuchungen über den zunehmenden Fluorid-Gehalt der Nahrungsmittel durch fluoridiertes Trinkwasser in den USA liegen inzwischen vor[122].
Bleibt als weitere Möglichkeit die Gabe von Fluorid in Form von Tabletten, die nach einer gründlichen Analyse der Ernährungsgewohnheiten und des Fluoridgehaltes des Trinkwassers ganz individuell und den äußeren Umständen entsprechend gegeben werden können. Das heißt mit anderen Worten, daß für Kinder, die gut essen, die sich einigermaßen gut die Zähne putzen und nicht ununterbrochen Süßes naschen, zusätzliches Fluorid wahrscheinlich nicht nötig ist.
In den Fällen, in denen die Appelle für eine bessere Mundhygiene und Ernährung nichts nutzen – und sei es, weil die Kinder sich standhaft weigern, zum Beispiel frisches Obst und Gemüse zu essen –, kann eine zusätzliche Fluorid-Aufnahme für die Zähne günstig sein. Genau hier liegt aber wiederum das Problem. Sind Eltern, die das Zähneputzen und die Ernährung ihrer Kinder für zweitrangig halten, davon zu überzeugen, regelmäßig Fluorid-Tabletten zu geben? Lenkt diese Tabletten-Einnahme nicht von dem eigentlichen Problem ab und bestärkt die Eltern noch in ihrer Ansicht, Zähneputzen und verbesserte Ernährungsgewohnheiten als lästig und unnötig einzustufen? Besteht vielleicht durch die regelmäßige Einnahme von Tabletten im Kindesalter die Gefahr der Gewöhnung? Die Kinder werden sehr früh an eine regelmäßige Einnahme von Medikamenten gewöhnt, wodurch möglicherweise später die Hemmschwelle zum Medikamentenkonsum sinkt. Ich meine, daß die Gefahr einer Medikamentengewöhnung nicht so groß ist. Man kann Kindern mit vier oder fünf Jahren durchaus die Bedeutung der Fluorid-Tabletten klarmachen, so wie unsere Mütter uns früher Lebertran-Kapseln oder Kalk-Tabletten gegeben haben und wir deshalb noch längst nicht tablettensüchtig geworden sind.

Ein letztes Wort zum Thema Fluorid
Welche Möglichkeiten haben also Eltern, sich und die Kinder vor zu früher und zuviel Karies zu schützen? Das beste ist, es werden alle Karies auslösenden Stoffe (sprich: Süßigkeiten) strikt gemieden, viel Obst und Gemüse gegessen und regelmäßig dreimal am Tag die Zähne geputzt.

➔ Eine globale zusätzliche Fluoridversorgung der gesamten Bevölkerung (zum Beispiel durch eine Trinkwasserfluoridierung) lehnen wir aus dem oben genannten Grund ab; ebenso eine pauschale Empfehlung, allen Kindern und Jugendlichen Fluorid-Tabletten zu verabreichen.

Nur nach einer gründlichen Abwägung aller Punkte für bzw. gegen Fluorid sollten sich Eltern bzw. Kinder- und Zahnärzte entscheiden.
Vor einer eventuellen Entscheidung dafür, muß auf jeden Fall eine genaue Klärung des örtlichen Fluoridgehaltes des Trinkwassers stehen. Auf keinen Fall können Fluorid-Tabletten als Ersatz für vernünftige Ernährung und das Putzen der Zähne gesehen werden.
Meine persönliche Entscheidung sieht folgendermaßen aus:
Jan und Tom haben mehrere Jahre Fluorid-Tabletten genommen. Seit ich begonnen habe, mich mit dem Problem der Fluoride näher zu beschäftigen, habe ich die Fluorid-Gaben erst einmal unterbrochen und meine Durchsetzungskraft – mehr oder weniger erfolgreich – auf ein Mal Zähneputzen mehr am Tag gerichtet. Erst wenn sich durch weitere toxikologische Untersuchungen der Verdacht auf ein krebserregendes Potential der Fluoride nicht erhärten läßt, werde ich den Kindern unter Umständen wieder Fluorid-Tabletten geben.

Literatur

1 H. Wenner: Marktsituation bei Kindernährmitteln auf Getreidebasis; Deutsche Lebensmittel-Rundschau *80* (8), 246 (1984)
2 H. Ewerbeck (Hrsg.): Säuglingsernährung heute, Berlin 1982
3 W. Droese, M. Kersting: Probleme der Säuglings- und Kinderernährung heute, Ernährungs-Umschau *31* (1), 3–9 (1984)
4 Arbeitsgemeinschaft der Verbraucher e. V.: Säuglingsernährung und Muttermilch; Verbraucher Rundschau Nr. 10 (1983)

5 Deutsche Forschungsgemeinschaft: Rückstände und Verunreinigungen in Frauenmilch – Mitteilung XII der Kommission zur Prüfung von Rückständen in Lebensmitteln, Weinheim 1984
6 E. Schmidt: Vorzüge der Muttermilchernährung des Säuglings; Monatsschr Kinderheilkd *127*, 525–528 (1979)
7 W. Droese, H. Stolley: Ernährung des Säuglings; in: K. Betke, W. Künzer (Hrsg.): Keller / Wiskott Lehrbuch der Kinderheilkunde, Stuttgart 1984
8 H. O. Gravert (Hrsg.): Die Milch, Stuttgart 1983
9 Konsument-Test Babynahrung: Milchen und Schleime – Unterschiedliche Qualität, Konsument (*5*), 19–24 (1983)
10 G. Schöch, M. Kersting: Aktuelle Empfehlungen zur Säuglingsernährung, Sozialpädiatrie *6* (4), (1984)
11 E. Trautwein u. a.: Untersuchungen zum Gehalt an Taurin in Milch, Milchprodukten und Säuglingsnahrung, Ernährungs-Umschau *31* (8), 287 (1984)
12 C. Kunz u. a.: Vitamin D, 25 OH D und 1,25 (OH) $_2$D in humaner und boviner Milch in einigen Säuglingsnahrungen, Ernährungs-Umschau 31 (8), 286–287 (1984)
13 C. Kunz u. a.: 1,25-Dihydroxy-Vitamin D in trinkfertiger Säuglingsnahrung, Ernährungs-Umschau *32* (7), 239 (1985)
14 V. Branth, H. Teschemacher: Nachweis opiatwirkender Stoffe in Milch und Milchprodukten, Deutsche Lebensmittel-Rundschau *79* (1), Literaturdienst Nr. 1, S. 3 (1983) – Kurzfassung
15 R. Grüttner: Neues bei Frauenmilchernährung, Monatsschr Kinderheilkd *131*, 420–423 (1983)
16 L. A. Hanson u. a.: Milk and Lactation, Mod. Probl. Paediat. 15, 63–72 (1975)
17 M. Wolff: Beurteilung der Immunfaktoren bei der Säuglingsernährung, Diplomarbeit, FH Hamburg, Hamburg 1984
18 E. Pröstler: Stillen trotz verseuchter Umwelt, Freiburg 1981
19 L. Acker, R. Grüttner, W. Heeschen: Zur Rückstandssituation in Frauenmilch – vorläufige Ergebnisse einer kooperativen Studie; in: 2
20 K.-H. Niessen u. a.: Chlorierte Kohlenwasserstoffe im Fettgewebe von Säuglingen und Kleinkindern, Sozialpädiatrie *7* (2), 71–75 (1985)
21 Presseerklärung Nr. 16 der DFG vom 1. 6. 1983: Alles spricht für drei- bis viermonatige Stillperiode
22 M. Merk: Bericht einer betroffenen Mutter; in: Dokumentation Forum der Aktion «Muttermilch – ein Menschenrecht» – Gefährden Schadstoffe das Stillen? Am Beispiel PCB, Freiburg 1984
23 J. F. Diehl, Intern. Zeitschr. f. Lebensmittel-Technol. u. -Verfahrenstechnik (*7*) u. (*8*) (1982) Sonderdruck
24 H. Friege, R. Nagel: Umweltgift PCB – Wie kommt Hydrauliköl ins Fischfilet, BUND information 21, Freiburg 1982
25 Badische Zeitung vom 29. 5. 1985
26 W. Hörtig u. a.: Untersuchungen von Erzeugermilch aus Baden-Württemberg auf Pflanzenschutzmittelrückstände, Schwermetall- und Aflatoxin-Gehalte, Lebensmittelchemie und gerichtliche Chemie *39*, 39–40 (1985)
27 H. Friege, R. Nagel: PCB in der Muttermilch, Öko-Mitteilungen *8* (1), 11–14 (1985)
28 G. Weigand, W. Mücke: Verunreinigungen der Humanmilch mit Organohalogenverbindungen, GSF-Bericht, München 1980, zit. nach E. Kapfelsberger, U. Pollmer: Iß und stirb, Köln 1982

29 Frankfurter Rundschau vom 12. 7. 1985
30 M. Cetinkaya u. a.: Untersuchungen zwischen dem Zusammenhang zwischen Ernährung und Lebensumständen stillender Mütter und der Kontamination mit schwerflüchtigen Organochlorverbindungen, Aktuelle Ernährungsmedizin *9*, 157–162 (1984)
31 Urteil des Hamburgischen Oberverwaltungsgerichts vom 10. 7. 1984
32 M. Cetinkaya, J. v. Düszeln, W. Thiemann: Organochlorrückstände in Muttermilch türkischer Frauen in der Bundesrepublik Deutschland und in der Türkei, Aktuelle Ernährungsmedizin *8* (5), 213–217 (1983)
33 Deutsche Forschungsgemeinschaft: Hexachlorcyclohexan – Kontamination, Ursachen, Situation und Beurteilung – Mitteilung IX der Kommission zur Prüfung von Rückständen in Lebensmitteln, Boppard 1982
34 H. Friege u. a.: Höchstmengen-Verordnung für PCB; in: Dokumentation Forum der Aktion «Muttermilch – ein Menschenrecht» – Gefährden Schadstoffe das Stillen? Am Beispiel PCB, Freiburg 1984
35 P. Kühne: Säuglings-Ernährung, Stuttgart 1985
36 W. Zipfel: Lebensmittelrecht, Kommentar der gesamten lebensmittelrechtlichen Vorschriften, München 1984
37 Pers. Mitteilung Prof. Heeschen
38 F. Daschner: Wie zuverlässig desinfiziert Milton?, Monatsschr Kinderheilkd *130*, 114 (1982)
39 Wick Pharma: Milton – Die Sterilisier-Methode für Babyflaschen und Sauger
40 U. Lahl: Gesundheitliche Gefahren für Säuglinge durch Desinfektion der Fütterungsutensilien mittels Natriumhypochlorit, Hygiene + Medizin 5, 619–625 (1980)
41 K. H. Wallhäuser: Praxis der Sterilisation – Desinfektion – Konservierung, Stg. 1984
42 F.-K. Käferstein, J. Müller: Schwermetalle in Säuglingsnahrung – ZEBS Berichte, Berlin 1981
43 H. H. Dieter: Wie giftig sind Schwermetalle; in: H. Friege, U. Kost, F. Claus (Hrsg.): Die tückische Hypothek – Chemiepolitik für Schwermetalle, Karlsruhe 1985
44 W. Arts u. a.: Blei im Berliner Trinkwasser (Teil 2), Forum Städte-Hygiene *36*, 46–51 (1985)
45 W. Arts, H.-J. Bretschneider: Blei im Berliner Trinkwasser, Forum Städte-Hygiene *35*, 197–203 (1984)
46 Bleileitungen – Ablaufen lassen oder auswechseln, Wasser Magazin, Kundeninformation der Hamburger Wasserwerke GmbH, Mai 1984, S. 14
47 R. Schubert: Der BRITA-Wasserfilter – Eine wissenschaftliche Dokumentation
48 U. Lahl, B. Zeschmar: Wie krank ist unser Wasser?, BUND information 14, Freiburg 1981
49 J. Räuschel: Wasserfilter: Filtern sie was?, Ökotest Magazin (*4*), 34–39 (1985)
50 Damit Gutes besser schmeckt: BRITA® ... denn Wasser ist Geschmacksache, Werbeschrift der BRITA, Taunusstein
51 K. Höll: Wasser, Berlin 1970
52 W. Metzner: Vorsicht Wasser, Stern vom 14. 10. 1982, S. 78–94
53 W. Arts, Ökotest Magazin (*6*), 4 (1985) – Leserzuschrift
54 ARD-Ratgeber Technik vom 3. 12. 1983
55 F. Arndt: Trinkwasser: Blei aus vollen Rohren, Ökotest Magazin (*6*), 28–33 (1985)
56 H. Friege: Belastete Lebensmittel – die Schwermetalle kehren zurück; in: H. Friege, U. Kost, F. Claus (Hrsg.): Die tückische Hypothek – Chemiepolitik für Schwermetalle, Karlsruhe 1985

57 R. Biedermann, D. Leu, W. Vogelsanger: Nitrate in Nahrungsmitteln, eine Standortbestimmung, Deutsche Lebensmittel-Rundschau *76* (5), 149–156 (1980)
58 G. Eisenbrand: N-Nitrosoverbindungen in Nahrung und Umwelt, Stuttgart 1981
59 W. Kübler: Die Qualität des Trinkwassers – Nitrate, Forum der Kinderheilkunde 1 – Kinderärzte zum Thema Umwelt, Lübeck 1985
60 WHO: Toxicological evaluation of some food additives including anticaking agents, antimicrobials, antioxidants, emulsifiers and thickening agents – Food Additives Series No. 5, Geneva 1974
61 Verbraucher-Zentrale NRW (Hrsg.): Nitrat in Wasser und Gemüse, Düsseldorf 1984
62 Verordnung über Trinkwasser u. über Brauchwasser f. Lebensmittelbetriebe (Trinkwasser-Verordnung) vom 31. 1. 1975 (BGBl. I, S. 453), i.d.F. der ÄndV vom 20. 12. 1977 (BGBl.I, S. 2802, 2813) und der ÄndV. vom 25. 7. 1980 (BGBl.I, S. 764)
63 F. Selenka: Nitrat und Nitrit in Wasser und Boden; in: DFG: Das Nitrosamin-Problem, Weinheim 1983
64 Verordnung über natürliches Mineralwasser, Quellwasser und Tafelwasser (Mineral- und Tafelwasser-VO) vom 1. 8. 1984, BGBl. I, S. 1036
65 M. Böhme, J. Priewe: Tafelwasser, natur (*9*), 96–99 (1984)
66 Pers. Mitteilung der Verbraucher-Zentrale NRW
67 Zuviel Nitrat im Mineralwasser, Frankfurter Rundschau vom 16. 7. 1985
68 R. Frommberger: Flüchtige Nitrosamine – Untersuchungsergebnisse aus der Lebensmittelüberwachung, Lebensmittelchemie und gerichtliche Chemie *38*, 2–3 (1984)
69 Verordnung zur Begrenzung des Übergangs von N-Nitrosaminen und nitrosierbaren Stoffen aus bestimmten Bedarfsgegenständen (Nitrosamin-Bedarfsgegenstände-Verordnung) vom 15. 12. 1981, BGBl. I, S. 1406
70 B. Spiegelhalder: Nitrosamine und Gummi; in: DFG: Das Nitrosamin-Problem, Weinheim 1983
71 Jahresbericht 1983 der Chemischen Landesuntersuchungsanstalt Stuttgart
72 Pers. Mitteilung Dr. Frommberger, CLUA Stuttgart
73 G. Blosczyk, H.-J. Dömling: HPLC-Bestimmung von 2-Mercaptobenzothiazol in Saugern, Lebensmittelchemie und gerichtliche Chemie *36*, 90 (1982)
74 R. Franck: Kunststoffe im Lebensmittelverkehr, Köln 1984
75 H. J. Hapke, E. Schmidt: Gemeinsame Stellungnahme der Senatskommission zur Prüfung von Rückständen in Lebensmitteln der Deutschen Forschungsgemeinschaft und der Ernährungskommission der Deutschen Gesellschaft für Kinderheilkunde zur Sendung «Monitor» über Dioxine vom 28. 2. 1984, Monatsschr Kinderheilkd *132*, 507 (1984)
76 A. Kortenkamp, H. Friege: Stellungnahme des BUND und des Öko-Instituts zum Problemkomplex «Dioxine» – Anhörung des Innenausschusses am 25. 3. 83, Informationsdienst Chemie und Umwelt (*4*), 10–15 (1985)
77 F. Luft, D. Ganten: Entsalzen oder pökeln – das ist hier die Frage!, Aktuelle Ernährungsmedizin *10*, 1–3 (1985)
78 F. Haschke, I. Steffan: Vergleich der Natrium- und Kaliumzufuhr durch die Säuglingsnahrung mit dem Bedarf von frühgeborenen und gesunden Säuglingen, Wiener Klinische Wochenschrift 93 (*21*), 667–671 (1981)
79 D. Ganten: Natrium, ein Faktor beim Zustandekommen der primären Hypertonie, Aktuelle Ernährungsmedizin *10*, 79–80 (1985)
80 Bundesverband der diätetischen Lebensmittelindustrie e. V. (Hrsg.): Grüne Liste 1983; Aulendorf 1983

81 W. Droese u. a.: Kochsalzgehalt in den industriell hergestellten Fertignahrungen, Monatsschr Kinderheilkd *120* (2), 70–75 (1972)
82 G. Schöch: Grundlagen der künstlichen Ernährung des Neugeborenen und des Säuglings, in: 2
83 H. Stolley, M. Kersting, W. Droese: Nährwerttabelle des Forschungsinstituts für Kinderernährung, München 1980
84 Hipp KG: Ihr Baby im ersten Jahr, Pfaffenhofen 1983
85 Konsument-Test Babynahrung: Die Fertigmenüs, Konsument (7), 16–23 (1984)
86 F. Arndt: Karottensäfte: Nitrate – Kost fürs Kind, Ökotest Magazin (5), 30–35 (1985)
87 P. Weigert u. a.: Arsen, Blei, Cadmium und Quecksilber in und auf Lebensmitteln, ZEBS-Bericht, Berlin 1984
88 B. Fetterroll u. a.: Lebensmittel aus alternativem und konventionellem Anbau. Vergleichende Darstellung der Gehalte an Nitrat, Pflanzenbehandlungsmittelrückständen und Schwermetallen, Lebensmittelchemie und gerichtliche Chemie *38*, 77 (1984)
89 K. Förster, F. Jekat: Nitrat- und Nitritgehalte in Gemüsesäften, Aktuelle Ernährungsmedizin *9*, 188–191 (1984)
90 VDLUFA: Qualität pflanzlicher Nahrungsmittel, VDLUFA Schriftenreihe Heft 7, Darmstadt 1983
91 W. Goebel, Chr. Rehm: Diskussionsbemerkung zur Arbeit von H. Stolley, C. Schlage und W. Droese: «Zur Frage Nitratgehalt in Karotten für den Säugling in den ersten Lebensmonaten, Monatsschr Kinderheilkd *126*, 100 (1978)
92 H. Stolley, C.Schlage, W. Droese: Zur Frage des Nitratgehalts in Karotten für den Säugling in den ersten Lebensmonaten, Monatsschr Kinderheilkd *126*, 100–101 (1978)
93 J. Dressel, J. Jung: Nitrat-Düngung: Einfluß auf den Nitrat-Gehalt in Pflanzen – Möglichkeiten der Reduktion; in: DFG: Das Nitrosamin-Problem, Weinheim 1983
94 Test Sonderheft Garten 1983
95 W.-E. Wetzel: Zuckertee-Karies als Folge exzessiven Genusses von Fertigtees aus Saugerfläschchen, Monatsschr Kinderheilkd *130*, 726–730 (1982)
96 U. Beier: Gesundheitsbezogene Werbung – Einige problematische Beispiele, AID Verbraucherdienst *28* (4), 80–84 (1983)
97 BGA-Pressedienst: Bundesgesundheitsamt: Warnung vor Kariesgefahr durch zucker- und kohlenhydrathaltige Kindertees vom 25. 4. 1985
98 Getränke für Kinder – Die süße Verlockung (6), 16–17 (1983)
99 B. Dost: Die Erben des Übels, München 1984
100 O. Hövels, Monatsschr Kinderheilkd *131*, 174–175 (1983)
101 G. Korthues: Süßwaren, AID-Verbraucherdienst *29* (11), 232–237 (1984)
102 Deutsche Gesellschaft für Ernährung (Hrsg.): Ernährungsbericht 1984, Frankfurt 1984
103 T. Egner: Karius und Baktus; München
104 K. Heitkamp: Ernährungsphysiologische und diätetische Wirkungen des Honigs. Eine kritische Betrachtung der Literatur, Diplomarbeit, FH Hamburg, Hamburg 1983
105 Katalyse Umweltgruppe (Hrsg.): Was wir alles schlucken, Reinbek 1985
106 G. Murasaki, S. M. Cohen: Co-carcionogenicity of sodium saccharin and N-4-(5-nitro-2-furyl)-2-thiazolyl formamide for the urinary bladder, Carcinogenesis *4* (1), 97 bis 99 (1983)
107 P. Städtler: Ernährungsberatung im Rahmen präventiver Zahnheilkunde; Zahnärztliche Praxis *7*, 270–273 (1984)

108 H. Kettner: Fluoride und ihre langfristige Wirkung auf den Organismus; Staub-Reinhalt. Luft *38*, 456–463 (1978)
109 Handbook of Experimental Pharmacology, Vol. XX/2: Pharmacology of Fluorides. Hrsg.: Hefter, Heubner; Berlin 1970
110 H. Ewerbeck: Pro und Kontra Kariesprophylaxe, Medizinisches Forum; Selecta 8, 697 (1975)
111 H. D. Cremer, W. Büttner: Argumente und Gegenargumente zur Fluoridierung des Trinkwassers; Öff. Gesundheitswesen *33*, 166–183 (1971)
112 W. Oelschläger, L. Feyler, H. Schenkel, E. Moser, D. Seidel: Das Nahrungsfluor in toxikologischer Hinsicht; Teil I; Staub-Reinhalt. Luft *42*, 383–389 (1982)
113 W. Oelschläger, H. Schenkel: Das Nahrungsfluor in toxikologischer Hinsicht, Teil II, Staub-Reinhalt. Luft *43*, 118–125 (1983)
114 J. Jansen: Die geographische Verteilung erhöhter Fluoridvorkommen im natürlichen Trinkwasser und ihre Beziehung zu Karies und Dentalfluorose; Dissertation, Bonn 1981
115 T. M. Marthaler: Eine Überprüfung der Resultate der Trinkwasserfluoridierung in Basel; Öff. Gesundheitswesen *33*, 183–190 (1971)
116 T. M. Marthaler, K. G. König: Der Einfluß von Fluortablettengaben in der Schule auf den Kariesbefall 6–15jähriger Kinder; Schwz. Mschr. Zahnheilk. *77*, 539–554 (1967)
117 World Health Organization (WHO): European Standards for Drinking Water; Genua 1970
118 Europa-Komitee für Gesundheitswesen: Problem der Trinkwasserfluoridierung in Europa; Öff. Gesundheitswesen *36* (1974)
119 M. O. Bruker: Vorsicht Fluor! 1984
120 Die GRÜNEN: Gesetzentwurf zur Änderung des Lebensmittel- und Bedarfsgegenständegesetzes, Zur Trinkwasserfluoridierung. Zitiert aus: Informationsdienst Chemie und Umwelt 5, 8–9 (1984)
121 T. Darimont: Zwangsmedikation durch Fluorid? Informationsdienst Chemie und Umwelt 5, 7 (1984)
122 D. H. Leverett: Fluorides and the changing prevalence of dental caries; Science 217, 26–30 (1982)
123 Oberösterreichische Nachrichten vom 4. 3. 1978
124 T. Tsutsui, N. Suzuki, M. Ohmori: Sodium Fluoride-induced Morphological an Neoplasmic Transformation, Chromosome Aberrations, Sister Chromatid Exchanges, and Unscheduled DNA Synthesis in Cultured Syrian Hamster Embryo Cells, Cancer Research *44*, 938–941 (1984)
125 T. Tsutsui, N. Suzuki, M. Ohmori, H. Maizumi: Cytotoxicity, chromosome aberrations and unscheduled DNA synthesis in cultured human diploid fibroblasts induced by sodium fluoride, Mutation Research *139*, 193–198 (1984)
126 T. Suzuki u. a.: Distinction by Concanavalin A Agglutination between Ulceration and Repair of Rat Bladder Epithelium Induced by Freezing or Cyclophosphamide and the Effect of Sodium Saccharin, Cancer Research *44*, 74–77 (1984)

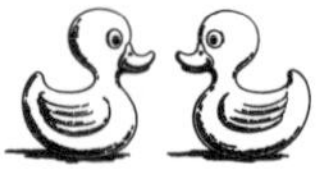

Die zweite Haut

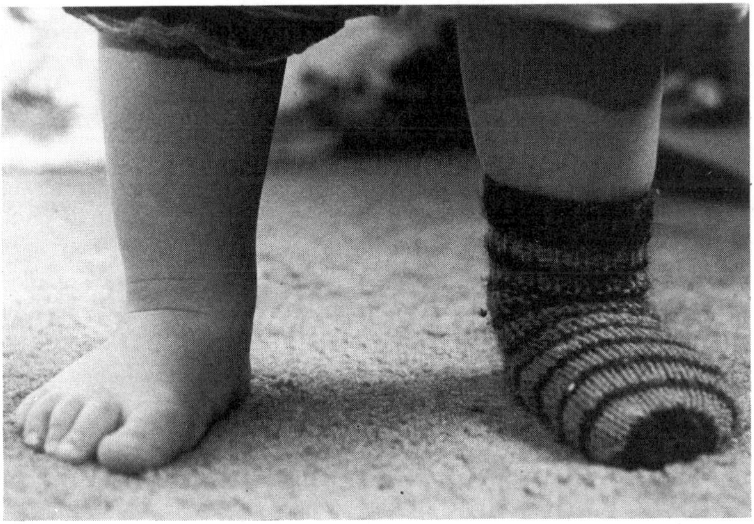

Die zweite Haut

«Textilien helfen schon in den ersten Minuten, daß ein neues Menschenkind sich für das Leben erwärmen kann. Daß die erste Berührung mit den Dingen seiner Umwelt behutsam und schützend geschieht, ist mit das Verdienst der Textilveredlung. Die erste Windel, immer noch eine Stoffwindel, ist durch Textilveredlung besonders saugfähig, sanft auf der Haut und makellos weiß gebleicht. (...) Praktisch jedes Textilerzeugnis wird erst nach einem mehr oder weniger langen Entstehungsprozeß mit zahlreichen Veredlungsvorgängen ‹geboren›. (...) Und die moderne, pflegeleichte Ausrüstung der Stoffe für Kinder hat auch den Müttern durch Arbeitsersparnis ein Stück mehr Freiheit gebracht und mehr Zeit für die Familie. (...) *Textilien setzen neue Maßstäbe für eine kinderfreundliche Welt von morgen.*»[1]

Viele kleine Kinder sind begeisterte Anhänger der Freikörperkultur. Ohne eingeimpftes Schamgefühl fühlen sie sich nackend besonders wohl. Dahinter steckt das befreiende Erlebnis, beengende Kleidung abgelegt zu haben, Luft, Licht und Sonne an die Haut kommen zu lassen. Die Haut darf frei und tief durchatmen.

Die Haut ist das größte Sinnesorgan des Menschen. Auf etwa 1,5 m^2 (beim Erwachsenen!) regelt die Haut den Wärme- und Feuchtigkeitshaushalt. Bei einem Säugling von 3 kg Gewicht sind es 0,2 m^2[2].

Wärme wird als Strahlung oder über Schweiß abgegeben, ebenso wird Sauerstoff aus der Luft aufgenommen. Die Haut atmet. In unseren geographischen Breiten ist Kleidung notwendig, um vor Kälte, Sonne und Wind zu schützen. Die notwendige Schutzbekleidung des Körpers sollte die Hautfunktionen selbstverständlich unterstützen statt sie einzuschränken. Also sollte auch Kleidung atmen können.

Geht es um das eigene Kind, ist bekanntlich das Beste gerade gut genug. In bezug auf Kleidung legen viele Eltern Wert auf Schick, das Kind muß angemessen herausgeputzt werden. Darüber hinaus sollen Textilien aber auch möglichst pflegeleicht sein. Manche orientieren sich an der Natur, für sie kommen nur natürliche Fasern zur Umhüllung ihrer Sprößlinge in Betracht. In Alternativkreisen läßt sich ein Trend zu «Naturtextilien» erkennen. Fraglos ist oft aber gerade der Preis die entscheidende Größe.

Im Bemühen, unserem Sohn Jan Kleidung auszuwählen, die unserem Umwelt- und Gesundheitsbewußtsein entspricht, stellte sich für mich die

Haut ist mehr als Hülle

Die Haut – der fünfte Sinn, das größte Sinnesorgan des Menschen. Über die Haut verspürt man Kälte und Wärme, Schmerzen und Zärtlichkeiten.

Die Haut ist Atmungsorgan. Die Hautatmung beträgt etwa 1 Prozent der Lungenatmung.

Die Haut ist Ausscheidungsorgan. Über die Schweißdrüsen werden Salze und Säuren abgegeben; die Talgdrüsen sondern Talg ab.

Als «Klimaanlage» schützt die Haut den Körper vor Hitze und Kälte. Bei hoher Außentemperatur weiten sich die Blutgefäße der Haut, so daß mehr Wärme abgegeben werden kann. Stärkeres Schwitzen kühlt die Haut durch die Verdunstungskälte ab. Bei Kälte verengen sich dagegen die Blutgefäße, und es wird kaum Schweiß abgesondert.

Die Haut muß Stöße aushalten, wirkt als Barriere für Krankheitserreger und schützt den Körper teilweise vor Stoffen der Außenwelt. Wenn man ihr zuviel zumutet, ist sie gereizt oder reagiert allergisch.

Ein mehrschichtiger Aufbau aus Unter-, Leder- und Oberhaut sorgt dafür, daß die Haut ihren vielfältigen Aufgaben gerecht werden kann. Jedoch: Kinderhaut ist keine kleine Erwachsenenhaut.

Die Haut des Ungeborenen verhält sich im Fruchtwasser zunächst noch wie eine Schleimhaut. Nach der Geburt muß sie sich dann auf die rauhen Lebensumstände einstellen. Die Hautoberfläche ist beim Säugling im Vergleich zum Körpergewicht wesentlich größer als beim Erwachsenen. Die Wasserabgabe über die Haut ist daher viel höher, was vor allem bei hohen Außentemperaturen und Fieber zu großem Flüssigkeitsbedarf führt. Aber auch unter normalen Bedingungen verdunstet mehr Flüssigkeit, so daß schnell Unterkühlungsgefahr besteht. Verstärkt wird dieser Effekt noch dadurch, daß das Fettgewebe der Unterhaut – als Schutz vor raschem Temperaturangleich und mechanischer Beanspruchung gedacht – noch unvollständig ausgeprägt ist. Junge Säuglinge sollen daher nicht unnötig für längere Zeit «ausgepackt» werden.

Überhaupt ist die Säuglingshaut wesentlich dünner als robuste Erwachsenenhaut, vor allem die gesamte Oberhaut. Hornhaut muß erst noch wachsen. Säuglingshaut ist empfindlicher und leichter verletzlich, weniger elastisch und enthält mehr Wasser.

Der «Säureschutzmantel» ist kaum vorhanden. Dieser besser als «Wasser-Lipid-Mantel» bezeichnete Film auf der Hautoberfläche stellt eine Emulsion aus Talg, Schweiß und anderen Bestandteilen dar. Der Säuregrad dieses Schutzfilms liegt bei pH 5 bis 6, das Neutralisationsvermögen gegenüber alkalischen Substanzen ist beim Säugling sehr gering. Wird die

Säuglingshaut mit Seife gewaschen, braucht sie wesentlich länger, um ihren ursprünglichen Säuregrad wieder zu erreichen.
Eine ausgetrocknete Haut kann den Oberflächenschutz vor fremden Stoffen wesentlich schlechter aufrechterhalten. Ist die Haut geschädigt, können auch Stoffe durch die Haut dringen, die unter normalen Umständen kaum aufgenommen werden. Da die Entgiftungsmechanismen noch nicht voll entwickelt sind, können die eindringenden Stoffe ihre schädigende Wirkung beim Säugling um so leichter entfalten. «Doppelt» gefährlich wird es im entzündeten Windelbereich, da hier die Haut zusätzlich aufgeweicht und damit durchlässiger ist.[2,3,4]

Frage, ob sich nicht Schick, Bequemlichkeit (für ihn und uns) und Natürlichkeit vereinbaren ließen. Selbstverständlich dachte ich dabei auch an Farbstoffe, Synthesefasern und Formaldehyd, mußte aber bei der sich anschließenden Wühlarbeit feststellen, daß der Katalog von Chemikalienzusätzen für Textilien eine erheblich breitere Palette aufwies, als ich dachte.
Gibt es eigentlich spezielle Kinderbekleidung? Mal abgesehen von den Größen und besonders fröhlich-bunten Farben unterscheiden sich Textilien für Kinder nicht von denen für Erwachsene. Allenfalls bei Babies gibt es noch besondere Maßstäbe, obwohl: Was dem Baby sein Strampelhös-

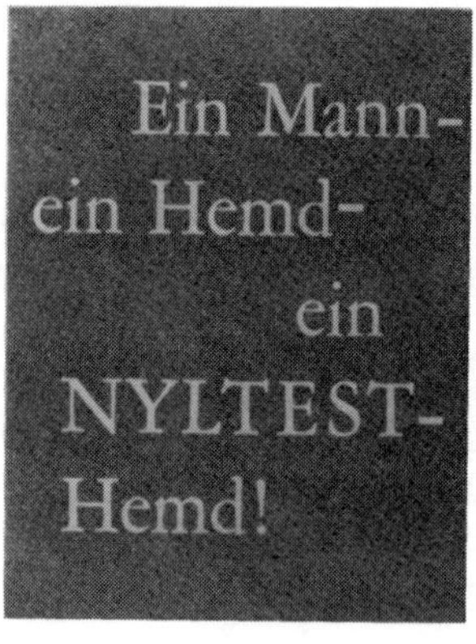

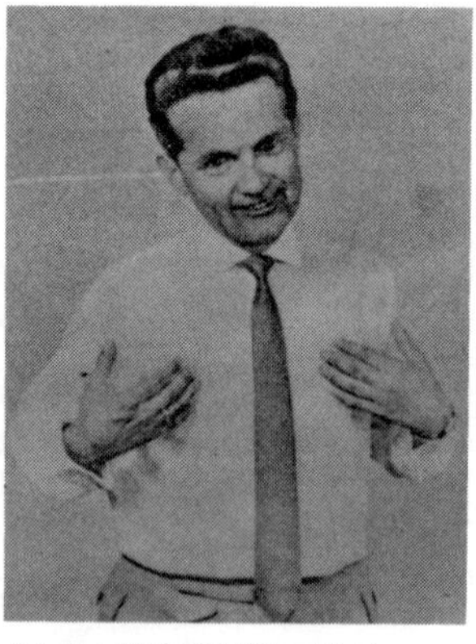
Mein Hemd? NYLTEST natürlich!

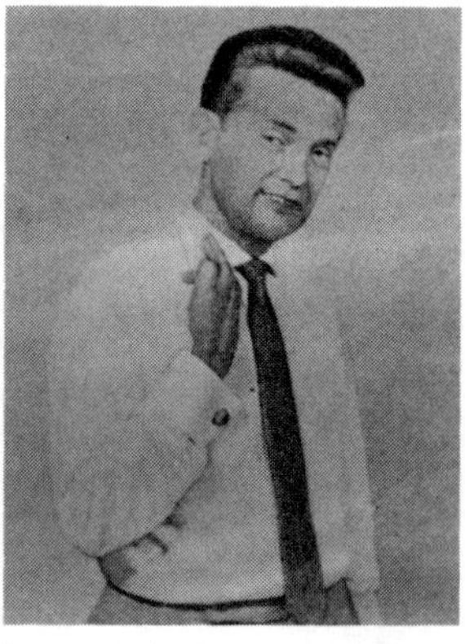
Kragen und Manschetten immer tadellos

Quelle: «Die Pubertät der Republik»,

chen, das ist dem Erwachsenen seine Latzhose. Andere Spezialentwicklungen für Kinder, wie der Matrosenanzug, sind erstens aus der Mode gekommen und zweitens sowieso aus der Erwachsenenwelt geklaut.
So richtete sich mein Augenmerk nicht mehr speziell auf Kinderkleidung, sondern auf Textilien im allgemeinen. Übrigens gibt es auch keine rechtlichen Bestimmungen, die nur für Kinder- oder Babykleidung gelten (siehe «Kaum etwas verboten, nichts kontrolliert»).

Kunstfaserland BRD

Der bundesrepublikanische Pro-Kopf-Verbrauch an textilen Rohstoffen ist Weltspitze: Knapp 23 Kilogramm verbraucht der Durchschnittsbürger jährlich[5]. Zum Vergleich: In Dänemark sind es nur 12,4 Kilogramm und im Weltdurchschnitt gerade 7 Kilogramm. Chemiefasern machen hier das dickste Bündel aus (12,3 Kilogramm), gefolgt von Baumwolle (8 Kilogramm), Wolle (2,1 Kilogramm) und Leinen (0,2 Kilogramm). Nur in bestimmten Kreisen hat sich die Entwicklung auf diesem Sektor in den letzten Jahrzehnten zu natürlichen Textilien hin verschoben, das Rennen machen ansonsten die Kunstfasern.
Es begann in den fünfziger Jahren. Die ersten Kunstfasertextilien wurden marktfähig. Nyltest-Hemden fanden plötzlich reißenden Absatz, eine heute kaum noch vorstellbare Tatsache. Einige der beispielhaft aufge-

Jungwirth und Kromschröder, Frankfurt 1978

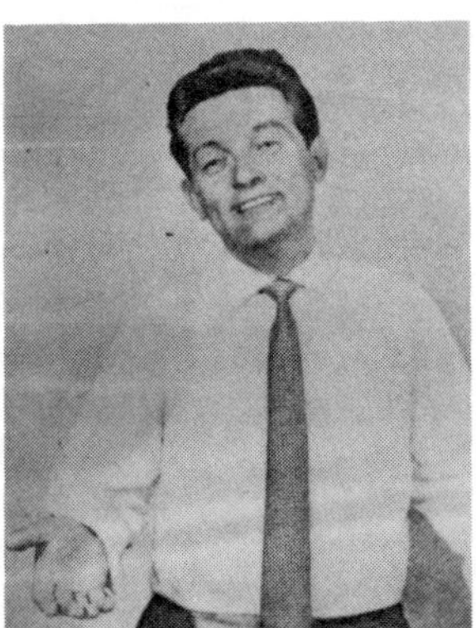
leicht zu waschen – ohne Kochen und Bügeln

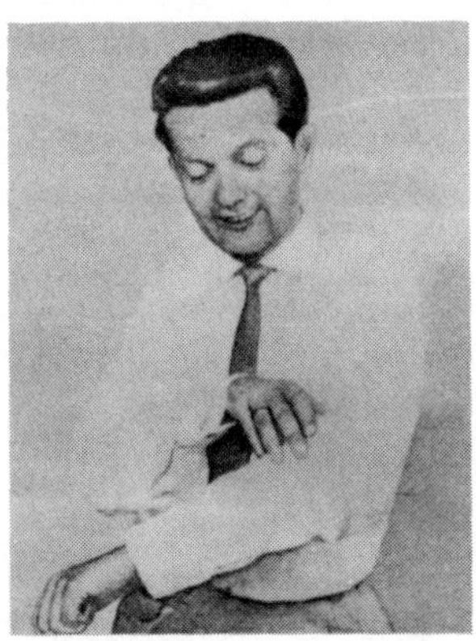
der Stoff so weich und luftdurchlässig

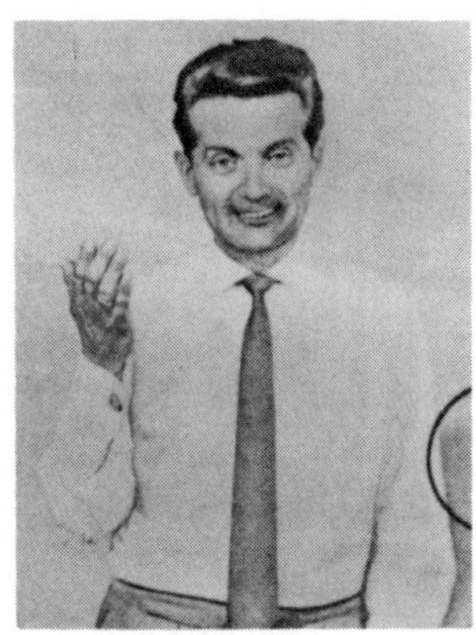
Kaufen Sie sich auch mal eins!

Steckbrief

Drei große Gruppen von Materialien bestimmen den Textilmarkt:

- synthetische Chemiefasern
- Chemiefasern aus pflanzlichen Rohstoffen
- Naturfasern (pflanzliche und tierische).

Es versteht sich von selbst, daß sich mit den einzelnen Faserarten verschiedene Eigenschaften verbinden. Die wichtigsten Fasern sollen kurz mit ihren Vor- und Nachteilen skizziert werden.

Naturfasern

Wolle: hohe Feuchtigkeitsaufnahme und -abgabe nach außen; isolierend gegen Kälte und Wärme; Wärmeabgabe (feucht) zwanzigmal größer als bei Polyester und doppelt so groß wie bei Baumwolle; kein Nährboden für Bakterien; Geruch durch Lüften zu entfernen; kann verfilzen, einlaufen; muß schonend gewaschen werden; kann zu Hautreizungen führen.

Seide: hohe Feuchtigkeitsaufnahme ohne kühl zu wirken, klebt dabei nicht auf der Haut; reißfest; knitterfest; nicht mottenanfällig; kein Nährboden für Bakterien; Wärmeisolation fünfmal höher als bei Baumwolle; «von Natur aus pflegeleicht», «geruchsneutralisierend»; besonders geeignet für Allergiker; empfindlich gegenüber Schweiß; nur sehr schonend zu waschen.

Baumwolle: leicht zu färben; kratzt nicht; mottenbeständig; nicht allergen; knittert, läuft ein, guter Nährboden für Pilze und Bakterien.

Chemiefasern aus pflanzlichen Rohstoffen

Regenerat-Zellulose, Zellulose-Acetat (Handelsnamen: Viskose, Reyon, Kupferseide, Acetat, Kunstseide): leicht mit anderen Fasern mischbar; reißt leicht; nicht naßfest; preiswert; kaum dehnbar; hohe Feuchtigkeitsaufnahme.

Synthetische Chemiefasern

(Handelsnamen: Nylon, Perlon [Polyamid]; Trevira, Diolen [Polyester]; Dralon, Orlon, Acryl [Polyacryl]; Spandex, Lycra [Polyurethan]; Rhovyl [Polyvinylchlorid, PVC]): pflegeleicht; mottensicher; stark elektrostatisch aufladbar; Hautatmung und Feuchtigkeitsaustausch wird behindert; geringer Wärmeschutz; kaum saugfähig; häufiger zu waschen, weil schmutzanziehend.

führten Handelsnamen haben schon einen nostalgischen Klang: Nylon und Perlon (Polyamid), Trevira und Diolen (Polyester), Dralon und Orlon (Polyacryl), Lycra (Polyurethan). Synthetiks gehörten damals zur «Pubertät der Republik»[6]. Kunststoffe schienen für jeden Zweck besser geeignet zu sein als althergebrachte Materialien, sie verhießen «Fortschritt». Im Idealfall war die gesamte Privatsphäre vollsynthetisch, nur bezüglich der Nahrung hinkte man noch etwas hinterher. Plastik – Fantastik.

Bei Synthetik-Textilien stach vor allem ein Trumpf: die neuen Gewebe waren «pflegeleicht». Sie mußten nicht gebügelt werden, wenn sie tropfnaß auf die Wäscheleine kamen, und trockneten dennoch schnell, sie liefen nicht ein, sofern die Waschlauge nicht zu heiß war. Kurz: Sie schienen Zeit zu sparen, die gern vor der gleichzeitig Verbreitung findenden Glotze zugebracht werden konnte.

Allerdings wurden auch unangenehme Eigenschaften der neuen Fasern ruchbar – im wahrsten Sinne des Wortes. Zwar versuchten die Parfumhersteller in die neue Bresche zu springen (ein Kölner Geruch machte Umsatz mit einem Gegengift), jedoch es half nichts. Körpergeruch wurde zum Problem, und die Deo-Welle schwappte viel zu spät ins Land. Unter den Nyltest-Hemden bildete sich nämlich schnell ein Tropenklima, weil die Fasern noch pur verarbeitet wurden und so jeden Feuchtigkeitsaustausch mit der Umgebung konsequent verhinderten. Heute sind derartige Materialien nur noch zum Abspecken unter der Bezeichnung «Sauna-Anzug» erhältlich.

Und bald erwuchs noch ein Ungeheuer aus der Synthetik-Mode: Der GILB! Der Gilb ist ein unsichtbares Wesen, das die unschuldig weißen Kragen und Westen in der Waschmaschine gelb überzieht. Manchmal arbeitete der Gilb auch noch mit dem Grauschleier zusammen. Die geplagte Hausfrau war unvermutet in ein Dilemma geschliddert: Herkömmliche Waschmittel konnten die Unschuld der weißen Westen nicht wieder herstellen, herkömmliche Baumwollartikel mußten mühevoll gebügelt und gestärkt werden. Das war die Chance der Textilveredlungsindustrie. Sie brachte Mischgewebe und chemisch «veredelte» Baumwollhemden auf den Markt und kombinierte so den Pflegeleicht-Vorteil mit dem gewohnten Trage- und Sauberkeitskomfort.

Textilbedingte Hautreaktionen

Nur selten haben sich Wissenschaftler in den Fachzeitschriften der Textilbranche mit dem Thema von Hautreaktionen auf Textilien oder deren Bestandteile beschäftigt. Der erste Überblick erschien erst im Jahr 1984[7]!

Vollständigkeit darf deshalb nicht erwartet werden. Warum nicht, das zeigt folgendes Beispiel: Einen Professor, Allergologe und Dermatologe am Klinikum Steglitz der FU Berlin, bat ich am Rande eines Seminars zu Formaldehyd um seine Informationen über allergische Reaktionen auf Textilien. Statt mir, wie ich es erwartet hatte, weiterzuhelfen, bat er mich um *meine* Informationen zu den chemischen Zusätzen in Kleidungsstükken. Recht oft nämlich beobachte er Allergien, die wahrscheinlich von solchen Zusätzen ausgelöst werden, ohne daß er die jeweilige verursachende Chemikalie identifizieren könne. So bleibt ihm nichts anderes übrig, als die Stoffproben aufzubewahren, die mittlerweile Ordner füllen.

Sicher gibt es auch Fälle, bei denen Textilien noch nicht einmal als Ursache erkannt werden. Hautreaktionen auf Textilbestandteile zeigen sich vor allem an den Stellen, an denen sich die Stoffe besonders an der Haut reiben oder wo eine erhöhte Schweißproduktion stattfindet. Hier entstehen zum Beispiel Hautrötungen, Schwellungen und Quaddeln. Ebenso kann die Haut dunkler werden (Pigmentierung), sie kann lederartig und rissig werden. Die jeweilige charakteristische Reaktion ist von dem verursachenden chemischen Stoff abhängig.

Üblicherweise werden Hautkrankheiten, die auf Textilien beruhen, mit einem Namen bezeichnet, der schon auf die Ursache hinweist. So sind einerseits auf die Chemikalie bezogene Namen gängig, etwa: Formaldehyd-Dermatitis oder Farbstoff-Dermatitis. Andererseits beziehen sich die Namen auf verschiedene Kleidungsstücke, bei denen häufiger Hautreaktionen beobachtet wurden: Strumpf-Dermatitis, Hosendermatitis oder Schuh-Dermatitis.

Betrachtet man die Erscheinungsbilder mehr von der medizinischen Seite, so kann man sich auf wenige übergeordnete Kategorien beschränken[7]:

1. Chronische Dermatitis durch Reizstoffe

Kommt die Haut wiederholt mit Reizstoffen in Berührung, so kann sich eine Dermatitis entwickeln. Hautentzündungen durch einmaligen Kontakt mit starken Reizstoffen (wie Laugen) sind ebenso möglich wie nach langem Kontakt mit schwachen Reizstoffen. Die Reaktion zählt man nicht zu den Allergien. Prinzipiell können alle Menschen an dieser chronischen Hautentzündung erkranken, wenn sie nur lange genug der reizauslösenden Chemikalie ausgesetzt werden. Typische Beispiele für Reizstoffe in Textilien wären Farbstoffe, Glasfasern oder auch Wollfasern.

2. Allergische Kontakt-Dermatitis

Allergische Hautreaktionen können durch sensibilisierende («empfindlich machende») Substanzen oder durch Allergene hervorgerufen werden, in Extremfällen genügt schon der einmalige Kontakt mit einem starken Allergen (wie zum Beispiel Formaldehyd). Genauso kann die allergische Reaktion aber auch erst nach jahrelangem Kontakt mit einem schwachen Allergen ausgelöst werden. Die meisten Allergene sind irgendwo zwischen diesen Extremen anzusiedeln. Bestimmte Allergene oder sensibilisierende Substanzen können, wenn deren Konzentration nur hoch genug ist, auch zu einer Hautreizung (wie unter 1.) führen.

Die Entwicklung einer allergischen Kontakt-Dermatitis durchläuft verschiedene Stadien. Zu Anfang sind die Hautreaktionen auf die Stellen beschränkt, an denen das Allergen auf die Haut gelangt ist. Oftmals ist das der erste Hinweis auf die Ursache der Dermatitis. Schwieriger wird es bei einer «verborgenen» Kontakt-Dermatitis, also wenn sich die Reaktion schon auf andere Körperpartien ausgebreitet hat und Wirkungen an Stellen zutage treten, die nicht unmittelbar mit dem Allergen in Berührung gekommen sind. Hier kann der Nachweis über einen Test mit einem Stoff-Flicken erfolgen, der angefeuchtet auf der Haut befestigt wird (nur unter ärztlicher Aufsicht!).

3. Kontakt-Nesselsucht

Hier handelt es sich um eine Sonderform der Kontakt-Dermatitis, bei der schon nach extrem kurzer Kontaktzeit (30 Minuten oder weniger) ein Nesselausschlag auftritt. Die Reaktion kann allergischer Natur sein.

4. Atopische Dermatitis

Mit der atopischen Dermatitis liegt eine besonders schwere Form einer allergischen Reaktion vor. Neben einem ekzematösen Ausschlag wird sie charakterisiert durch Ausschlag in bestimmten Körperfalten, Neigung zu trockener Haut, Asthma oder die Entzündung der Nasenschleimhaut. Meist ist die betroffene Person von ihrer Anlage her allergisch gegen bestimmte Stoffe (Familiengeschichte!).

5. Phototoxische Kontakt-Dermatitis

Diese Hautkrankheit ist mit einem Sonnenbrand vergleichbar. Erst bei Sonnenlicht reagiert die Haut (nicht allergisch) auf eine Substanz, die über äußerlichen Kontakt oder den Blutstrom die Haut erreicht hat.

Die verschiedenen Hautreaktionen sollten grundsätzlich nur von einem Arzt diagnostiziert werden. Die vorstehenden Beschreibungen haben nur den Zweck, Ihnen Anhaltspunkte für Wirkungsweisen von Textilbestandteilen nahezubringen.

Wenn Sie oder Ihr Kind unter einer Hautkrankheit leiden, von der Sie annehmen, daß sie allergisch zu begründen wäre, so können Sie auch die Beratung folgender Stellen in Anspruch nehmen:

Elternvereinigung asthmakranker Kinder und Jugendlicher e. V.
Gustav-Weihrauch-Weg 20
2000 Hamburg 67
Tel.: 040/6039442

Allergiker- und Asthmatikerbund
Hindenburgstraße 110
4050 Mönchengladbach 1
Tel.: 02161/10207

Arbeitsgemeinschaft allergiekrankes Kind
Hauptstraße 29/II
6348 Herborn
Tel.: 02772/41237

Allergie- und Asthmaliga
Rathausgasse 30
5300 Bonn 1
Tel.: 0228/363534

Der Vergleich der physiologischen Eigenschaften der Textilmaterialien hat meine vorgefaßte, diffuse Haltung nur bestätigen können. Wolle und Seide (gefolgt von Baumwolle) haben zweifellos die günstigsten physiologischen Eigenschaften, nachteilig ist der recht hohe Pflegeaufwand. Verfilzung bei Wolle, Knitterfalten bei Baumwolle und Schwitzflecken bei Seide – das ist wohl der Preis für die Vorteile im Tragekomfort.
Eines machte mich nun stutzig: Wieso werden auch Wolle, Baumwolle und Seide ausdrücklich «naturbelassen» angeboten? Was ist der Unterschied zwischen natürlichen und naturbelassenen Textilien?
In einer Enzyklopädie für Technische Chemie[8] fand ich einen seitenlangen Beitrag über «Textilhilfsmittel». Ich mußte erfahren, daß Naturstoffe heute, im Zeitalter von Waschautomaten, mit zahlreichen

Chemikalien «veredelt» werden. Ungewünschte Eigenschaften werden mit Hilfe chemischer Flaschengeister korrigiert. Wie selbstverständlich bügelt der entsprechende Industriezweig scheinbare «Versäumnisse» der Natur aus, aber auf wessen Kosten?
Und wie steht es mit der unmittelbaren Wirkung der kaum zu zählenden und chemisch verschiedenen Substanzen auf den Träger von Textilien? Was muß unser Körper (er-)tragen? Außer nach den möglicherweise positiv oder negativ veränderten physiologischen Eigenschaften der Materialien wäre zu fragen

- ob die Zusatzstoffe von der Faser ablösbar sind
- ob die Substanzen dann von der Haut aufgenommen werden

Die Vielfalt der Einsatzzwecke und auch der Chemikalien erlaubt keine vollständige Übersicht. Die wesentlichen Anwendungsgebiete und -ursachen werden in den folgenden Abschnitten näher beschrieben. An dieser Stelle nur ein kurzer Hinweis auf die möglichen Stoffgruppen:

- Weichmacher
- Konservierungs- und Desinfektionsmittel
- Mottenschutzmittel
- Flammschutzmittel
- Farbstoffe
- Optische Aufheller
- Beschwerungs- und Füllstoffe, Versteifungsmittel
- Griffvariatoren (damit sich der Stoff angenehm anfühlt).

Darüber hinaus gibt es noch Spezialausrüstungen von textilen Fasern und Geweben, die auch als «Hochveredlung» bezeichnet werden.
Dazu gehören etwa

- Bügelfrei-
- Knitterfrei-
- Krumpffrei- (gegen Einlaufen)
- Easy-Care (leicht zu reinigen)-Ausrüstung
- Anti-Soiling- (gegen Verschmutzung)
- Wash-and-Wear- (pflegeleicht)
- Soil-repellant- (schmutzabweisend)
- Hydrophobiermittel (wasserabweisend).

etc.

• welche gesundheitlichen Risiken oder unmittelbaren Beeinträchtigungen der Hautfunktionen von den Chemikalien ausgehen.

Um es gleich vorwegzunehmen: Bei meinen Nachforschungen hatte ich häufig den Eindruck, ich sei einer der wenigen Menschen, die diese Fragen stellen und womöglich der einzige, der ihnen auch nachgeht. Leider müssen einige Fragen deshalb vorläufig unbeantwortet bleiben. Verantwortungsbewußten Wissenschaftlern und Politikern eröffnet sich hier ein umfangreiches Arbeitsfeld.

Die Chemikalien werden mal einfach an die Faseroberfläche angelagert, mal bringt man sie in die Fasern ein, mal reagieren sie mit dem Material. Was dann von den Chemikalien schließlich auf oder unter die Haut geht, ist weitgehend unklar: «Es gibt keine unmittelbaren Zahlen, die zeigen, in welchen Mengen ein Übergang der in Kleidung üblichen Systeme auf die menschliche Haut vorkommt.»[9]

Grundsätzlich sind für den Übergang drei Pfade denkbar:
1. ein direkter Übergang fester Stoffe
2. ein direkter Übergang von Gasen
3. ein Übergang durch Flüssigkeit (Schweiß).

Untersuchungen zu den ersten beiden Pfaden sind – wenn auch nur ansatzweise – gemacht worden[9]. Pfad drei, der besonders interessant und wichtig ist, wurde bislang konsequent ausgespart. Über Zahlenwerte kann deshalb nur spekuliert werden. Und das, obwohl Mediziner immer wieder auf den Zusammenhang zwischen Schweiß und Hautreaktionen auf Textilbestandteile hinweisen.

Bei kleinen Kindern kommt noch ein wichtiger Expositionspfad hinzu: Sie haben die Angewohnheit, an Kleidung und (vor allem) an Wäsche zu nuckeln. Wie viele Bettzipfel mag das schon gekostet haben? Entscheidender als die Antwort auf diese Frage wäre jedoch eine Abschätzung der auf diesem Weg aufnehmbaren Textilhilfsmittel. Leider Fehlanzeige.

Übrigens: Die wesentliche Literatur zum Übergang von Chemikalien aus Textilien auf die Haut, zu deren Wirkung auf Haut und Organismus, zur Verursachung von Ekzemen ist englischsprachig. Da bleibt nur zu hoffen, daß die Information dennoch auch deutsche Hersteller und Anwender erreicht!

Allergien auf Textilfasern

Selbst chemisch unbehandelte Fasern (auch Synthetiks) können zu Reaktionen der Haut führen. Mediziner haben solche Fälle – wenn auch selten – bei verschiedenen Materialien beobachtet[7]:

Nylon wurde in den vierziger Jahren für eine Epidemie von Hautkrankheiten verantwortlich gemacht. Zwar dürften die meisten Fälle nicht auf das reine Nylon zurückzuführen sein, sondern auf aufgetragene Farbstoffe, aber auch Allergietests mit dem unbehandelten synthetischen Material verliefen positiv.

Obwohl *Seide* häufig als nicht allergenes Material angepriesen wird, sind auch bei diesem Naturstoff Hautreaktionen aufgetreten. Zwar sind keine Fälle allergischer Kontakt-Dermatitis (vgl. «Textilbedingte Hautreaktionen») bekannt geworden, aber einige Menschen bekamen Kontakt-Nesselsucht.

Spandex, eine Faser aus Polyurethan, war das Material, das für zahlreiche Hauterkrankungen zwischen 1966 und 1968 verantwortlich gemacht worden ist. Eigentliche Ursache war aber ein in der Faser enthaltener Wirkstoff gegen die Oxidierung (MBT, Mercaptobenzothiazol). Diese Substanz wird seit ca. zehn Jahren nicht mehr in Spandex («Lycra») eingesetzt.

In *Gummi* sind Verbindungen enthalten, die zu den Top Fünf der Allergene zählen. Da verwundert es nicht, daß Gummi häufig allergische Kontakt-Dermatosen verursacht. Aufgrund der Allergiehäufigkeit gegen Gummi müßte es allein in den USA jährlich 24000 solcher allergischer Reaktionen geben, wobei schon ein Gummiband in der Unterwäsche zuviel sein kann. Einige Gummiallergien sind erst aufgetreten, nachdem die Wäschestücke in der Wäscherei mit Chlor gebleicht worden waren. Ein im Gummi in geringen Mengen enthaltener Reaktionsbeschleuniger aus dem Herstellungsprozeß hatte offenbar mit Chlor reagiert und so ein Allergen gebildet. Heute ist Gummi weitgehend durch Spandex ersetzt worden.

Sogar durch einen Klebstoff, der Flicken auf Kinderjeans-Knien festhält, sind allergische Reaktionen bekannt geworden. Der Klebstoff gehörte zur chemischen Klasse der Epoxidharze und enthält demnach Epichlorhydrin. Nach der Änderung der Klebstoffzusammensetzung traten keine Allergien mehr auf[10].

Dabei werden üblicherweise keine Allergien durch ausgehärtete Epoxidharze ausgelöst. Bekannt ist allerdings die allergene Wirkung der nicht ausgehärteten Kunstharzmasse. Aber auch gehärtete Epoxidharze kön-

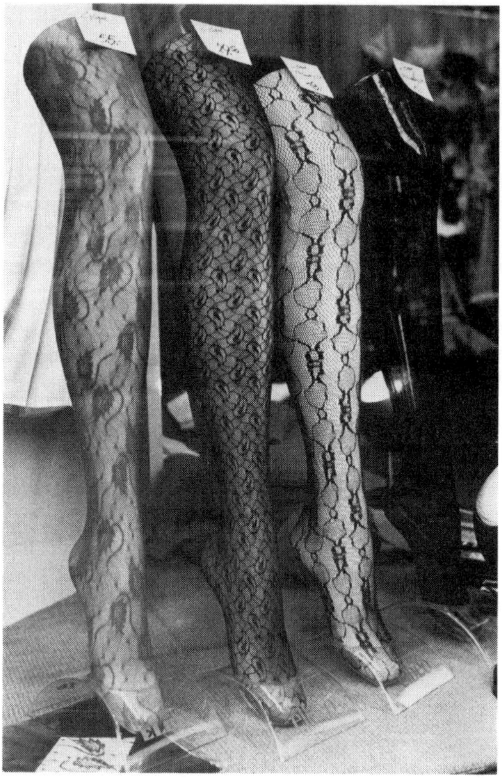

Ein in Nylonstrümpfen enthaltenes Kunstharz löste um 1940 eine Epedemie von Hauterkrankungen aus. Heute enthalten nahezu alle Baumwolltextilien ein formaldehydhaltiges Harz zur «Veredelung».

nen eine Wirkung entfalten, das scheint bei Menschen der Fall zu sein, die schon gegen diese Stoffe sensibilisiert worden sind. Das enthaltene Epichlorhydrin ist über die allergene Wirkung hinaus gesundheitsgefährdend: Im Tierversuch erwies es sich als krebserregend[11].

Über Reaktionen auf *Wolle* lasse ich mich weiter unten aus (siehe den Abschnitt «Wolle als Allergen»).

In den vierziger Jahren breitete sich eine Textildermatitis aus, die durch ein neues Kunstharz verursacht wurde. Betroffen waren vor allem US-amerikanische Frauen als Trägerinnen von Nylon-Strümpfen, aber auch Baumwollunterwäsche enthielt das Kunstharz und führte ebenfalls zu den Hautreaktionen. Die zugesetzte Chemikalie erwies sich als sensibilisierende Substanz. Die Gesundheitsbehörden Kanadas und der USA ar-

beiteten zunächst erfolgreich bei der Suche nach der Ursache zusammen, anschließend sorgten sie dafür, daß der Vertrieb des Kunstharzes an die Textilhersteller eingestellt wurde.
Tatsächlich nahmen die Fälle von Strumpf-Dermatitis, so der neue Name, in der Folge drastisch ab. Die entsprechend behandelte Unterwäsche wurde von den Herstellern zurückgerufen, um sie daraufhin nach Südamerika zu verschiffen. Allein – die Reise änderte nichts an der Wirkung des in der Unterwäsche enthaltenen Kunstharzes. Auch südamerikanische Menschen reagierten (überraschenderweise?!) allergisch. Als die Ware schließlich erneut in die USA zurückgeschickt wurde, kam es dort zu einer zweiten Welle von Dermatosen. Unglaublich? Aber wahr[7]! Leider ist mir nicht bekannt, ob das verantwortungslose Verhalten strafrechtliche Konsequenzen nach sich zog oder die Unterwäsche anschließend womöglich nach Afrika verscherbelt wurde ...

100 Prozent Baumwolle? Meist gelogen!

Formaldehyd wurde zum Wort des Jahres 1984. Das Gas mit der für Nicht-Chemiker seltsamen Betonung auf der ersten Silbe drang in diesem Jahr (scheinbar plötzlich) aus allen Ritzen und Fugen. Im Tierversuch hatte es sich eindeutig als krebserregend erwiesen, die politisch und wissenschaftlich geführte Diskussion entbrannte nun darum, welche Konsequenzen daraus zu ziehen wären[12, 13]. Wirtschaftliche Interessen setzten sich schließlich durch, in der Öffentlichkeit aber wurde Formaldehyd zu Recht gebrandmarkt. Die zahlreichen Verwendungszwecke der Grundchemikalie wurden nach und nach bekannt – so auch der Gehalt in Textilien.
Lächerliche zwei Prozent der gesamten Formaldehyd-Produktion werden in den Vereinigten Staaten von der Textilindustrie verbraucht. Über die Kleidung kommen genau damit aber 100 Prozent der Bevölkerung zwangsläufig in Berührung. Hatte man früher noch ausschließlich (synthetische) Zellulose-Fasern mit Formaldehyd-Kunstharzen behandelt, um sie beständiger gegen Feuchtigkeit, reißfester oder steif zu machen[8], so ist heute in nahezu allen Textilien Formaldehyd enthalten. Mit den aufkommenden pflegeleichten Synthetiks drang der Kunstharzeinsatz auch in den Bereich der synthetischen Chemiefasern und schließlich der Baumwollgewebe vor. Etwa seit den sechziger Jahren sind Baumwolltextilien knitterfrei, bügelfrei und einlaufsicher – dank Formaldehyd-

Kunstharzen! Das Etikett «100 Prozent Baumwolle» ist also eine schamlose Übertreibung. Ein beträchtlicher Anteil ist Kunstharz.
Zwischen zwei und zwölf Prozent an formaldehydhaltigen Aminoplastharzen werden heute nahezu allen Kleidungsstücken aus Baumwolle, Baumwolle / Synthetik-Mischungen und Reyon zugegeben[7, 15]. In den USA sollen 85 Prozent aller Bekleidungsstoffe derartig ausgerüstet sein[13]. Verschont wird meist Wolle, die nur manchmal mit Formaldehydharzen imprägniert wird, um sie wasserabweisend zu machen[8]. Formaldehydfrei sind meist die reinen Synthetiks aus Polyamid, Polyacryl und Polyester[15]. Mit absoluter Sicherheit ist nur Seide frei von solchen Zusätzen, da ihre Materialeigenschaften sich durch die Formaldehyd-Harze bloß verschlechtern würden.
Die Wirkung der Harze auf die Fasern ist mit der chemischen Dauerwelle für Haarfrisuren vergleichbar. Bestimmte chemische Teile der Harze (OH-Gruppen) reagieren mit den Fasern und vernetzen so die einzelnen Stränge untereinander. Im Ergebnis bleiben die Materialien in der gewünschten Form.
Nun sind die Harze leider chemisch nicht sonderlich stabil. Besonders bei Feuchtigkeit zersetzen sie sich (Hydrolyse) und geben dabei ihren Ausgangsstoff Formaldehyd wieder frei. In fabrikneuen Stoffen ist das Gas sowieso noch vom Veredlungsprozeß her enthalten. So stammt der unangenehme Geruch in Bekleidungsgeschäften oder auch in neuer Kleidung von dem enthaltenen und ausgasenden Formaldehyd.
Formaldehyd zieht sich quasi wie ein roter Faden durch die gesamte Textilbranche[12]: Von der Herstellung über die Verarbeitung, die Lagerung, die Bekleidungsgeschäfte bis zum Verbraucher – überall entweicht das stechend riechende Gas.
Die Menge an «freiem» (also chemisch nicht gebundenem) Formaldehyd, die in fabrikneuen Textilien enthalten ist, hängt von zahlreichen Faktoren ab (Art des Harzes, Lagerung, Wäsche etc.). Die Konzentration dürfte heute im allgemeinen unter 0,35 Prozent (= 3500 ppm) liegen, in älteren Untersuchungen ist auch das Doppelte schon gemessen worden[7].
Aus Kostengründen wird die pflegeleicht ausgerüstete Ware nicht unbedingt gewaschen, bevor sie in den Handel kommt[7, 16]. Diese eventuell konzentrationsverringernde Maßnahme bleibt dem Verbraucher überlassen.
Zusätzlich werden Metallsalze mit dem Kunstharz auf die Textilien gebracht, um die Vernetzung der Fasern zu katalysieren (die Harzwirkung zu erhöhen). Magnesiumchlorid und Zinknitrat sind üblich, sie machen anschließend einige Promille des Textilgewichts aus[9]. Zink ist in gesun-

der Haut ebenfalls vorhanden, denn es ist ein lebenswichtiges Spurenelement[17]. Ob der Zinkgehalt der Haut über den Anteil in Textilien erhöht werden kann, ist unklar. Läßt man die Wirkung von Reibung und Schweiß wirklichkeitsfremd außer acht, so ist keine Konzentrationserhöhung feststellbar[9].
«Über den Übergang von Formaldehyd von Stoff auf die menschliche Haut ist gegenwärtig wenig bekannt.»[7] In der Tat, damit hat sich bisher niemand so recht beschäftigt. Innerhalb einer Studie ist lediglich die Menge an *gasförmigem* Formaldehyd, der die Haut erreichen kann, größenordnungsmäßig bestimmt worden[9]. Beim Durchsaugen von Luft durch ein Gewebe mit unbekannter Konzentration an freiem Formaldehyd wurden einige Nanogramm des Gases pro Gramm Stoff freigesetzt. Wesentlich bedeutsamer dürfte aber die Lösung von Formaldehyd durch Körperschweiß sein. Schließlich zersetzen sich die Harze unter der Einwirkung von Feuchtigkeit, außerdem löst sich das Gas hervorragend in Wasser. Die entsprechenden, notwendigen Untersuchungen sind bislang nicht durchgeführt worden, obwohl die Diskussion um den Zusatz schon seit einigen Jahren in Fachkreisen geführt wird und von Hautärzten des öfteren auf diesen Zusammenhang aufmerksam gemacht worden ist[18].
Die drei Bundesoberbehörden, die Bundesanstalt für Arbeitsschutz, das Bundesgesundheitsamt und das Umweltbundesamt haben in ihrem gemeinsamen Formaldehyd-Bericht[13] die Auffassung vertreten, «Rückstände von *freiem* Formaldehyd aus der Produktion können bei der Textilveredlung durch Hitzebehandlung beim Waschen weitgehend entfernt werden». Da scheinen die Berater der Ämter eine interessengebundene Auskunft gegeben zu haben. In der Fachliteratur jedenfalls finden sich andere Ergebnisse[16]. So hat nach ausführlichen Messungen die Waschtemperatur nur einen geringen Einfluß auf die Konzentration des Formaldehyds im Gewebe. Und den Maximalwert (im Gewebe!) erhält man ausgerechnet nach der ersten Wäsche bei den heute üblichen Waschtemperaturen um 40 °C.
Häufiges Waschen kann die heutigen Formaldehyd-Harze nicht vollständig aus der Kleidung lösen[15], selbst nach zwei Jahren und häufigem Waschen war noch freier Formaldehyd – wenn auch in geringen Mengen – nachweisbar[16]. Der Säuregrad (pH) des Waschwassers hat demgegenüber großen Einfluß auf die Konzentration des Reizgases im Stoff, weil die Zersetzung des Harzes von alkalischem Wasser begünstigt wird[16]. Am geringsten ist die nach dem Waschen enthaltene Menge bei leicht saurem Waschwasser (pH zwischen 2 und 7). Nun ist Waschlauge aber

ausgerechnet nicht sauer, sondern alkalisch! So ist nach einer Wäsche mehr als das Doppelte der ursprünglich in der fabrikneuen Ware festgestellten Konzentration gemessen worden (siehe Tabelle)[16]! Und noch nach zwei Wäschen liegt die Konzentration an freiem Formaldehyd deutlich über der allergiebegünstigenden Grenzkonzentration. Was dann über die Herauslösung durch Körperschweiß noch hinzukommt, kann das Ekzem endgültig durchbrechen lassen.

Kaum etwas verboten, nichts kontrolliert

Textilien sind Bedarfsgegenstände, also findet man grundsätzliche, rechtliche Bestimmungen dazu im Lebensmittel- und Bedarfsgegenstände-Gesetz, LMBG.

> § 5:
> (1) Bedarfsgegenstände im Sinne dieses Gesetzes sind: (...)
> 6. Gegenstände, die dazu bestimmt sind, nicht nur vorübergehend mit dem menschlichen Körper in Berührung zu kommen, wie Bekleidungsgegenstände, Bettwäsche, Masken, Perücken, Haarteile, künstliche Wimpern, Armbänder, Brillengestelle; (...)

Nach § 30 LMBG «hat der Hersteller dieser Erzeugnisse (von Textilien, d. A.) dafür Sorge zu tragen, daß als Ausrüstungsmittel nur solche Stoffe verwendet werden, die sicherstellen, daß das Erzeugnis nach dem jeweiligen Stand der wissenschaftlichen Erkenntnisse bei bestimmungsgemäßem oder vorauszusehendem Gebrauch nicht geeignet ist, die Gesundheit zu schädigen».[19]
Da keine Bundesbehörde bis heute mit den Chemikalienzusätzen in Textilien beschäftigt ist, ist auch die Bundesregierung (bzw. das hier zuständige Ministerium für Jugend, Familie und Gesundheit, BMJFG) ahnungslos, was auf dem Gebiet eigentlich vorgeht.
So blieben auch meine Anfragen nach dem Einsatz von Chemikalien in der Textilveredlungsbranche weitgehend ohne Antwort. Dr. Barth vom BMJFG erklärte, man mache sich Gedanken über Lücken in der Durchführung des LMBG. Zwei Beamte arbeiten (u. a.) an einem «Programm

Formaldehyd in Textilien (in ppm freiem Formaldehyd)

fabrikneue Ware, ungewaschen	max. bis 3500[7]
fabrikneue Ware, ungewaschen	1189[16]
dto. mit Detergentien gewaschen, einmal	2548
zweimal	581
dreimal	223
viermal	122
Grenzwert nach japanischem Recht	775[7]
dto. für Säuglings- und Kleinkindbekleidung	0[21]
USA, firmeninterner Standard	max. 500[7]
Grenzkonzentration zur Auslösung von allergischen Kontakt-Dermatosen (je nach Autor, bei Zusammenwirken mit anderen Chemikalien auch darunter)	300–750[7]
Künftiger Grenzwert für den Warnhinweis (nach BMJFG)	1500[22]

Bedarfsgegenstände». Allerdings genössen Textilien da nicht die höchste Priorität, da es keine gesundheitlichen Probleme gäbe. Auf meinen Einwand, daß zumindest etliche Hautreaktionen auf das Konto von Zusätzen gingen, was auch dokumentiert sei, wurde zur Entschuldigung die Arbeitsüberlastung angebracht.

Beim Bundesgesundheitsamt meinte Herr Dr. Lingk, mit meiner Frage «stoße ich in eine offene Wunde». Man habe «schlicht keinen Überblick über den Einsatz einzelner Stoffe, geschweige denn über deren Notwendigkeit».

Professor Meckel von der Bundesanstalt für Materialprüfung (BAM) begann mit der Erklärung, das Thema sei so umfassend, daß es mit einigen Worten am Telefon kaum abzuhandeln sei. Schließlich ginge es um eine «Riesenpalette» von Chemikalien. Genauere Informationen über die Verbreitung einzelner Veredlungsmittel, «tja, hmm, da habe ich nichts».

Ein weiterer Mitarbeiter des Bundesgesundheitsamtes (BGA), Herr Dr. Böhme, sah außerdem keine Probleme im Textilsektor. Vielleicht können Sie ja das BGA informieren, wenn Sie am eigenen Leib andere Erfahrungen machen mußten?!

Fazit: Für die in der Textilbranche verwendeten Chemikalien gibt es keine Anmeldepflicht, geschweige denn ein Zulassungsverfahren. Folglich gibt es auch keine Kontrolle. Das LMBG ist damit völlig wirkungslos.

Verständlicherweise hat die Textilindustrie kein Interesse an der Beschränkung ihrer unternehmerischen Freiheit und Innovationstätigkeit. Da sie auch die Fachleute stellt, die bei den Beratungen über Neuregelungen «mitwirken», dürften wohl auch keine allzu kritischen Standpunkte vorgetragen werden: «Die Sachverständigen des Verbandes stehen nach wie vor auf dem Standpunkt, daß ein Regelungsbedarf für den Bereich der Textilausrüstungsmittel nicht besteht.»[20] Schon im Frühjahr 1982 waren allerdings «Bestrebungen» im Gange, die Lücken in der Kontrolle des LMBG zu schließen. Na ja, das war 1982, inzwischen hat sich manches gewendet...

Formaldehyd-Allergien

Es ist unumstritten, daß Formaldehyd zu den zehn Substanzen zählt, die am häufigsten Allergien auslösen[23]. Häufig ist Kleidung die Ursache für eine Allergie gegen Formaldehyd, die Aufnahme dieser Chemikalie über Textilien führt leicht zu einer Sensibilisierung[7].
Der sensibilisierenden Wirkung des Formaldehyds kommt eine nicht zu unterschätzende Bedeutung zu. Diese Wirkung wird möglicherweise durch die Reaktion der Substanz mit Bestandteilen der menschlichen Haut hervorgerufen[7].
Der Schweiß spielt dabei offenbar eine wesentliche Rolle, denn einerseits wird das Allergen aus dem Stoff gelöst, und gleichzeitig wird die Haut porös, so daß die Substanz leichter aufgenommen werden kann[18]. Auch Reibung der Textilien mit der Haut ist bedeutsam. Dementsprechend treten die Merkmale einer Formaldehyd-Kontakt-Allergie an Stellen auf, wo diese Faktoren zusammentreffen. Behaarte Partien an den Achseln sind meist nicht betroffen[18].
Alle Altersgruppen scheinen von der Formaldehyd-Allergie (die durch Textilien ausgelöst wird) betroffen zu sein[7], in der klinischen Praxis sind allerdings keine Fälle bei Kindern bekannt geworden[15]. Das Verhältnis betroffener Frauen zu betroffenen Männern schwankt bei verschiedenen Untersuchungen zwischen 3:1 und 5:1[7], diesmal ausnahmsweise «für» die Frauen. Weil Frauen im Vergleich zu Männern mehr formaldehydausgerüstete Kleidungsstücke tragen und der Hautkontakt dabei meist intensiver ist, sind sie wesentlich häufiger Opfer.
Beim Vergleich verschiedener allergisch wirkender Stoffe, die in Textilien vorkommen, schneidet Formaldehyd mit Abstand am schlechtesten

ab – er löst die meisten Hautreaktionen aus! Von allen Patienten, die mit einem Ekzem in die ärztliche Praxis gehen, haben (je nach Untersuchung) 3 bis 24 Prozent eine Formaldehyd-Allergie[7]. Nachdem die zulässige Konzentration an freiem Formaldehyd in Textilien im japanischen Recht auf 775 ppm beschränkt worden war, sank dort die Häufigkeit der Formaldehyd-Allergien erheblich: Waren zuvor 5,7 Prozent der Patienten davon betroffen, so litten nach der gesetzlichen Regelung nur noch 1,9 Prozent an Formaldehyd-Allergien, also lediglich ein Drittel[7]!

Sicherlich ist aufgrund der genannten Einflußgrößen zwischen Unter- und Oberbekleidung ein Unterschied bei der Risikobewertung zu machen. Je enger die Kleidung direkt auf der Haut anliegt, desto größer ist auch der Übergang des Formaldehyds. Besonders empfindliche Personen sollten sich zudem vergegenwärtigen, daß Formaldehyd als Gas auch schon im Kleiderschrank von behandelten auf unbehandelte Wäschestücke übergehen und sich dort festsetzen kann. Eine bedeutendere Quelle für die Verunreinigung von Geweben mit Formaldehyd dürfte allerdings der Kleiderschrank selbst sein, sofern er aus Spanplatten besteht. Hier gasen oft genug Mengen aus, die mit der Nase festgestellt werden können.

Nun soll in Zukunft ein Hinweis gegeben werden, wenn die Konzentration an freiem Formaldehyd in Textilien 1500 ppm übersteigt[13, 22]:

ENTHÄLT FORMALDEHYD – VOR DEM ERSTEN TRAGEN WASCHEN!

Und das, obwohl

- beim Waschen die Konzentration noch erhöht werden kann
- die allergene Wirkung schon bei mindestens dreifach geringerer Konzentration erwartet werden kann.

Es fällt da schwer zu glauben, daß hier eine wirklich verbraucherfreundliche und gesundheitspolitisch wirksame Maßnahme getroffen worden ist, zumal die zulässige Höchstkonzentration in Japan nur halb so hoch (775 ppm) ist[7].

Krebs aus der Textilappretur?

Tierversuche haben nahegelegt, daß Formaldehyd bei der Aufnahme über die Atemwege beim Menschen Krebs erzeugt[12, 13, 21]. Ob die Chemikalie auch dann krebserregend wirkt, wenn sie über die Haut in den Körper gelangt, ist unklar.

Eine andere Wirkung, die Mutagenität (Erbgutschädigung) scheint hier mehr Gewicht zu haben. Verschiedene Tests machen die mutagene Wirkung von Formaldehyd wahrscheinlich. Das läßt sich mit der Reaktion der Verbindung mit Makromolekülen, etwa Proteinen, erklären[13].
Reagiert nicht der freie Formaldehyd, sondern die Textilappretur selbst (also die N-Methylol-Verbindungen) mit Proteinen bzw. Aminosäuren der Haut, dann entstehen neue Stoffe, die sich in lebenden Zellen als krebserregend erwiesen haben[24].
Ein anderer Textilzusatz, das Flammschutzmittel THPC, könnte im Verein mit Formaldehyd zu einer weiteren gefährlichen Chemikalie führen. Das im THPC enthaltene Chlorid nämlich könnte (wenigstens theoretisch) mit Formaldehyd zu dem extrem starken Krebserreger Bichlormethylether reagieren, der dann direkt auf der Haut seine Wirkung entfalten würde[25]. In THPC wurde deshalb Chlorid industriell durch Sulfat ersetzt. Nur: In Schweiß ist auch Chlorid enthalten (Salzgeschmack!). In einem Extrakt aus getragenen Textilien konnte Bichlormethylether nicht nachgewiesen werden, aber niemand kann sagen, ob die Reaktion nicht doch auf der Haut direkt abläuft.

Bunte Welt

Für Textilien stehen über 3000 Farbmittel zur Verfügung, aus denen sich alle Zwischentöne herstellen lassen[26]. Ob wir die alle brauchen? Die Weltbevölkerung wird bei der Jahresproduktion von 360000 Tonnen (1978) hoffentlich nicht nur farben-froher. Mehr als die Hälfte der Farbstoffe gehört zu den Azo-Farbstoffen[27], einer Gruppe von Chemikalien, die jedem Chemiker wegen ihrer prächtigen Farben bekannt sein dürfte. Azo-Farbstoffe sind schon sehr lange auf dem Markt. Daneben sind heute vor allem Anthrachinon-Farbstoffe gebräuchlich.
Parallel zur Entwicklung von synthetischen Chemiefasern wurden auch neuartige Farbstoffe entwickelt, mit denen sich Kunstfasern färben ließen. Gerade diese Dispersionsfarbstoffe, und hier insbesondere solche mit einem Azo- oder Anthrachinongrundgerüst, lösen recht häufig Allergien aus oder sensibilisieren[7]. Denn trotz aller Bemühungen, die Farbstoffe tatsächlich fest auf den Textilien zu fixieren, gibt es immer noch einen Übergang auf die Haut. Von der ETAD, das ist die Ökologie- und Toxikologie-Abteilung der Farbstoffindustrie, wird eine tägliche (?) Farbstoffaufnahme von «in der Regel weit unter 1 μg pro kg Körperge-

wicht» *berechnet*. Der von der ETAD gezogene Schluß, daß der Übergang «somit nicht kritisch» sei[26], kann nur als abenteuerlich bezeichnet werden. Schließlich müßte da die jeweilige Wirkung miteinbezogen werden (andernorts wehrt sich gerade die Industrie gegen Pauschalurteile!). Ohne genau zu wissen, in welcher Größenordnung nun der Hautübergang liegt – er ist offenbar in einigen Fällen hoch genug, um Reaktionen hervorzurufen.

Der Versuch, die Farbstoffe mit Chromat auf der Faser zu fixieren, erscheint ebenfalls nicht als der Weisheit letzter Schluß, im Gegenteil sind dadurch nur neue Probleme geschaffen worden: Denn auch Chromat ist eine allergieauslösende Substanz. Und noch nach sechs Waschdurchgängen ließ sich Chromat meßbar von Textilien ablösen[15]. Das eigentlich als Allergen wirksame Chrom (III) wird zwar nicht unmittelbar eingesetzt, es bildet sich aber aus dem benutzten Chrom (VI) in den Textilien oder im Körper[7].

Neben Chromat sind weitere Schwermetalle in Textilien nachweisbar. Ehedem als Katalysatoren im Herstellungsprozeß dienende Schwermetalle, Verunreinigungen oder Farbstoffbestandteile liegen im Farbstoff in ihrer Konzentration «meist» unter 100 ppm (Chrom, Kupfer, Nickel, Zink, Blei) bzw. unter 1 ppm (Arsen, Cadmium, Kobalt, Quecksilber)[28]. Neben Chrom können auch Nickel und Kobalt zu allergischen Hautreaktionen führen[29]. Ein großer Teil der Metalle bleibt beim Färben dann auf den Textilien, aber was geschieht beim Tragen?

Zweifellos kann sich jeder an der bunten Farbenvielfalt erfreuen, graue Büromenschen sind sicher ebenso unansehnlich wie ehedem Maos einheitsblaue Truppen. Farbstoffe sind (gerade in Textilien) etwas fürs Auge. Ebenso wenig Zweifel wären wünschenswert, wenn es um die eventuellen Auswirkungen der Farbstoffe auf die Gesundheit geht. Leider sind aber viele Fragezeichen zu setzen, obwohl die meisten als Farbstoffe verwandten Chemikalien nicht als toxisch oder krebserregend *bekannt* sind. Aber, so ein Vertreter des Chemiekonzerns ICI: «Dies muß nicht heißen, daß alle diese Verbindungen weder toxisch noch karzinogen sind, sondern, daß dies in vielen Fällen noch nicht mit Sicherheit festgestellt werden konnte.»[28]

Es überrascht daher auch höchstens sehr gutgläubige Zeitgenossen, wenn sich bei genaueren Untersuchungen Farbstoffe als problematisch erweisen. Von 97 Farbstoffen, die einem Langzeit-Test unterworfen wurden, hielten gerade 29 den Kriterien der Internationalen Krebsforschungsagentur IARC stand[27]. Fünfzehn von ihnen, also gut vierzehn Prozent, erwiesen sich bei der Untersuchung als krebserregend. Kanzerogene

Farbstoffe sind sowieso keine neue Entdeckung: Zu dieser Gruppe gehören etwa die meisten p-Dimethylamino-Azo-Farbstoffe[27] oder auch die Benzidin-Farbstoffe[30]:

Acid Red 85
Direct Black 4 + 38
Direct Blue 2
Direct Brown 2 + 95
Direct Green 1 + 6
Direct Orange 1.

Man nimmt an, daß Benzidin-Farbstoffe im menschlichen Körper in das als krebserregend bekannte Benzidin umgewandelt (abgebaut) werden, das Blasenkrebs erzeugt[26]. Die Farbstoffindustrie hat die Konsequenzen gezogen und gnädigerweise auf die Produktion der Benzidinfarbstoffe «verzichtet»[27].

Im Tierversuch zeigte sich zusätzlich ein Krebsrisiko bei[30]:

Acid Red 26
Acid Violett 49
Direct Blue 14 + 53
Solvent Yellow 2 + 3

Weiterhin haben sich einige Anthrachinon-Farbstoffe als erbgutschädigend erwiesen. Von 24 Reaktiv-Farbstoffen für Wolle zeigten acht (= ⅓) ebenfalls ein – wenn auch angeblich schwaches – mutagenes Potential (vor allem Bromacrylamid-Farbstoffe)[27].

Deutlicher als die körperlich nicht oder um Jahre verzögert spürbare Wirkung von krebserregenden oder erbgutschädigenden Farbstoffen sind Hautreaktionen, die innerhalb kurzer Zeit (bis zu einem Monat) sichtbar werden. Vor über 100 Jahren, 1869, wurde der erste Fall in der Fachliteratur festgehalten, dem eine Hauterkrankung durch einen Farbstoff (in roten Socken) zugrunde lag[7]. Seitdem sind immer wieder allergische Kontakt-Dermatosen aufgrund von Textilfarbstoffen bekannt geworden. Vor allem bei dunklen Farben (schwarz, braun, rot) zeigten sich Allergien, was möglicherweise an den größeren benötigten Farbstoffmengen liegt. Besonders machten da dunkle Strümpfe von sich reden[7].

Die häufigsten allergenen Farbstoffe sind Dispers Gelb 3 und Dispers Rot[7], wie überhaupt Dispersionsfarbstoffe, die für synthetische Chemiefasern entwickelt wurden, häufiger unter die Ekzem-Verursacher fallen[15].

Bisher sind die folgenden Farbstoffe als sensibilisierend oder allergen erkannt worden[7]:

Anthrachinone	Dispers Rot 11 + 15
	Dispers Blau 7 + 35 + 3 + 26
	Acid Schwarz 48
	Foron Blau
	Dispers Blau 1
Azo	Dispers Orange 1 + 3 + 76
	Dispers Gelb 3 + 4
	Dispers Rot 1 + 17
	Dispers Blau 102 + 124
	Dispers Schwarz 1 + 2
	Acid Gelb 23
Nitro	Dispers Gelb 1 + 9
Methin	Dispers Gelb 39 + 49
Chinolin	Dispers Gelb 54 + 64
Triphenylmethan	Acid Violett 17
andere	Chromat
	Vat Grün 1
	Wollrot B

Phototoxische Dermatosen (vgl. «Textilbedingte Hautreaktionen») sind zwei Farbstoffen zugeschrieben worden, Dispers Blau 35 und Anilin (blau). Im ersten Fall war der Farbstoff von einem Bikini auf die Haut gelangt. Beim Sonnenbaden zeigte sich dann die phototoxische Reaktion[7], schon war der Begriff «Bikini-Dermatitis» geboren.

Rund 1,5 Prozent aller Patienten, die mit ekzematösen Erkrankungen in Arztpraxen gehen, leiden an einer Farbstoff-Allergie. Das sind etwa ein Viertel bis die Hälfte aller durch Formaldehyd ausgelösten Fälle: Rang zwei für Farbstoffe hinsichtlich Hauterkrankungen also.

Dem Verbraucher ist es nun aber unmöglich und auch nicht zuzumuten, eine Auswahl der Kleidungsstücke nach der Art der eingesetzten Farbstoffe bzw. Farbstoffmischungen zu treffen. Wenn es nun mal nicht bei naturbelassener Ware bleiben soll, bleibt nur blindes Vertrauen in die Hersteller. Auch die überzogene Kennzeichnung aller verwandten Farbstoffe wäre kaum eine Lösung. Daß allerdings Informationen über die Zusammensetzung von Textilfarbstoffen nicht zu bekommen sind, ist ein Unding. Behörden sollten darüber Auskunft erteilen, was sie heute meist weder können noch wollen. Und Hersteller sollten sich verpflichtet fühlen bzw. verpflichtet werden, Verbraucherfragen gewissenhaft (!) zu beantworten. Statt dem Verbraucher also ein neues Auswahlkriterium an die Hand zu geben, sollte im Bereich der gesundheitlichen *Vorsorge* gehandelt werden. Es ist ebenso ein Unding, daß sich langjährig benutzte Farbstoffe, die unmittelbar mit der Haut vieler Menschen in Berührung kamen, als krebserzeugend erweisen, ohne daß die zuständigen Überwachungsbehörden auch nur gewußt hätten, daß es diese Chemikalie gibt.

Einige Tips (für Notfälle) sind trotz aller Informationslücken möglich[15]:

- Dispersionsfarbstoffe, die besonders häufig sensibilisieren, werden meist nicht zur Färbung von Baumwolle, Wolle oder Reyon eingesetzt.
- Die folgenden Farbstoffe sind in Großbritannien in Allergiker-Kleidung enthalten: Dispers Gelb 1, Dispers Rot 11, Dispers Blau 3.

Leider war nicht herauszubekommen, ob diese nichtallergenen Farbstoffe auch in der Bundesrepublik erhältlich sind.

Warum sich weiß doch steigern läßt

«Weiß, weißer geht's nicht!» Der Werbespruch hat sich tief ins Gehirn eingegraben. Hausfrauen bewegte er zum Kauf eines bestimmten Waschmittels, unseren Sohn Jan quälte der Spruch aus einem ganz anderen Grund. In der Schule hatte sich der Deutschlehrer über die sprachlich-grammatikalische Verirrung des Werbeslogans geärgert, schließlich «könne man Farben nicht steigern, weiß bleibt weiß!» Wie kam ein namhafter Waschmittelhersteller dazu, Lehrer und deren geplagte Schüler so zu provozieren? Wer hat nun Recht, die Industrie oder der Lehrer? Sie haben richtig vermutet, es blieb wieder an mir hängen, den Fragen nachzugehen.

Wäsche soll porentief rein gewaschen werden. Sie soll (in Anspielung an eventuelle psychische Probleme des Trägers) makellos weiß sein. Und beides muß im Zeitalter der synthetischen Chemiefasern «schonend» zu bewerkstelligen sein, das heißt ohne das brutale Bleichmittel Chlor und ohne die Wäsche zu kochen.

Gänzlich unerschrockene Zeitgenossen greifen auch mal daneben: Statt eines Waschmittels gehen sie mit einem Reinigungs- und Desinfektionsmittel gegen den letzten Graustich vor, sie legen ihre weiße Wäsche (die ja voll im Modetrend liegt), in Domestos ein!

«Moderne» Waschmittel gehen die Problemlösung mit Trick an: Sie überdecken Schmutz und «Gilb» und «Grauschleier» mit einem optischen Aufheller (Weißtöner). Was schon im 19. Jahrhundert mit Hilfe blauer Farbe im Waschwasser (neudeutsche Übersetzung: im letzten Spülgang) gemacht wurde, das betreibt die heutige Waschmittelindustrie etwas geschickter: Ein Weißtöner nimmt nichtsichtbares UV-Licht auf, um blaues, sichtbares Licht abzustrahlen. So wird der «Gilb», eine gelbliche Wäschetönung, kompensiert – Blau und Gelb macht Weiß, und das Wäschestück strahlt ebenso wie die Hausfrau mit dem nun guten Gewissen.

Da nun mal viele Chemiefirmen vom frommen Unschuldsweiß-Wunsch profitieren wollen, nehmen sie kleine Veränderungen an den sechs wirksamen, wirklich verschiedenen chemischen Weißtönern vor, und schon summiert sich die Zahl der Handelsprodukte auf ca. 1000! In neunzehn Ländern werden von ca. 115 Firmen Präparate unter 200 verschiedenen Handelsnamen feilgeboten[31]. Nicht nur Waschmittel sind ein Absatzmarkt, die Weißtöner landen auch in Papier, Kosmetika, Nahrungsmitteln – und Textilien[32].

Textilfasern, besonders natürliche Fasern, besitzen ursprünglich einen gelblich-bräunlichen Ton. Um weiße, weißere und weißeste Blusen, Hemden, Unterwäsche etc. anbieten zu können, werden die Stoffe mit 0,05 bis 2,8 Prozent Weißtönern zum Strahlen gebracht[32]. Schätzungsweise 8 Prozent aller weltweit abgesetzten Fasern sind mit optischen Aufhellern behandelt[31]. Je nach Material werden verschiedene Substanzen eingesetzt, bei Mischgeweben – natürlich – Aufhellergemische. Überwiegend nimmt man chemische Verwandte des Stilbens (für Baumwolle, Wolle, Seide), des Pyrazolins (für Polyamid, Polyacryl, Reyon) und des Benzoxazols (für Reyon, Polyester, Polyacryl)[31, 32].

Optische Aufheller sind nicht waschbeständig, ein Teil von ihnen geht mit dem Waschwasser in die Umwelt. Weißtöner in herkömmlichen Waschmitteln gleichen den Verlust wieder aus. Natürlich dringen die Mittel auch auf die Haut vor. Wie üblich sind Reibung und Schweiß entscheidende Einflußgrößen für den Übergang, ungenügend gespülte Wäsche tut ein übriges. Nach Angaben industriefreundlicher Autoren liegt die tägliche Dosis aus Textilien im Bereich zwischen 0,05 und 1,7 mg. Die Wirkstoffe können sowohl die Haut durchdringen als auch mit Hautbestandteilen reagieren[9, 32].

Es ist (mal wieder) nicht geklärt, ob einige der Weißtöner-Typen mutagen wirken, akut jedenfalls sind sie allesamt wenig giftig[32]. Die Beurteilung der Chemikalien wird dadurch erschwert, daß die wissenschaftlichen Veröffentlichungen zum Thema überwiegend von Toxikologen stammen, die bei den Herstellern der Weißtöner beschäftigt sind. «Daher ist die Frage zu stellen, ob die ermittelten Ergebnisse nicht generell anzuzweifeln sind.»[32] Für diese Annahme spricht ein Ereignis vom Anfang der siebziger Jahre. Damals trat in Kopenhagen eine epidemieartige Allergie gegen einen Weißtöner auf. Es handelte sich um Tinopal CH 3566, einen chlorhaltigen Pyrazolin-Abkömmling, hergestellt von der Firma Ciba-Geigy. Firmeninformationen besagten über die Wirkung: «... wie getestet, kein primär hautreizendes Mittel ... Es lag kein Anhaltspunkt für eine sensibilisierende Wirkung vor.»[32]
Trotzdem bekamen viele Menschen Juckreiz, Hautverfärbungen und -rötungen. Daraufhin wurde der Weißtöner weltweit vom Markt genommen. Hinterher. Bei anderen optischen Aufhellern konnten keine Sensibilisierungseffekte beobachtet werden[32].

Steril um jeden Preis

Mögen Sie gern Joghurt? Oder Sauerkraut? Nehmen Sie manchmal gern Bakterien zu sich? Sollten Sie die beiden Fragen verschieden beantwortet haben, so dürfen Sie sich jetzt ertappt fühlen! Denn Bakterien sorgen für die Umwandlung von Milch in Joghurt und von Weißkohl in Sauerkraut. Auch sonst erfüllen die Mikroorganismen zahlreiche lebenswichtige Funktionen, etwa im Darm des Menschen. Die Gleichung Bakterien = Krankheitserreger stimmt nicht, nur ein kleiner Teil aller Bakterien ist «pathogen» (krankmachend).
Bakterien siedeln auch auf gesunder Haut. Etliche verschiedene Arten sorgen für den Abbau von Stoffwechselprodukten, die über die Haut ausgeschieden werden, sie sind sozusagen ein biologisches Putzgeschwader in menschlichen Diensten. Doch nicht nur das: Die Bakterienflora der Haut gehört zu unserem Schutzschild gegen äußere Angriffe. Bei vitalen Menschen funktioniert das ganz prächtig, die einheimischen Bakterien verteidigen sozusagen ihr Revier gegen fremde (etwa auch krankheitserregende) Stämme. Gegen Desinfektionsmittel aus der chemischen Trickkiste sind die Winzlebewesen aber so machtlos wie der Verbraucher gegen bakterizide Zusätze in Textilien.

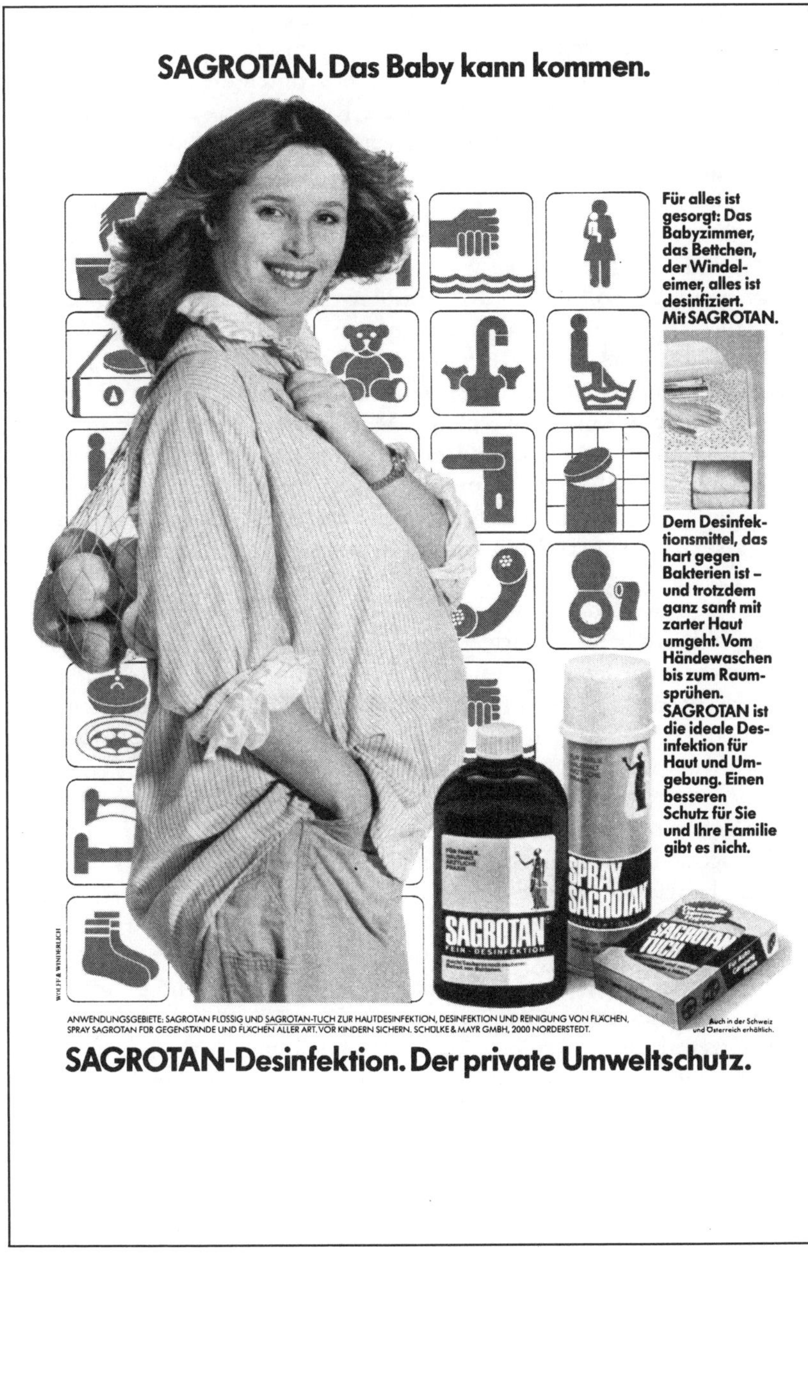

SAGROTAN. Das Baby kann kommen.
Für alles ist gesorgt: Das Babyzimmer, das Bettchen, der Windeleimer, alles ist desinfiziert. Mit SAGROTAN.
Dem Desinfektionsmittel, das hart gegen Bakterien ist – und trotzdem ganz sanft mit zarter Haut umgeht. Vom Händewaschen bis zum Raumsprühen. SAGROTAN ist die ideale Desinfektion für Haut und Umgebung. Einen besseren Schutz für Sie und Ihre Familie gibt es nicht.
SAGROTAN
FEIN · DESINFEKTION
SPRAY SAGROTAN
SAGROTAN TUCH
WOLFF & WINDERLICH
ANWENDUNGSGEBIETE: SAGROTAN FLÜSSIG UND SAGROTAN-TUCH ZUR HAUTDESINFEKTION, DESINFEKTION UND REINIGUNG VON FLÄCHEN, SPRAY SAGROTAN FÜR GEGENSTÄNDE UND FLÄCHEN ALLER ART. VOR KINDERN SICHERN. SCHÜLKE & MAYR GMBH, 2000 NORDERSTEDT.
Auch in der Schweiz und Österreich erhältlich.
SAGROTAN-Desinfektion. Der private Umweltschutz.

Oft genug zeigt sich bei Eltern schreckliche Angst, ihre Kinder der ungewissen Macht der winzigen Organismen auszusetzen. Da wird alles desinfiziert und sterilisiert, was den Kindern unter die Finger kommen könnte, um möglichst jedes erdenkliche Risiko auszuschalten. Die Bakterienbekämpfung ist aber nicht nur vergebliche Liebesmüh, eine sterile Umgebung ist geradezu ungesund.

Einige der Hygiene-Fanatiker beginnen ihren Abwehrkampf gegen die Kleinstlebewesen schon, bevor das Kind überhaupt da ist. Dann manifestiert sich der Nestbautrieb etwa in der Allround-Desinfektion der Wohnung, natürlich voll unterstützt von der daran interessierten Industrie: «Für alles ist gesorgt: Das Babyzimmer, das Bettchen, der Windeleimer, alles ist desinfiziert», so der Werbetext der Sagrotan-Annonce (siehe Abbildung). Man könnte meinen, das Baby soll sich zu Hause so «wohl» fühlen wie im Krankenhaus. Manchmal frage ich mich auch, wie es bei den Hygiene-Aposteln unter den Sofas aussieht.

Bakterienfeinden dürfte es demnach entgegenkommen, daß auch Textilien heutzutage bakterizide Zusätze enthalten. Ich selbst war indessen entsetzt, als ich davon erfuhr. Muß das denn sein? fragte ich mich und das Bundesgesundheitsamt. Es muß nicht, aber ... Doch alles der Reihe nach.

Wie so viele «unbedingt notwendige» Kleinigkeiten des täglichen Lebens «verdanken» wir auch die antimikrobielle Ausrüstung von Kleidungs- und Wäschestücken der militärischen Forschung. Im Zweiten Weltkrieg erfand Dr. L. D. Clemens im Auftrag der US-Armee ein Mittel, mit dem Strümpfe der GI's ausgerüstet werden sollten, um vor Fußpilz zu schützen[33]. Ab 1945 kam der entwickelte Wirkstoff dann unter dem Markenzeichen «Sanitized» auf den zivilen amerikanischen Markt, 1957 benutzten ihn schon über 500 dortige Firmen für zahlreiche Artikel.

Seitdem haben sich diverse Wirkstoffe einen Marktanteil sichern können. Das Verfahren ist «heute so weit entwickelt, daß praktisch jeder Gebrauchsartikel, der eines dauerhaften hygienischen oder materialschützenden Effektes bedarf, ausgerüstet werden kann»[33]. Und da die Technikbesessenheit unserer Gesellschaft dazu führt, alles Machbare in die Tat umzusetzen, müssen wir von einer tatsächlich weiten Verbreitung antimikrobieller Zusätze in Textilien ausgehen. Allenfalls der Preis stünde dem entgegen.

Und wozu das Ganze? Es werden vor allem drei Gründe genannt, um den Einsatz bakterizider und fungizider Wirkstoffe in Textilien zu rechtfertigen[8, 15, 33]:
1. Die Übertragung krankheitserregender Keime und Pilze (vor allem Fußpilz) soll vermieden werden. Ist das im medizinischen Bereich (und bei Menschen mit ansteckenden Krankheiten) auch sinnvoll, so fragt sich doch, wieso gleich jedermann seine private Bakterienschutztruppe mit sich herumtragen soll. Die Begründung der Hersteller baut auf den geänderten Waschgewohnheiten auf, diese wiederum sind eine Folge der Chemiefaserverwendung. Statt Wäsche zu kochen, wird sie heute bei 30 bis 60 °C gewaschen. Bei diesen Temperaturen aber werden Bakterien im Gegensatz zur Kochwäsche nicht abgetötet.
2. Unangenehme Geruchsbildung soll ausgeschaltet werden. Bakterien sind verantwortlich für Schweißgeruch. Statt sich nun in Materialien zu kleiden, die aufgrund ihrer natürlichen Beschaffenheit Körpergeruch erträglich halten, wird hier mit Hilfe der Chemie der «Natur ein wenig nachgeholfen».
3. Die «Gebrauchstüchtigkeit» der Textilien soll lange erhalten bleiben. Bakterien und Pilze sind nämlich in der Lage, textile Gewebe zu zersetzen. Mir ist allerdings kaum je ein Hemd auseinandergefallen, bevor es endgültig aus der Mode gekommen war.
Natürlich gibt es tatsächlich extreme Bedingungen, die den Pilzen und Bakterien derart entgegenkommen, daß sie für das Material zum Problem werden können. Hohe Temperaturen, hohe Feuchtigkeit und Schmutzreste wie Staub, Schweiß, Hautfett und Hautteilchen bilden einen idealen Nährboden für Mikroorganismen[8, 34]. Verfärbungen und Stockflecken oder ein schmieriger Bakterienbelag machen das deutlich[8]. Außerdem verlieren die Stoffe durch einen solchen Angriff an Reißfestigkeit, sie werden morsch. Saubere und trockene Lagerung können das aber ebenso vermeiden wie chemische Wirkstoffe.

Für spezielle Anwendungen, wie Zeltplanen, Fischernetze etc., wo äußerst bakteriengünstige Bedingungen an der Tagesordnung sind, ist auch der Verrottungsschutz ein (tatsächliches) Argument für die Bakterien- und Pilzbremse.
Naturstoffe sind naturgemäß anfälliger gegen Verrottung. Besonders Baumwolle, die aufgrund ihrer Porosität und der rauhen Oberfläche recht leicht verschmutzt, liefert eine gute Nahrungsgrundlage für Mikroorganismen. Auf Rohbaumwolle geben sich pro Gramm 10 bis 50 Millionen Bakterien und 500000 Pilzsporen ein Stelldichein[34].

Bakterien, denen auch Synthetiks schmecken, sind die Ausnahme, hier sind bislang keine Abbauerscheinungen beobachtet worden[8, 34]. Aber auch Seide ist sehr widerstandsfähig[34].
An die Wirkstoffe werden viele Anforderungen gestellt: Sie sollen Pilze, Bakterien und Hefen abtöten bzw. zumindest nicht zur Vermehrung kommen lassen, physiologisch unbedenklich sein (ungiftig und hautverträglich), soweit wie möglich waschbeständig sein und sich mit anderen Textilhilfsmitteln gut vertragen[8].

Der Bakterienkampf im Kinderbett – keine Gute-Nacht-Geschichte

«Früher», also Anfang der siebziger Jahre, scheute man auch nicht vor dem Einsatz atemberaubender Chemikalien in Textilien zurück. Organische Quecksilberverbindungen (wie Phenylquecksilbernitrat), die sich im Körper anreichern können, setzte man auch Verbandmull zu, um die Wunde vor Bakterien zu schützen[35]. In Textilien benutzte man eine weitere Quecksilberverbindung («Merfen», Phenylquecksilberborat), etwa in Nylon-Hemden[15, 35].
Ausgerüstet wurden vor allem solche Textilien, die mit der Haut in Berührung kommen (Unterwäsche, Strümpfe, Textilmaterial zur Herstellung orthopädischer Artikel u. a. m.).
Mit Chemikalien ist man da nicht gerade zimperlich umgegangen – DDT auch hier, es ist offensichtlich universell verwendbar![35] Die Anfang der siebziger Jahre eingesetzten antimikrobiellen Wirkstoffe (die ebensogut meist auch als Desinfektionsmittel eingesetzt wurden) mögen heute durch andere mit weniger bekannten Bezeichnungen ersetzt worden sein (was aber in diesem Staat außer der Industrie niemand weiß). Die Bundesregierung jedenfalls mußte bekennen, daß ihr «keine Informationen vor(liegen), ob andere Stoffe zur antimikrobiellen Textilausrüstung eingesetzt werden».[19]
Besonders begeistert muß man in den siebziger Jahren von Pentachlorphenol (PCP) gewesen sein. Heute gilt die Chemikalie als einer der gefährlichsten alten Stoffe. Die Verbreitung des Namens PCP in der Öffentlichkeit, vor allem über Holzschutzmittelgeschädigte, dürfte *vermutlich* zum Ersatz der Substanz auch auf dem Textilsektor geführt haben.

Sanitized

Bitte erwarten Sie von mir nun keine exakte Auskunft, welche Wirkstoffe heute üblich sind, das weiß ja noch nicht einmal die Bundesregierung, das weiß auch keine Bundesbehörde. Etwas ist das Dunkel durch eine parlamentarische Anfrage der «Grünrn» aufgehellt worden[19]. Demnach sind in den Handelsprodukten der Firma Sanitized zur antimikrobiellen Ausrüstung folgende Stoffe enthalten:

- quaternäre Ammoniumverbindungen
- Bisphenole
- Imidazole
- Thiobisphenole
- organische Zinnverbindungen.

Dabei handelt es sich jeweils um Substanzklassen, also noch nicht einmal um exakte Stoffbezeichnungen.
Die Firma Sanitized produziert in Burgdorf in der Schweiz. Sie muß ihre Produkte deshalb in der Schweizer Giftliste aufführen, die wiederum zugänglich ist. Über die Angabe der deutschen Bundesregierung hinaus vertreibt die Firma demnach noch folgende Wirkstoffe für die antimikrobielle Textilausrüstung:

- Ethylenglykol
- Chormetakresolate
- Diethylphthalat
- Diphenylantimonhexoat
- Dioctylphthalat.

Der Renner sind nach der Schweizer Giftliste aber eindeutig Tributylzinnverbindungen (TBT-Verbindungen). Aber auch diese Schweizer Giftliste ist nicht ganz auf dem neuesten Stand. So ist etwa das Produkt «Sanitized T 506» dort nicht aufgeführt, obwohl schon 1980 dafür geworben wurde[33]. Nach einer Auskunft der Firma handelt es sich dabei um «Präpolymere Harnstoff-Fettsäureverbindungen mit halogenierten Arylhydroxyverbindungen». Neben einem Kunstharz verbirgt sich dahinter eventuell. Pentachlorphenol oder ein Kresol oder andere Phenole oder ...
Ich wollte es genauer wissen. Herrn Lüthi von der Firma Sanitized bat ich schriftlich um Auskunft über die chemische Zusammensetzung von T-506. «Schon aus Konkurrenzgründen» (welche anderen Gründe es wohl noch gibt?!) wollte mir die Firma ihr Geheimnis nicht preisgeben. Verbraucherfreundlich?

Ich hatte noch mehr Fragen an Sanitized. Schließlich hatte ich vom Industrieverband TEGEWA erfahren, daß antimikrobielle Ausrüstungen «nur in Ausnahmefällen in Betracht» kommen, und auch die Bundesregierung hatte behauptet, daß diese Ausrüstung nur eine «untergeordnete Rolle» spiele. Also fragte ich nach konkreten Anwendungsbereichen. Dazu erhielt ich nicht etwa eine verschleiernde Antwort, sondern gar keine.

Welche Kleidung ist antimikrobiell ausgerüstet?

«Wegen der empfindlichen Haut der Kleinkinder sollten Windeln, auch Einwegwindeln, nicht antibakteriell ausgerüstet werden. Im Bedarfsfall verwendet man ein vom Arzt empfohlenes Haut- bzw. Wäschedesinfektionsmittel. Es sollen weiterhin keine scharfen Waschmittel benutzt werden. Auf ein gutes Ausspülen der Waschmittelreste ist zu achten.» [34]
Auch nach Auskunft der Bundesregierung werden Windeln und Windelhöschen nicht mit «Sanitized»-Präparaten ausgerüstet [19]. Ob das auch für andere Handelsprodukte gilt, bleibt dahingestellt. Wollen wir das Beste hoffen!
Der Industrieverband TEGEWA schrieb mir, daß antimikrobielle Ausrüstungen «allenfalls» bei Sportstrümpfen, teilweise bei Herrensocken und Damenfeinstrümpfen üblich seien. Eine Reklame straft diese Aussage Lügen: «Die wasserdichten Liegelind-Betteinlagen sind hochgradig antibakteriell wirksam» (siehe Abbildung). Den Hersteller wollte ich telefonisch um Auskunft bitten, um welches Bakterizid es sich handelt. Die Firma «Liegelind», laut Werbungsaufdruck beheimatet in 7922 Herbrechtingen ist aber im Telefonbuch nicht verzeichnet ...

Völlig normal scheint die Ausrüstung folgender Textilien zu sein [19]:

- Socken
- Strümpfe
- Matratzendrellen
- Futterstoffe
- Schuhe
- Teppiche (Naßbereich).

Antimikrobiell ausgerüstete Textilien[33]

Kleidungs-/Wäschestück	Zweck der Ausrüstung	Präparatekonzentration
Polyamid-Feinstrümpfe	Fußpilz, Schweißgeruch	0,75 % T 304*
Strickstrümpfe	Fußpilz, Schweißgeruch	1 % T 304* oder 1,5 % T 506** «liefert gleichzeitig einen schönen Weichheitseffekt»
Unterwäsche	Schweißgeruch	1,5–2,5 % T 506**
(«Dadurch wird Sanitized-ausgerüstete Ware hygienisch frisch. Der Träger fühlt sich sicher.»)		
Pullover, Strickjacken, sonstige Kleidung	vor allem gegen Schweißgeruch	1 % T 304* oder 1,5–2 % T 506**
Polyester/Zellulose-Hemdenstoffe	Schweißgeruch	2,5 % T 506**
(«Auch moderne und hygienebewußte Menschen wechseln im allgemeinen *nicht öfter* als täglich das Hemd.»)		
Reyon-Futterstoff	Zersetzung, Geruch	0,75 % L 157***
Trainings-/Sportbekleidung	Schweißgeruch, Schimmel	1,5–2,5 % T 506**
Bademäntel, Badetücher, Frottierhandtücher	Schweißgeruch, Schimmel	1,5–2,5 % T 506**
Woll-, Acryl-, Kamelhaardecken	Schweißgeruch, Modergeruch	1,5–2 % T 506**
Schuhfutter	Fußpilz, Schweißgeruch	1,5–2 % T 506**

* T 304 ist ein Gemisch aus Tributylzinn-Salicylat, Diethylphthalat (Weichmacher) und Ethylenglykol.
** T 506 besteht aus einem Harnstoff-Kunstharz und einem Phenolderivat.
*** Die Zusammensetzung von L 157 ist nicht bekannt.

Das deckt sich im wesentlichen mit Angaben aus älterer Literatur, obwohl danach auch

- Decken (aus Wolle und Polyacryl)
- Ärztebekleidung
- Sportbekleidung

antimikrobiell ausgerüstet werden müßten[8, 35]. In neuerer Literatur sind sogar genaue Arbeitsanleitungen zur Ausrüstung von wesentlich mehr Textilien zu finden[33]:
«Artikel, die einen hygienischen oder/und materialschützenden Effekt *benötigen,* sind Tuftingteppiche, Nadelfilz-Bodenbeläge, synthetischer Rasen, Socken, Pullover, Inletts, Bettfedern, Matratzendrelle, Bettvorleger, Badegarnituren, Möbelstoffe, Woll- und Acryldecken, Futterstoffe, Armblätter, Schuhfutter, Strumpfhosen, Duschvorhänge, Campingstoffe, Bettücher, Autobezüge, Krankenschutzhosen, Ärztebekleidung, Miederstoffe, Bettschoner, Handschuhe, Geschirrspültücher, Bademäntel, Handtücher, Waschlappen, Filtervliese usw.»
Nach einer telefonischen Auskunft der Sanitized AG sind von T 506 im ersten Halbjahr 1985 375 kg verkauft worden. Hochgerechnet auf ein ganzes Jahr reicht das aus, um allein mit diesem Präparat 40 Tonnen Kleidung antimikrobiell auszurüsten.
Textilien, die mit Sanitized-Produkten behandelt wurden und gewisse Gütenormen erfüllen, können mit den Markenzeichen Actifresh, Durafresh, Sanigard oder eben Sanitized versehen werden. Darüber hinaus gibt es mindestens einen weiteren Anbieter antimikrobiell wirksamer Chemikalien für Textilien, der seine Waren mit dem Markenzeichen Bioguard kennzeichnet. So gesund und biologisch das auch klingen mag, die Zusammensetzung ist unbekannt. Die uns aufgefallenen, derartig gekennzeichneten Burlington-Socken werden auch für Kinder angeboten.

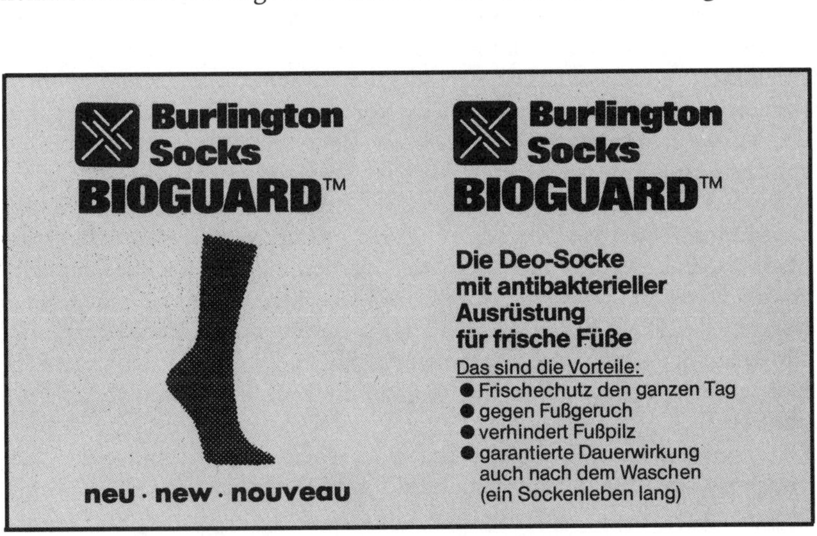

Wirkung auf Haut und Gesundheit

Die empfohlene Dosierung des Präparats Sanitized T 304 für Strickstrümpfe, Pullover, Strickjacken und T-Shirts beträgt 1 Prozent[33]. Nach der Schweizer Giftliste enthält T 304 nun 6 Prozent TBT-Salicylat. Demnach enthält ein so ausgerüstetes Kleidungsstück 0,06 Prozent oder 600 ppm der TBT-Verbindung. Das dürfte in etwa auch die Größenordnung anderer Wirkstoffkonzentrationen auf den Textilien angeben. Die Bundesregierung war einer diesbezüglichen Frage übrigens schlicht ausgewichen, vielleicht wußte sie einfach nichts darüber[19].

Auch andere Fragen nach der gesundheitlichen Wirkung der Sanitized-Produkte hat die Bundesregierung nur unvollständig beantwortet. Zwar wird ein Übergang der Wirkstoffe auf die Haut nicht geleugnet, jedoch wurden «nur *äußerst geringe* (?, d. A.) Aufnahmen festgestellt. Nach *seiner* (Prof. Dr. Schlatter, d. A.) Auffassung (!, d. A.) läßt sich daraus ableiten, daß die mögliche Belastung durch Tributylzinnoxid aus behandelten Textilien unter üblichen Tragebedingungen gesundheitlich unbedenklich *sein dürfte* (!, d. A.)»[19]. Übrigens bezieht sich die genannte Schädigungsmöglichkeit nur auf die innere Wirkung. Die viel naheliegendere Beeinträchtigung der bakteriellen Schutzflora auf der Haut, wodurch Menschen anfälliger gegen Pilz- und Bakterieninfekte werden oder längerfristig Allergien entwickeln könnten, wird von der Bundesregierung nicht einmal erwähnt. Ihr und dem Bundesgesundheitsamt «sind spezielle toxikologische Daten im Hinblick auf die dermale Exposition nicht bekannt»! Augenscheinlich muß der Bundesbürger die Kontrolle des Lebensmittel- und Bedarfsgegenständegesetzes selbst in die Hand nehmen (siehe «Kaum etwas verboten, nichts kontrolliert»). Von der Umsetzung des Vorsorgeprinzips kann auch keine Rede sein, denn das Bundesgesundheitsamt untersucht erst, «sobald entsprechend begründete Hinweise auf konkrete Gesundheitsgefahren gegeben sind»).[19]

Daß indes überhaupt eine Wirkung der antimikrobiellen Mittel auf die Haut stattfindet, kann nicht bestritten werden. Denn wenn die Präparate etwa Schweißgeruch verhindern sollen, so müssen sie einfach die Bakterien auf der Haut angreifen! Und wenn selbst im tatsächlich brisanten Einsatzgebiet der Ärztebekleidung das übliche T 506 in der normalen Konzentration eingesetzt wird, so kann die Wirkung auch nicht so ganz ohne sein.

Dafür gibt es auch Beispiele. Beim Waschen wurden Soldatensocken üblicherweise mit Tributylzinnoxid, TBTO, behandelt. Eines Tages vertat man sich in der Dosierung, anstelle der gängigen 0,001 Prozent war das Zehnfache 0,01 Prozent, des Wirkstoffs in den Socken. In der Folge erlitten 70 Soldaten eine akute Dermatitis, die Zinnverbindung hatte als Reizstoff gewirkt[15].

Überhaupt konnte eine eventuelle sensibilisierende Wirkung der TBT-Verbindungen erst gar nicht festgestellt werden, da sie zuvor eine Hautreizung verursachen[36]. Die Aufnahme der Chemikalie in den Körper kann weit schlimmere Folgen haben. Bei Kaninchen wurden (in höheren Konzentrationen) eine Verminderung der Zahl der roten Blutkörperchen, schwere Leber- und Nierenschäden festgestellt[36]. Gegen Dichlorophen, einen der zahlreichen antibakteriellen Wirkstoffe, können Menschen allergisch reagieren. Das chlorierte Phenol wurde (wird?) in Baumwolle und Teppichrückenbeschichtungen verwandt. Die Konzentration des Dichlorophens im Gewebe beträgt in vielen Ländern rund 1 Prozent, allergen wirkt die Substanz bereits ab 0,5 Prozent[37]!

Lichtscheues Gesindel unterm Berberteppich

Motten im Kinderzimmer? Jan kam regelrecht angeekelt mit dieser zunächst kaum glaublichen Nachricht zu mir. Motten – das waren doch die Falter, durch die man vielleicht früher einmal Schäden zu beklagen hatte, wo Kommoden und Schränke noch nach Mottenpulver, dem Inbegriff der Muffigkeit, rochen. Aber gibt's die denn heute überhaupt noch? Ich war eher der Meinung, diese Insekten stünden auf der Roten Liste vom Aussterben bedrohter Tierarten! Jedenfalls hatte ich aus unserem Bekanntenkreis noch nie von einem Fraßangriff der Wollvertilger gehört. Also glaubte ich an eine Übertreibung. Wer weiß, welche netten Nachtfalter sich in das Zimmer unseres Sohnes verirrt hatten?!

In Jans Zimmer stellte ich mich der harten Realität: Leichtes Anlupfen des original marokkanischen Berbers führte zum Simultanstart zahlreicher kleiner, silbrig glänzender Falter. Der Schwarm umkreiste meinen Kopf und ließ sich nur mühsam durch das geöffnete Fenster ins Freie wedeln. Energisch ging ich mit dem Staubsauger gegen die Wollschädlinge vor. Aber je mehr wir in die Ecken und Winkel des mit einem Wollteppichboden ausgelegten Kinderzimmers vordrangen, je mehr wir in die Ritzen des jahrelang unbeachtet gebliebenen, wandschmückenden Bambusvorhangs spähten, um so klarer wurde uns die enorme Fortpflanzungsfähigkeit der Insekten. Das Lexikonwissen im Hinterkopf, Motten gehörten – ökologisch gesehen – zur «Kadaverfauna», zu denjenigen Tieren also, die das Aas mit Haut und Haar vertilgen, ließ den Ekel wachsen. Und gleichzeitig den Respekt vor diesen Silberstukas. Soviel wurde klar: Eine vielleicht längst überfällige Frühjahrsputzaktion vermochte nicht, der Katastrophe Herr zu werden. Mehr Informationen mußten her, wie die ungeliebte Brut gnadenlos vernichtet werden konnte. Es gilt als «altes Hausmittel», Säckchen mit getrockneter Myrte, Lavendel oder Anis zwischen Wäsche und Kleidung zu legen, um Motten fernzuhalten. Die Wirkung dieser Duftpflanzen, denen ätherische Öle entströmen, ist umstritten. Ja, es gibt sogar die Theorie, daß diese Pflanzen erst die Nahrungsquelle für Motten sind. Falls sie denn nun vorbeugend wirken sollten, so ist mit ihnen gegen einen akuten Mottenbefall wahrlich nichts auszurichten. Es braucht schon ein härteres Mittel, um die Mottenlarven abzutöten, die ja die eigentlichen Wollvertilger sind.

Die chemische Industrie bietet zur Mottenbekämpfung insektizide Wirkstoffe als Mottenkugeln oder Mottenpapier an. Auch diese Mittel sind aber eigentlich zur Vorbeugung gedacht. Sie wirken als Atemgifte, also muß die Konzentration in der Luft einen bestimmten Wert erreichen, um tödlich zu wirken. Das ist nur gewährleistet, wenn Schränke über einen längeren Zeitraum nicht geöffnet werden (etwa den ganzen Sommer über). Auch so konnten wir den Plagegeistern in Jans Zimmer nicht recht beikommen.

Und wie wär's mit einem der handelsüblichen Insektensprays? Als Wirkstoffe sind DDVP (Dichlorvos) und Pyrethroide gängig. Diese Mittel sind Kontaktgifte, wir müßten also schon alle Ritzen und anderen Schlupflöcher besprühen, um etwas ausrichten zu können. Bedenklich schien uns der Hinweis, daß empfindliche Menschen schon auf geringe Mengen reagieren und die Lüftungsdauer sehr groß sein muß, um eine einigermaßen akzeptable Restkonzentration in der Raumluft zu gewährleisten [38].

Nun dachten wir an eine «Totalsanierung» von Jans Zimmer: Der Teppichboden war eben nicht zu retten, der Berber fiel sowieso durch den Mottenfraß schon so leicht auseinander, daß wir es kaum wagten, ihn schief anzugucken. Wir rissen alles raus. Doch unter dem Teppichboden waren auch alle Ritzen des Holzfußbodens übersät mit den unscheinbaren Larven. Wir griffen – mittlerweile völlig entnervt – zum Telefon und holten zum entscheidenden Schlag aus: über die Wohnungsbaugesellschaft beschafften wir uns einen Kammerjäger, der schon zwei Tage später mit der Giftspritze anrückte. Inzwischen hatten wir auch den Holzfußboden herausgerissen, eine Erneuerung stand sowieso an. Mit unserer etwas wildromantischen Vorstellung von einem Kammerjäger lagen wir ziemlich daneben. Es besuchte uns ein Gemütsmensch, der ohne viel

Wenn und Aber einfach sein Handwerk verrichtete. In unserem Fall war sein Werkzeug ein Vernebelungsgerät für Pyrethrum. Dieses Insektizid ist ein natürlicher Wirkstoff, der aus Chrysanthemen gewonnen wird. Zwar ist auch Pyrethrum sehr giftig, es hat aber den unbestreitbaren Vorteil, daß es sich sehr schnell biologisch abbaut. So hatten wir keine Angst, den insektenfreien Raum zwei Tage später wieder zu betreten, den Fußboden neu zu legen und Jans Zimmer wieder herzurichten.
Das Problem war für uns gelöst. Aber eine Frage bewegte uns nun doch: Warum ist das ausgerechnet uns passiert, und wieso sind Motten sonst so selten geworden?

Ist die «Eulanisierung» so gut, wie sie klingt?

Mit der Markteinführung des ersten Mottenschutzmittels vor über 60 Jahren sollte der Freßlust der Insekten ein Ende bereitet werden. Schon 1922 bot Bayer, damals noch Farbenfabriken Bayer Leverkusen, erstmals «Motten-Eulan»® (ein Ammoniumsalz) an. Vorerst konnten sich die schnell entwickelten, chemisch verschiedenen Eulane nicht in der Textilausrüstung durchsetzen, weil sie nicht waschbeständig waren. 1927 gelang dann per Zufall die Entdeckung eines Wirkstoffs, der sich wie ein Farbstoff an die Faser anlagerte. Über die Jahre wurden weitere chemische Veränderungen vorgenommen, der Name Eulan blieb aber bis heute erhalten.
Eulan U 33, Eulan WA neu, Mitin FF, Mitin LP und Molantin heißen die heute meist verwendeten Chemikalien zum Schutz von Wolle vor Motten und Käfern[39]. Sie basieren auf Sulfonamiden (Eulane) und Harnstoffverbindungen (Mitine), die jeweils einen chlorierten aromatischen Kohlenwasserstoff gebunden haben. Neu sind Wirkstoffe auf der Basis von Pyrethroiden. Das sind Mittel, die zwar synthetisch hergestellt werden, deren chemische Struktur aber dem Naturstoff Pyrethrum (aus einer Chrysanthemenart) nachempfunden ist. Wolltextilien enthalten etwa 0,01 bis 1 Gewichtsprozent der aktiven Wirkstoffe, jährlich setzt man ca. 2000 Tonnen der Insektizide in Textilien ein[39].
Fragen nach der Giftigkeit der Substanzen für den Menschen und der Aufnahme der Stoffe durch die Haut sind für die Textilindustrie kein Thema, wenn man die Fachliteratur durchsieht. So werden «*erst in neuester Zeit* (!) vermehrt toxikologische Daten gesammelt und in spezifischen

Untersuchungen» ermittelt[39]. Mit anderen Worten: Die Hersteller und Anwender der Wollschutzmittel kümmern sich kaum um die möglichen Gefahren für ihre Kunden. Ein Blick in die Vergangenheit zeigt den Mangel an Verantwortungsbewußtsein:

Heute verrufene Insektizide wurden wie selbstverständlich als prima Mottenschutzmittel benutzt, leider sind einige davon immer noch im Gebrauch. DDT und Dieldrin waren früher durchaus üblich, um Wolle vor Motten zu schützen. Erst 1965 wurde Dieldrin für diesen Zweck verboten, 1972 folgte auch DDT. Anfang der sechziger Jahre hatte man die Gefährlichkeit des Dieldrins für den Menschen entdeckt (so daß es von damals noch unbekannteren Wirkstoffen wie Lindan abgelöst wurde)[40]:

«... Gebrauchsanweisungen tragen meistens der Gefahr der Resorption von Dieldrin aus den Imprägnierlösungen in den menschlichen Organismus Rechnung, so durch die Vorschrift des Tragens von Gummihandschuhen, Gesichtsmasken und täglich frisch gewaschener Kleidung, durch das Gebot des sofortigen Kleiderwechsels bei zufälligem Verspritzen oder Ausschütten der Dieldrin enthaltenen Imprägnierlösungen ... Der (...) gefolgerte Schluß, daß für die vollständige Unschädlichkeit Dieldrin-behandelter Wollartikel für den Benutzer unmöglich garantiert werden könne (...), findet eine Bestätigung durch die Beobachtung der Ablösbarkeit von Dieldrin aus Dieldrin-imprägnierter Wolle durch menschlichen Schweiß.»

Es muß ein bestürzendes Ergebnis für die Textilindustrie gewesen sein, schließlich war Dieldrin doppelt praktisch[35]: «Mit Dieldrin kann bereits die *Wolle des lebenden Tieres* behandelt werden, die dann nach der Schur mottenecht ist.» Mottengeschützte Schafe sind leider – zumindest in Australien – weiter an der Tagesordnung, man treibt sie in entsprechende Insektizidbäder. Im Gegensatz zur EG ist weder Dieldrin noch DDT in Australien verboten[41]. Aus der wissenschaftlichen Literatur geht nicht eindeutig hervor, ob die Mittel weiterhin verwendet werden. Was für Australien gilt, scheint in Marokko anders zu sein. Jedenfalls muß ich das jetzt annehmen, wenn ich an den mottenzerfaserten Berberteppich in Jans Zimmer denke, der ja marokkanischer Herkunft war, und zwar Eigenimport. Das beantwortet wohl die Frage, wieso ausgerechnet wir die Motten gekriegt haben (das Sprichwort ist auch aus der Mode gekommen). Der Berber war offensichtlich nicht mottenecht, nicht DDT-versetzt und nicht eulanisiert – das nächste Mal wird das Konsequenzen für die Pflege haben!

Wolle als Allergen?

«Mama, mein Pulli kratzt!» Wer hätte das nicht schon aus Kindermund gehört, und sei es im Werbefernsehen? – Lassen wir die Werbetrommel der Weichspülerhersteller einmal verstummen und denken statt dessen an das Material des kratzenden Kinderpullis. Sollte er vielleicht aus Wolle sein und nur deshalb den Kinderaugen den gequälten Ausdruck verleihen? Unüblich wäre das nicht.
Wolle hat an der Faser zahlreiche Schuppen, die sich an der Haut reiben. Viele Menschen vertragen das nicht, sie verzichten deshalb auf Wollartikel oder tragen sie zumindest nicht unmittelbar auf der Haut. Wolle gilt (überwiegend aufgrund der beschriebenen mechanischen Wirkung auf die Haut) als hautreizend. Sie kann zu einer chronischen Dermatitis führen. Dementsprechende Krankheitsfälle sind in der medizinischen Fach-

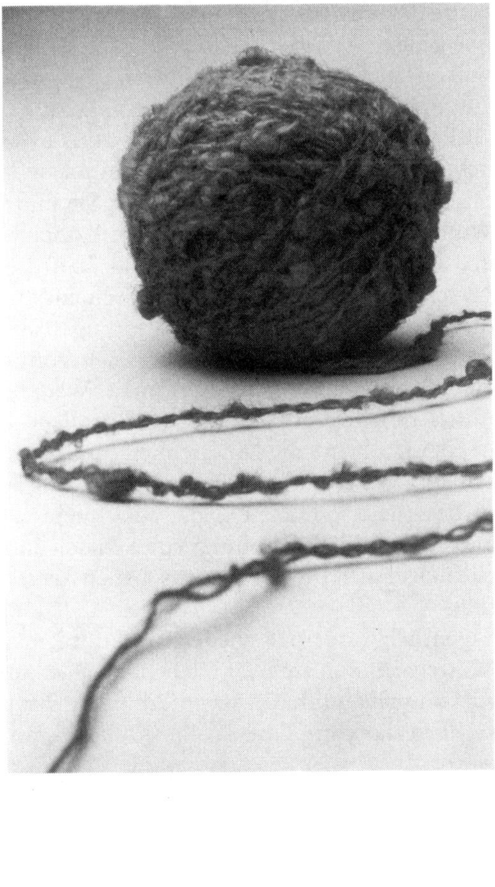

Wolle – nicht immer eine Alternative

literatur allerdings kaum beschrieben worden, eben weil Betroffene meist schnell darauf reagieren und Konsequenzen ziehen[7].
Wolle kann aber auch atopische Dermatitis auslösen (vgl. «Textilbedingte Hautreaktionen»). Das ist gerade bei Kindern recht häufig beobachtet worden.[7, 52] Dabei wurde Wolle als auslösender Faktor entdeckt, nachdem sich ein Zusammenhang zwischen dem Auftreten von Ekzemen und Jahreszeit herausgeschält hatte: Die atopische Dermatitis trat nur in den kalten Monaten auf, in der warmen Jahreszeit verschwand sie quasi mit den Wollsachen im Kleiderschrank. Menschen, die unter atopischer Dermatitis leiden, reagieren zu 90 Prozent allergisch auf Wollprotein[7]. Bei manchen Patienten genügen schon Wollfasern in der Raumluft, um eine Hautreaktion auszulösen.
Allergische Kontaktdermatitis aufgrund von Wollfasern ist seit Jahrzehnten nicht mehr beobachtet worden[7].
Übrigens kann sich die Empfindlichkeit der Haut gegenüber Wolle im Laufe der Zeit ändern.
Die günstigen Eigenschaften von Wolle lassen einen Verzicht nicht sinnvoll erscheinen. Bei Kleinkindern können besorgte Eltern sich bemühen, aus dem Verhalten ihrer Sprößlinge auf deren Wollverträglichkeit zu schließen, um eine spätere Dermatitis auszuschließen. Die gesundheitlichen Gefahren der Wollschutzmittel und Pestizidrückstände in Wollwachs lassen sich nicht abschätzen. Sie sind aber sicher sehr gering, wenn Wolle nicht direkt mit der Haut in Kontakt steht. Ob die These stimmt, daß Fraßgifte bei der Einwirkung über die Haut unschädlich sind (was verschiedentlich geäußert wird), scheint mir zweifelhaft zu sein, weil bei diesem Ansatz nur auf akute Wirkungen abgestellt wird.
Eulanisierte Wolltextilien lassen sich vom Verbraucher nicht erkennen, eine Kennzeichnung existiert nicht. Wer aber Wolle ohne Mottenschutzmittel möchte, etwa weil er auf wollene Unterwäsche eingeschworen ist, der hat heute die Möglichkeit, unbehandelte Wolle zu kaufen. In einschlägigen Zeitschriften finden sich häufig Annoncen von Anbietern «naturbelassener» Textilien, die auch nichteulanisierte Wolle im Angebot haben. Auf die Behandlung von Schafen und die daher rührenden Insektizidrückstände im Wollwachs haben diese Händler leider keinen Einfluß.
Eigentlich sind mal wieder die Politiker aufgerufen, den Einsatz von Mottenschutzmitteln am lebenden Tier und bei der Textilherstellung zu kontrollieren bzw. zu unterbinden. Muß wegen Mottenschäden tatsächlich die komplette Wollproduktion mit Insektiziden behandelt werden?

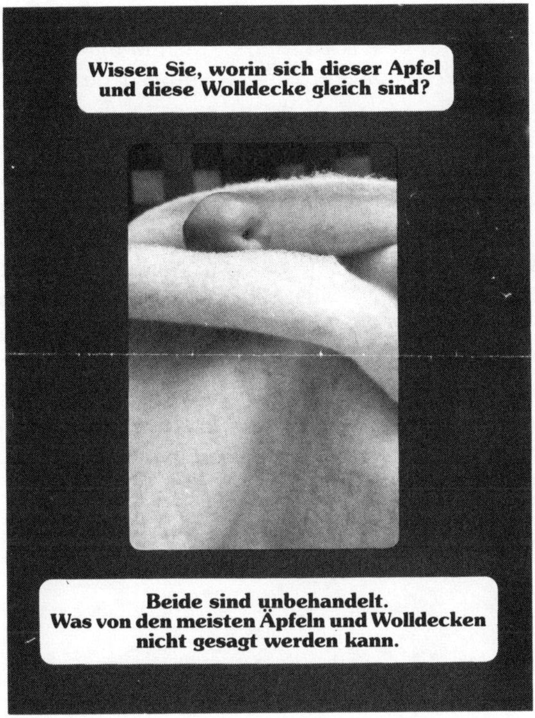

Wollwachs

Vielleicht werden Sie sich fragen, wieso hier von Insektizidbädern im fernen Australien die Rede war. Dafür gibt es eine Reihe von Gründen. In Bremen, wo australische Wolle landet, werden Insektizide aus der australischen Schafzucht zu einem deutschen Problem. Die Wolle, die in der dortigen «Bremer Wollkämmerei» vom Fett reingewaschen wird, enthält nach wie vor (mindestens) DDT und Lindan. Die Mittel finden sich nach der Wollwäsche im Abwasser wieder. Eine geplante Verbrennungsanlage für die separierten Fette geriet wegen eben dieser Insektenbekämpfungsmittel unter Beschuß. Je nach der technischen Ausgestaltung könnten nämlich bei der Verbrennung andere, noch weitaus umweltgefährdendere Chlorkohlenwasserstoffe entstehen und über Bremen verweht werden.

Wollfett, heute auch Wollwachs genannt, findet außerdem Verwendung als Zusatz zu Kosmetika (als Lanolin). Auch in diesem Wollwachs sind die verschiedenen Pestizide enthalten. Kommt derart verunreinigtes Lanolin nun ausgerechnet in ein Brustpflegemittel für stillende Mütter, so wird ein abenteuerlicher und makabrer Zusammenhang hergestellt. Schließlich wird über die Mittel DDT und Lindan häufig unter dem Gesichtspunkt der Verunreinigung von Muttermilch diskutiert. 1981 fand man zwar gegenüber 1976 rückläufige Konzentrationen an DDT und β-HCH in Lanolin, gleichzeitig aber waren die Mengen an Lindan und Dieldrin etwa konstant geblieben[42]. Auch wenn der Beitrag derartiger Cremes zur Belastung der Muttermilch gering sein dürfte (höchste gefundene Pestizidkonzentrationen in Cremes im Bereich um 50 ppb), so sollte hier doch auf Lanolin verzichtet werden.
Die Kennzeichnung von Kosmetika «enthält Lanolin» war früher einmal als Warnhinweis gedacht gewesen, nachdem einige Hautreaktionen dem Wollwachs zugeschrieben worden waren. Mit der Zeit wurde der Warnhinweis in Verbraucheraugen zum Qualitätsnachweis. So ist die Kennzeichnungspflicht inzwischen aufgehoben worden[43].

Wickelkinder

Schon vor längerer Zeit las ich in einem Beitrag der WDR-Moderatorin Carmen Thomas von Volksstämmen, die bei ihrem Nachwuchs ganz ohne Windelpaket auskommen. Durch die körperliche Nähe – das Baby im Tragetuch – «spürt» die Mutter, «wann es soweit ist», und das Baby wird «abgehalten». In unserer durchzivilisierten Welt ein undenkbares Verfahren, da bleibt nur die Qual der Wahl: Welche Windel für welchen Po?
An die 200 Stunden verbringen Eltern pro Kind am Wickeltisch, 6000 Windeln werden gewechselt, 3000 DM ausgegeben – schätzt die Zeitschrift *Eltern*[44]. Große Schwankungen inbegriffen: Einige Eltern präsentieren ihren anderthalbjährigen Sprößling stolz mit den Worten «ist schon sauber und trocken», andere lassen ihren Nachwuchs ungestört das Geschäft in der Windel erledigen, bis er selbst nach dem Töpfchen oder der Toilette verlangt. Und das kann gut und gern doppelt so lange dauern. Diese von der Entwicklungspsychologie geforderte Gelassenheit bei der «Sauberkeitserziehung» war sicherlich erst im Zeitalter der Waschmaschine, der Höschenwindeln möglich.

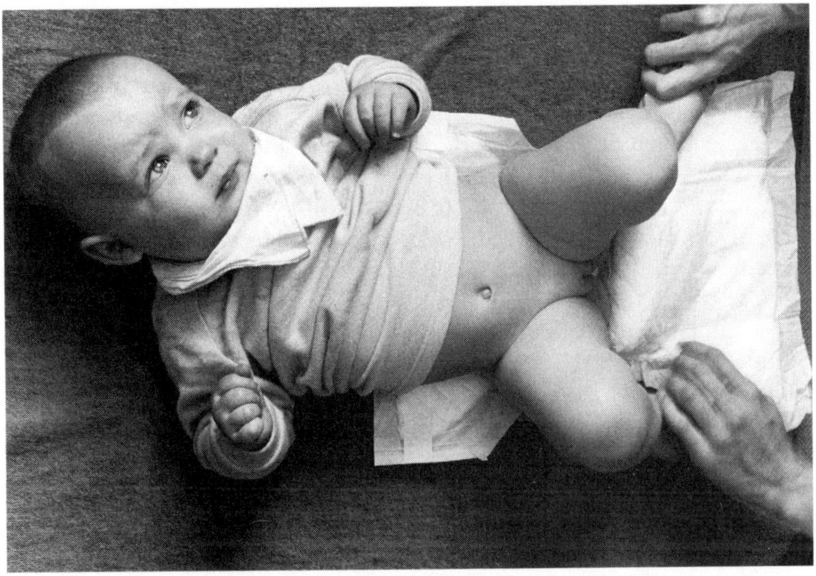

Nach jedem Windelwechsel wandert eine
Polyethylenfolie in den Müll

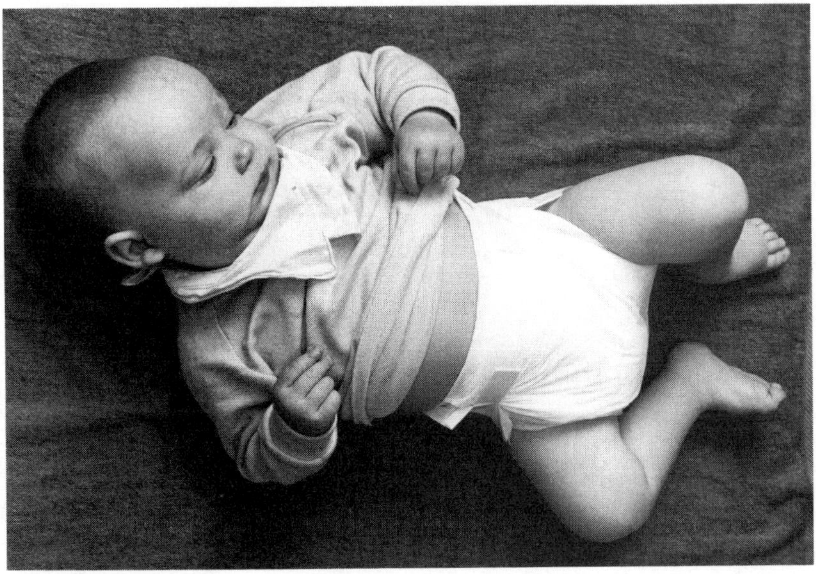

1972 tauchten die ersten Höschenwindeln, also Windeln und Höschen in einem, auf dem bundesrepublikanischen Markt auf. Inzwischen wickeln 70 Prozent der Eltern in der Bundesrepublik nach dieser Methode[45], sieben Prozent greifen auf Stoffwindeln zurück[44], der Rest begnügt sich mit Einlegewindeln in Wickelhosen oder -folien. Einlegewindeln gelten als die preiswerteste Wickelmethode, knapp gefolgt von den Textilwindeln – allerdings nur, wenn man die Arbeitszeit fürs Auswaschen, Aufhängen und Zusammenlegen nicht in Rechnung stellt. Höschenwindeln sind dagegen Spitze, was den Preis betrifft: Sie sind etwa doppelt so teuer wie Einlege- oder Textilwindeln.[46]

Hinsichtlich der Bequemlichkeit kann es aber wohl auch keine andere Windel mit den Höschenwindeln aufnehmen.

Sie sind einfach umzulegen, zumindest wenn sie mit einem Doppelklebeband versehen sind, die ein Nachregulieren ermöglichen, und sauber (gerollt) – sagen wir besser: geruchsarm – zu beseitigen. Für Kinder, die immer dann den größten Bewegungsdrang verspüren, wenn sie gewikkelt werden sollen, eignen sich auch Windelhöschen mit Einlagen gut. Einem quietschend wegrennenden Ein- oder Zweijährigen eine Wickel-

Wie teuer kommt das Wickeln?

	Durchschnittliche monatliche[1] Kosten in Schilling		Durchschnittliche monatliche[1] Kosten in Schilling
Einlegewindeln		**Textilwindeln[3]**	
207,– + 39,–[2] =	246,–	Windeln:	
Höschenwindeln		$\frac{\text{Stückverbrauch für zwei Jahre} \times \text{Preis}}{\text{24 Monate}}$ =	54,–
3 bis 4 kg	494,–	zwei Windelhöschen	84,–
4 bis 6 kg	482,–	Vliesauflagen	58,–
6 bis 8 kg	497,–	Energiekosten (Waschen, Trocknen, Bügeln)	44,–
8 bis 10 kg	527,–	Waschmittel	20,–
über 10 kg	637,–	Gesamtaufwand	260,–

Ein österreichischer Schilling sind etwa 0,14 DM.

Zeichenerklärung:
1 30 Tage
2 Preis für den Monatsverbrauch an Wickelfolien (10 Stück)
3 Bei den hier angegebenen Beträgen handelt es sich um Durchschnittspreise; Maschinenabnützung und Arbeitszeit wurden nicht berücksichtigt

Quelle: Konsument-Test Wegwerfwindeln – Das große Geschäft mit Babys Popo; Konsument (4), 20–29 (1982)

folie oder kunstvoll übereinandergefaltete Stoffwindeln zu verpassen, ist ein arg verwickeltes Geschäft und zehrt an den Nerven.
Stoffwindeln versprechen von allen Wickelarten die meiste Arbeit. Vor allem die Vorwäsche der beschmutzten Windel wird von vielen als unangenehm empfunden. Hilfreich ist da die Verwendung von Vliesen, die das «große Geschäft» von den Stoffwindeln fernhalten sollen und samt «Inhalt» weggeworfen werden. Obendrein halten Windeleinlagen den Po länger trocken, da sie die Feuchtigkeit in die Stoffwindel durchlassen, ohne sich selbst stark feucht anzufühlen.

Leben in der Packung

Neben Preis und Arbeitsaufwand bestimmt die Hautverträglichkeit beim Säugling die Wahl der Verpackung. Wohl kaum ein Kind übersteht die Wickelzeit ganz ohne Hautausschlag oder Wundsein. Besonders gefürchtet ist die ausgeprägte Windeldermatitis mit Pilzbefall.
Als häufigste Einzelursache wird Ammoniak angesehen; wenn der Urin zu lange auf der Haut verbleibt, wird er von harnstoffspaltenden Darmbakterien zu Ammoniak umgesetzt. Seltenes Windelwechseln – vor allem in den «dichten» Höschenwindeln kann man ein Kind ganz schön lange schmoren lassen, bis es durchgefeuchtet ist –, dazu noch flüchtiges Säubern, und schon ist das Wundsein perfekt. Häufiger und dünnflüssiger Stuhlgang begünstigt das noch. Gelegentlich führt stark eiweißhaltige Kost dazu, daß das «große Geschäft» sauer reagiert und die Haut geradezu wegätzt. Wasser- und luftdichte Packungen besorgen dann den Rest, da es zum Wärmestau und zur Aufweichung der Haut kommt. Ein idealer Nährboden für Bakterien, Viren und Pilze[45]. Falsche Pflege – zum Beispiel Öl und Puder zusammen benutzt, zu großzügiger Umgang mit den Produkten – wird ebenso mit dem Wundsein verbunden wie das Zahnen. Vor allem aber die Windeln. Höschenwindeln.
Höschenwindeln bestehen aus einer wasserundurchlässigen Außenfolie aus Polyethylen, einem Saugkissen aus Zellulosefasern und einem wasserdurchlässigen Innenvlies aus Polyester oder Polypropylen. Soweit besteht Einigkeit. Uneins ist man dagegen, ob Höschenwindeln Hautentzündungen oder Wundsein begünstigen. Immer wieder hört man, daß Kinder diese Windeln nicht vertragen.
Parfumdüfte werden verdächtigt. Ganz von der Haut zu weisen ist das sicherlich nicht, sind doch Empfindlichkeiten gegen Parfums in Kosmetika, aber auch gegen Kleidung, die mit parfümierten Waschmitteln gewaschen wurde, bekannt.[47] (Stoffwindelträger könnte es da natürlich

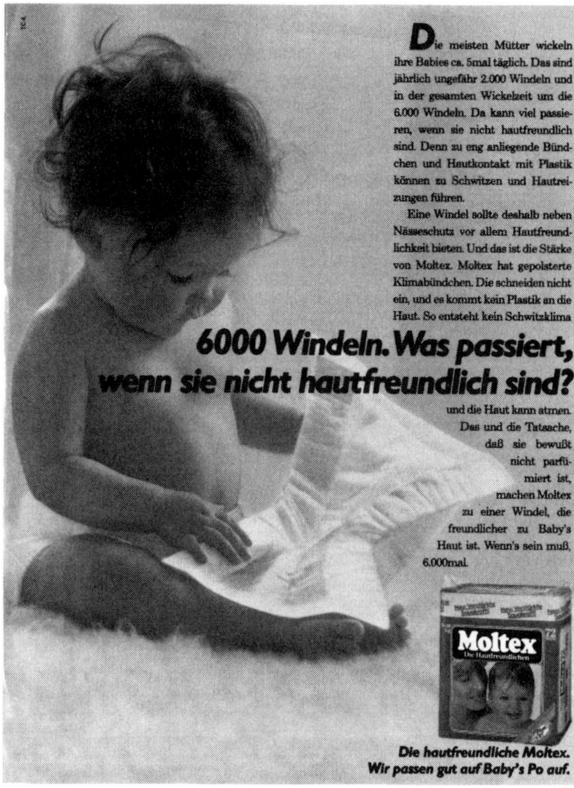

auch treffen ...) Welche Windeln parfümiert sind, kann man im allgemeinen beim Verkaufspersonal erfragen.

Die Plastikfolie ist der zweite Knackpunkt. Bei manchen Kindern zeichnet sich förmlich auf der Haut ab, wo die Folie sitzt. Ganz zu schweigen vom molligen feuchtwarmen Klima darunter, unter dem man die Keime richtig wachsen «sieht». Manchmal ist ein Aufschneiden der enganliegenden Bündchen hilfreich, oder man wickelt nicht so fest, natürlich geht man da das Risiko ein, daß auch schon mal was danebengeht.

In mancher Hinsicht sind die Höschenwindeln jedoch gar nicht so schlecht wie ihr Ruf. (Das hängt natürlich ganz davon ab, was man gehört hat.) Höschenwindeln enthalten – laut Firmenangaben – nur teilweise optische Aufheller. Frei davon sein sollen zum Beispiel Luvs,

Peaudouce, Pampers, mola und wohl auch Strampelpeter Fixies («keine optischen Aufheller im Vliesstoff»). Optische Aufheller stehen im Verdacht, die Wundheilung zu verzögern. Selbst wenn dies nicht unumstritten ist[48], frage ich mich, warum müssen sie überhaupt drin sein? Damit man besser sieht, wann die Windel dreckig ist?
Desinfektionsmittel scheinen nach Aussagen mancher Firmen nicht üblich zu sein.
Aber zurück zur Windeldermatitis: Die landläufige Meinung, daß Höschenwindeln die Windeldermatitis begünstigen, wird in der wissenschaftlichen Literatur nicht bestätigt. Eine kanadische Arbeit weist zwar darauf hin, daß «Einwegwindeln» deutlich häufiger Probleme geben[49], eine andere ergibt genau den gegenteiligen Effekt[50], und eine dritte kommt zu dem Ergebnis, daß zwischen Stoffwindeln und Höschenwindeln letztendlich kein Unterschied in der Hautverträglichkeit besteht.[45]
Fragen bleiben allerdings bei allen drei Untersuchungen offen.

Wahl der Qual

Neben Preis, Arbeitsaufwand und dem Problem des Wundwerdens gibt es noch eine Reihe weiterer Faktoren, die die eine oder andere Wickelmethode in Verruf gebracht haben. Als Paradebeispiel für Rohstoffverschwendung werden «Pampers & Co» angesehen. Mit jedem Windelwechsel wandert eine Polyethylenfolie, ein Erdölprodukt, mit in den Müll. Und die Zellstoffherstellung gilt auch nicht gerade als umweltfreundlich. Ganz unschuldig sind Stoffwindeln allerdings auch nicht. Mit Wasser, Energie und Waschmittel muß man die Wiederverwendbarkeit bezahlen, und meist wird wohl der Kochwaschgang in Bewegung gesetzt. Und wem die Ansammlung gebrauchter Windeln im Windeleimer stinkt, verwendet möglicherwiese noch Napisan – ein Zusatz, der desinfizieren, desodorieren und reinigen soll und neben Persulfat anionische Tenside, Phosphat, optische Aufheller, Duftstoffe und Füllstoffe enthält.
PVC-Windelhöschen gerieten wegen ihres Cadmiumgehalts ins Rampenlicht. Das Chemische Untersuchungsamt Oberhausen wies noch 1981 bis zu 850 mg Cadmium pro kg nach; der Hersteller machte allerdings geltend, daß diese Höschen bereits aus einer Produktion aus dem Jahre 1979 stammten.[51] Im Zeichen der Ersatzstabilisatoren für Cadmium in Weich-PVC scheint dies allerdings kein Problem mehr zu sein. Mehrfach-Wickelfolien bestehen übrigens auch meist aus PVC. Als Alternative für Alternative galten zunächst naturbelassene Schafwollwindelhosen. Inzwischen hat das Wickeln ganz ohne Plastik – erst Baum-

wollwindel, dann Schafwollhöschen drüber – auch Eingang in «bürgerliche» Kreise gefunden. Als Vorteil gilt, daß kein Wärmestau unter der Windel entsteht. Die Windel nimmt bis zu 40 Prozent ihres Eigengewichts an Flüssigkeit auf, ohne sich feucht anzufühlen. Solange sie nur naß sind, können sie einfach getrocknet werden, und schon sind sie wieder gebrauchsfertig. Bei Wolle denkt der gewiefte Leser natürlich gleich an Wollfett-Lanolin-Pestizide. Ob auch ein Übergang der Insektengifte von DDT bis Lindan auf die Haut stattfinden kann, ist ungeklärt, muß aber angenommen werden. Das gilt besonders, wenn menschlicher Schweiß seinen Beitrag zur Herauslösung der Wirkstoffe leistet. Sofern die Wolle nicht direkt auf der Haut getragen wird, dürfte das Risiko aber gering sein.

Um der Frage nach DDT in unbehandelter Wolle nachzugehen, habe ich verschiedene Hersteller bzw. Händler von «naturbelassenen» Textilien angeschrieben und um Auskunft über Pestizidrückstände in Naturmaterialien gebeten. Was ich bekam, waren bloße Werbungshinweise auf die «weitgehende Erhaltung des wertvollen Wollfetts», auf den Verzicht auf Mottenschutzmittel und andere Chemikalienzusätze. An Insektizidrückstände war offenbar nie zuvor ein Gedanke verschwendet worden. Nur ein Anbieter sagte in einem Telefongespräch, daß seine Wollieferanten die Schafe nicht durch das Pestizidbad schicken. Wenn man diesen Weg also in letzter Konsequenz gehen möchte, muß man sich daher bei seinem Händler erkundigen, wie die Schafe behandelt werden.

➜ Viele Wickelmöglichkeiten – und alle haben ihre «Macken». Für den Säugling – so scheint es – ist jede Wahl eine Qual. Nichts ist so schön wie «unten ohne». Und das sollte man den Kleinen möglichst oft gönnen, zumindest im Sommer draußen. Aber auch bei nicht zu niedrigen Raumtemperaturen drinnen, dabei muß man natürlich ein Auge mehr riskieren. Die Haut dankt es mit weniger Wundsein.

➜ Übrigens noch ein Tip zum wunden Po: Windeleinlagen aus Bouretteseide (sündhaft teuer!) sollen wahre Wunder wirken.

Chemischer Brandschutz für Kinderschlafanzüge

Den meisten amerikanischen Zigaretten wird eine Chemikalie zugesetzt, die sie auch dann am Brennen hält, wenn nicht an ihr gezogen wird. Die Glimmstengel schmurgeln dann so etwa fünfzehn bis zwanzig Minuten still vor sich hin – und werden so zu einem entscheidenden Faktor für die Entstehung von Bränden in US-Häusern[25]. Mit 27 Prozent ist Rauchen mit Abstand die Hauptursache für Feuersbrünste, an denen jährlich 12000 Amerikaner sterben.

«Auf Grund statistischer Daten wurde festgestellt, daß besonders Schlafanzüge kleiner Kinder eine große Gefahrenquelle darstellen.»[53] Das ist natürlich Unsinn. An Schlafanzügen dürfte noch kein Kind gestorben sein, allerdings hat der Pyjama das Feuer gefangen, das rauchende Eltern fahrlässig entfachten! Nichtsdestotrotz setzte die amerikanische Gesetzgebung nicht bei den Zigaretten an, sondern ausgerechnet bei der Nachtbekleidung kleiner Kinder. Schlafanzüge der Allerkleinsten (bis zu sechs Monaten) müssen in den USA seit 1972 bestimmten Brandschutzstandards genügen, 1975 wurde die Flammschutzrichtlinie auf andere Pyjama-Größen ausgeweitet.

Die Prüfbedingungen für die Schlafanzüge sind aberwitzig: Das knochentrockene textile Material wird senkrecht aufgehängt und muß drei Sekunden lang einer Gasflamme widerstehen. Das verkohlte Materialstück darf anschließend eine bestimmte Größe nicht überschreiten. Natürlich halten Naturtextilien das nicht aus, und auch die meisten Synthetiks brauchen ein chemisches Hilfsmittel. Ob das die Technokratenhirne bewußt herbeiführen wollten?

Wie dem auch sei, die Maßnahme brachte den Sektor Kinder-Nachtbekleidung der Textilbranche gehörig durcheinander. Ein Jahr vor dem Gesetz waren in den USA die meisten Schlafanzüge (56 Prozent) noch aus Baumwolle gewesen, 27 Prozent bestanden aus einer Polyester-Baumwollmischung. Drei Jahre später mußten die Babies zu 87 Prozent in Synthetiks schlafen, 13 Prozent blieben bei Baumwolle, Mischgewebe war ganz «out»[25]. Unbehandelte Baumwolle und Polyester-Baumwoll-Mischgewebe konnten den amerikanischen Standard nämlich nicht erfüllen. Reine Synthetiks (Polyester, Acetat, Polyacryl und Modacryl, eine Acryl-PVC-Mischung) machten das Rennen.

Wolle, eine eigentlich von Natur aus flammhemmende Faser, fiel bei der Prüfung durch, weil man sie zuvor abartig trocknete. Mit ihrem normalen Feuchtigkeitsgehalt hätte sie kaum schlechter als PVC-Acryl-

Mischungen abgeschnitten, die als besonders feuerfest gelten[54]. Noch dazu schmilzt Wolle im Gegensatz zu Synthetiks nicht. Geradezu leicht entflammbar sind Polyacryl, Acetat (Reyon) und Baumwolle, insbesondere Mischgewebe, wo sich die Brandeigenschaften derart ergänzen, daß ein Material zum Docht des anderen wird.

Die chemische Industrie konnte ob des neuen Gesetzes frohlocken, ihr Umsatz an Flammschutzmitteln machte 1977 knapp 150 Tonnen aus, die überwiegend für Stoffgewebe, Kunststoffe und Teppiche gebraucht wurden[25]. Die meisten dieser Mittel waren anorganische Verbindungen wie Borax, Borsäure, Antimonoxid, Ammonium-, Zirkonium, Wolfram- und Titansalze. Organische Substanzen gewannen jetzt aber vermehrt an Bedeutung, da nur mit ihnen die amerikanischen Testverfahren durchzustehen waren. Denn noch nach 50 Wäschen mußten die Kinderschlafanzüge so flammenhemmend sein wie oben beschrieben, und nur die organischen Verbindungen haften ausreichend fest auf den Textilien.

Zu jener Zeit war vor allem ein chemischer Wirkstoff im Gebrauch: TRIS, Tris-(2,3-dibrompropyl)phosphat. Die Phosphorverbindung eignete sich vornehmlich für Polyester[55], Acetat und Polyacryl. Bis zu zehn Gewichtsprozent wurde den Schlafanzügen zugesetzt, wovon die Hälfte an der Oberfläche angelagert war und so teilweise auch in den Körper gelangte[25]. Da war es nichts Besonderes, daß ein 200 Gramm schwerer Kinderpyjama 6000 mg der Verbindung TRIS enthielt. TRIS ist ein schwaches Allergen und kann über die Haut aufgenommen werden.

Allein die erkannte allergene Wirkung ist nicht der Grund, daß ich den obigen Absatz in der Vergangenheitsform geschrieben habe. 1977 nämlich erwies sich die Verbindung TRIS als erbgutschädigend und damit krebserregend[25]. TRIS und andere darin als Verunreinigung enthaltene bromierte Kohlenwasserstoffe (wie das Pestizid DBCP, Dibromchlorpropan) wurden aus behandelten Textilien extrahiert, und noch nach drei Wäschen wirkte der Extrakt auf Zellkulturen mutagen[56].

Abgesehen davon, daß ein Übergang des Flammschutzmittels TRIS auf die Haut schon durch die allergene Wirkung auf der Hand liegt und die Extraktionsversuche das untermauerten, muß noch auf das kindertypische Verhalten hingewiesen und Rücksicht genommen werden, die Wäschestücke in den Mund zu nehmen und daran zu nuckeln. Das Krebsrisiko überwog nach all dem das Brandrisiko – Teufel und Beelzebub ...

Seit 1980 sind aufgrund dieser bestürzenden Ergebnisse der toxikologischen Forschung die Textilflammschutzmittel TRIS, TEPA (Trisaziridinylphosphinoxid) und PBB (polybromierte Biphenyle) in der Bundes-

republik verboten[57]. Das Verwendungsverbot gilt für Textilien (ausgenommen Schutzkleidung), Spieltiere und Puppen. Offensichtlich hatten auch deutsche Hersteller diese Mittel eingesetzt, eventuell einfach deshalb, weil sie ihre Exportchancen in die USA erhalten wollten. Oder weshalb sonst erließ man die einzige Verordnung, die es in der Bundesrepublik gegen Textilhilfsmittel gibt?
Einen Gesichtspunkt bei flammgeschützter Kleidung hatte man übrigens lange vernachlässigt: Wenn die Kleidung zwar nicht brennt, aber schwelt, welche Gase werden dabei frei? Denn eine wesentliche Ursache der Flammenhemmung besteht gerade in der Entwicklung nichtbrennbarer Gase. Es zeigte sich, daß die giftigen Gase bei ausgerüsteten Textilien durchweg gefährlicher sind als bei unbehandelten[58]. Wolle schneidet bei solchen Untersuchungen übrigens wieder mal günstig ab[54]. Wie gefährlich die Rauchentwicklung sein kann, zeigt augenfällig der Matratzenbrand in einem Berliner Asylantengefängnis. Nicht das Feuer, sondern die entstandene gasförmige Blausäure brachte dort mehrere Menschen um!
Ob und welche flammhemmenden Wirkstoffe heute in der Bundesrepublik Textilien zugesetzt werden, kann ich nicht sagen. Zwar ist in Erfahrung zu bringen, daß die wesentlichen Einsatzbereiche entsprechender Chemikalien Bodenbeläge, Vorhänge, Polster und Schutzkleidung sind, aber bleibt es auch dabei?

Naturfasern mit Kunststoffüberzug[8]

Die oben beschriebenen, umfangreichen chemischen Behandlungen («Veredlungen») von Textilfasern verändern verständlicherweise ursprüngliche Materialeigenschaften, die man schon fühlen kann, wie den Griff, der möglichst weich, glatt und geschmeidig sein sollte. Fette und Wachse, die Naturfasern von Natur aus mitgegeben sind und den Fasern genau diesen gewünschten Griff verleihen, werden bei den Veredlungsprozessen leider ausgewaschen. Schlimmer noch: Die Fasern können spröde werden. Selbstverständlich hat sich auch darauf die Chemische Industrie eingestellt – noch mehr Additive, die «Griffvariatoren» sind die Folge: «Eine Behandlung mit Additiven und Griffvariatoren soll einer Ware den gewünschten Griff und ein gefälliges Aussehen verleihen, ihre Verarbeitung erleichtern und ihr Trageverhalten verbessern. Als Additive werden nur solche Produkte bezeichnet, welche die *nachteiligen Veränderungen durch die Hochveredlung* im Warengriff, im Trageverhalten und

beim Nähen korrigieren und insbesondere der Verminderung der Reiß-, Einreiß- und Scheuerfestigkeit entgegenwirken sollen.»
Kunststoffe sind der Trick, mit dem die selbsteingehandelten Nachteile ausgebügelt werden – die Naturfasern bekommen eine Kunststoffhaut. Den letzten Schliff besorgen Weichmacher. Das behandelte Kleidungsstück wird durch sie flauschiger und fülliger. Außerdem setzen Weichmacher die elektrostatische Aufladung herab, die besonders bei Synthetiks bzw. bei den kunststoffummantelten Naturfasern zu einer schnelleren Verschmutzung führen. Ohne Zusatz wird der Schmutz regelrecht angezogen.

Ausgebügelter Nachteil: Lappigkeit
Zellulose und ihre Mischungen mit Synthesefasern können nach dem Bleichen oder Färben schon mal lappig geworden sein. Kein Problem, ein Versteifungsmittel wird zugesetzt, und schon erhält man den verkaufsfähigen, vollen und steifen Griff. Die «Produkte sind sehr zahlreich». Immerhin hat man hier noch Naturstoffe im Repertoire, etwa Stärke, Zelluloseabkömmlinge oder Eiweißverbindungen. Genauso sind aber auch Kunstharze (Harnstoff-Formaldehyd oder Polystyrol) im Gebrauch.
Muß das Gewicht eines Stoffes erhöht werden, so mischt man noch Mineralstoffe hinzu (Gips, Kreide etc.), die sich mit der Zeit wieder aus dem Stoff lösen. Sollten Sie rieselnden Kalk bei Ihrem Kind feststellen, müssen Sie sich also nicht gleich Sorgen um eine vorzeitige Alterung machen – es kann an der Kleidung liegen.

Ausgebügelter Nachteil: Feuchtigkeitsstau
Synthetiks und die Synthetik-Zellulose-Mischgewebe transportieren (wie oben beschrieben) nur schlecht die Feuchtigkeit von der Haut fort. Eine Polyamidlösung verspricht das Problem zu lösen: Das Gewebe wird in eine Kunststoffdispersion getaucht, die Fasern erhalten einen Polyamidüberzug, der gleichzeitig antistatisch wirkt.

Ausgebügelter Nachteil: Hohe Formaldehydabgabe
Formaldehydharze, die der Vernetzung der Fasern dienen und so einen Stoff pflegeleicht machen, haben den Nachteil, daß sie Formaldehyd freisetzen (siehe oben). Ein Kunststoffilm auf dem Gewebe verhindert nun einerseits die Einwirkung von Feuchtigkeit, so daß das Formaldehydharz weniger zersetzt wird und die Menge an freiem Formaldehyd geringer gehalten wird. Andererseits vernetzen auch die zusätzlichen Kunststoffe die Textilfasern. Man benötigt von vornherein weniger Formaldehyd-

Vernetzer. Der Kunststoffilm besteht aus Polyacryl, Silicon oder Polyethylen. Silicon wird auch als alleiniges Textilausrüstungsmittel benutzt (besonders bei Maschenware). Es bewirkt einen dauerhaften Stretch-Effekt.

Ausgebügelter Nachteil: Filzen
Zwar «braucht Wolle nur selten mit Ausrüstungsmitteln behandelt zu werden», gegen Filzen und Einlaufen gibt es aber ein Mittel, das die Wolle waschmaschinengerecht macht: Das Hercosett-Verfahren. Erst wird die Keratin-Faser der Wolle chloriert, dann bekommt sie einen Harzüberzug aus Polyamid, der ebenso zur Vernetzung führt wie Formaldehyd bei Baumwolle. Nach dieser chemischen Dauerwelle darf sich die Wolle «super-wash» nennen. Das braucht sie auch, ist sie durch das Verfahren doch schmutzanfälliger geworden!

Was ist gesunde Kleidung?

Wie sag ich's meinem Kinde, was es anzuziehen hat? Ja, nach all den vorangegangenen Seiten, die nur einen Ausschnitt der in der Textilbranche eingesetzten Chemikalien vermitteln, fällt es schwer, Ratschläge zu gesundheitlich unbedenklicher Kleidung zu geben. Es könnte einem fast der formaldehydgestärkte Kragen platzen! Eigentlich – und das ist schon öfter betont worden – müßten nicht Verbraucher, sondern Hersteller und Bundesbehörden aktiv werden, um unverantwortliche und unnötige Belastungen zu vermeiden. Wenn das bloß nicht so lange dauern würde ...
Anfangs schien es mir ganz selbstverständlich, natürlichen Materialien den Vorzug zu geben. Unbestritten sind die physiologischen (Trage-)Eigenschaften natürlicher Textilien den Synthetiks überlegen. Dann aber mußte ich lernen, daß Wolle mit diversen Chemikalien so verändert wird, daß sie nicht filzt, nicht einläuft, maschinenwaschbar und mottenecht wird. Ein Kunststoffüberzug auf den Naturfasern, prima zur Verringerung des Pflegeaufwands, fand ebensowenig meinen ungeteilten Beifall wie das formaldehydabspaltende Kunstharz gegen Knitterfalten in Baumwollartikeln. Exoten wie die Bakterizide in Socken und Kinderbetteinlagen oder die völlig unkalkulierbare Palette von Farbstoffen machen die Sache nicht leichter.
Ich dachte zunächst an unbehandelte Wolle als ideale Bekleidung. Ver-

schiedene Gründe lassen die Alternative nicht recht praktikabel erscheinen. Entweder gibt's die unbehandelte Wolle nicht, oder aber das Schaf ist in Australien schon mit Insektiziden geduscht worden, oder die Bezugsquelle für solche Wolle ist schwer ausfindig zu machen.
Und alle Menschen demnächst nach Heile-Welt-Manier zur Schafhaltung, zum Spinnen und Stricken zu verdonnern, ist nicht meine Masche. Schließlich ist Mensch womöglich noch allergisch gegen Wolle! Was nun?

➔ Ein einziges Material kann ich empfehlen: Seide. Der Naturstoff hat sich aufgrund seiner speziellen Struktur bisher offenbar erfolgreich allen Chemisierungsversuchen widersetzen können. Aber er ist nicht gerade billig!
Ich habe mich (nicht leichten Herzens) zu folgenden Konsequenzen durchgerungen:

- Formaldehydharze müssen behördlicherseits aus Textilien verbannt werden (oder mindestens gekennzeichnet werden).
- Aus physiologischen Gründen verzichte ich auf Synthetiks aller Art.
- Textilien, die unmittelbar auf der Haut getragen werden, werden von Herstellern bezogen, die naturbelassene Ware anbieten und so zumindest für ihren Verantwortungsbereich auf Zusätze verzichten. Die Alternativanbieter werden mit Fragen bombardiert. ➔

Literatur

1 Gesamtverband der deutschen Textilveredlungsindustrie e. V.: Medium Textil – Der Beitrag der Textilveredlung; Frankfurt 1982
2 Milupa AG: Wissenschaftliche Informationen zur Hautpflege – Sanosan Babypflege, Friedrichsdorf 1983
3 V. Voigtländer: Die Haut der Säuglinge und Kinder, Ärztliche Kosmetologie *13*, 299–305 (1983)
4 A. Zesch, W. Schalla: Inhaltsstoffbedingte Risiken durch Anwendung von Kosmetika bei Kindern?, Lebensmittelchemie und gerichtliche Chemie *34*, 25 (1980)
5 Gesamttextil (Gesamtverband der Textilindustrie in der Bundesrepublik Deutschland): Jahrbuch der Textilindustrie 1984, Frankfurt 1984
6 N. Jungwirth, K. Kromschröder: Die Pubertät der Republik; Frankfurt 1978
7 K. L. Hatch: Chemicals and Textiles, Part I: Dermatological Problems Related to Fiber Content and Dyes; Part II: Dermatological Problems Related to Finishes; Textile Research Journal *54*, 664–682 resp. 721 bis 732 (1984)
8 Ullmanns Enzyklopädie der technischen Chemie: Textilhilfsmittel; 4. Aufl., Bd. 23
9 N. R. S. Hollies, V. Krejci, I. T. Smith: The Transfer of Chemicals from Clothing to Skin; Textile Research Journal *52*, 370–376 (1982)
10 J. S. Taylor, W. F. Bergfeld, J. D. Guin: Contact dermatitis to knee patch adhesive in boy's jeans: a nonoccupational cause of epoxy resin sensitivity; Cleveland Clinic Quarterly *50* (2), 123–127 (1983)
11 H. Konietzko, G. Fischer: Erkrankungen durch Epoxidharze; Zbl. Arbeitsmed. *32* (3), 86–91 (1982)
12 R. Grießhammer, F. Vahrenholt, F. Claus: Formaldehyd – Eine Nation wird geleimt, Reinbek 1984
13 BAU, BGA, UBA: Formaldehyd-Bericht, Berlin 1984
14 L. A. Goodson: Formaldehyde and the Textile Industry; Text. Chem. Color. *16*, 1–4 (1984)
15 E. Cronin: Clothing and Textiles; in: E. Cronin, Contact Dermatitis, Longman, Churchill Livingstone 1980, S. 36–92
16 R. M. Reinhardt, B. A. Kottes Andrews, R. J. Harper Jr.: Influence of pH in Washing on the Formaldehyde-Release Properties of Durable-Press Cotton, Textile Research Journal *51*, 263–270 (1981)
17 H. Friege, U. Kost, F. Claus (Hrsg.): Die tückische Hypothek, Chemiepolitik für Schwermetalle; Karlsruhe 1985
18 H. Ebner: Kontaktekzeme durch Kleidung; Der Hautarzt *26*, 72–74 (1975)
19 Deutscher Bundestag: Antwort der Bundesregierung, «Textilausrüstungsstoff ‹Sanitized›», Bundestagsdrucksache 10/3177 vom 12. 4. 1985
20 H. G. Nösler: Gesetzliche Neuregelung für Bedarfsgegenstände; Melliand Textilberichte *63* (5), 386 (1982)
21 U. Lahl, B. Zeschmar: Formaldehyd, Kniefall der Wissenschaft vor der Industrie? Freiburg 1984
22 Dr. Vollmer, BMJFG; Mitteilung während des Seminars «Alltagschemikalie Formaldehyd» der Stiftung Verbraucherinstitut, Berlin 1985
23 V. R. Coldiron, J. B. Ward, N. M. Trieff, H. E. Jannsen, J. H. Smith: Occupational Exposure to Formaldehyde in a Medical Autopsy Service; Journal of Occupational Medicine *25* (7), 544–548 (1983)
24 T. F. Cooke, H.-D. Weigmann: The Chemistry of Formaldehyde Release From Durable-Press Fabrics; Text. Chem. Color. 14, 100–106 (1982)

25 A. Blum, B. N. Ames: Flame Retardant Additives as Possible Cancer Hazards, The main flame retardant in childrens pyjamas is a mutagen and should not be used; Science *195*, 17–23 (1977)
26 R. Anliker: Die organischen Farbstoffe und Pigmente im Spannungsfeld der Umwelt und Gesetzgebung; Textilveredlung *18*, 92–98 (1983)
27 R. Anliker: Neuere Entwicklungen auf dem Gebiete der Ökologie und Toxikologie der Farbstoffe; Textilveredlung *16*, 431–438 (1981)
28. J. S. Gow: Textilveredlung und Ökologie; Textilveredlung *18*, 119–125 (1983)
29 M. Kousa, M. Soini: Contact allergy to a stocking dye; Contact Dermatitis *6*, 472–476 (1980)
30 G. Dürig: Aspekte zu toxikologischen und ökologischen Problemen in der Textilindustrie: Textilveredlung *18*, 125–130 (1983)
31 H. Gold, H. Theidel: Optische Aufheller und Fluoreszenz-Farbstoffe: Ullmanns Enzyklopädie der Technischen Chemie, 4. Aufl., Bd. 17, S. 459–473
32 G. Schepers: Toxikologische und umwelttoxikologische Aspekte bei optischen Aufhellern in Waschmitteln, Diplomarbeit, Kiel 1984
33 Anonym: Die antimikrobielle Ausrüstung nach dem Sanitized-Verfahren zur Erzielung dauerhafter hygienischer und materialschützender Effekte; textil praxis international *35*, 167–171 (1980)
34 K. H. Wallhäusser, K. Fischer: Die antimikrobielle Ausrüstung von Textilien; Textilveredlung 5 (1), 3–14 (1970)
35 K. Lindner: Tenside – Textilhilfsmittel – Waschrohstoffe, Band II, S. 1684–1685 (1964)
36 H. E. Stokinger: The Metals; in: G. D. Clayton, F. E. Clayton: Patty's Industrial Hygiene and Toxicology, 3rd revised edition, Volume 2A, S. 1961 bis 1966, New York – Chichester–Brisbane–Toronto–Singapore 1981
37 W. F. Schorr: Dichlorophen (G-4) Allergy; Archives of Dermatology *102*; 515–520 (1970)
38 ÖKO-Institut, Katalyse Umweltgruppe, VUA, BUND: Chemie im Haushalt, Reinbek 1984
39 E. Graf, B. Lanz: Insektizider Textilschutz – Bedeutung und neuere Entwicklungen; Textilveredlung *19*, 15–22 (1984)
40 H. Maier-Bode: Untersuchungen zur Frage nach einer etwaigen Aufnahme von Dieldrin aus Dieldrin-imprägnierter Wolle in den menschlichen Organismus; Forschungsberichte des Landes NRW, Nr. 1130, Köln-Opladen 1962
41 United Nations: Consolidated List of Products Whose Consumption And/Or Sale Have Been Banned, Withdrawn, Severely Restricted or Not Approved By Governments; First Issue Revised, New York 1984
42 H. A. Meemken, K. Habersaat, W. Groebel: Zur Belastung von Muttermilch mit Chlorkohlenwasserstoffen aus wollwachshaltigen Cremes; Lebensmittelchemie und gerichtliche Chemie *36*, 51–53 (1982)
43 H. P. Fiedler: Zum Thema: Allergische Hautreaktionen auf Wollwachs Seifen-Öle-Fette-Wachse *110*, 89–90 (1984)
44 Welche Windeln sind die besten? Eltern *1*, 41–43 (1984)
45 G. J. Schmitt u. a.: Windeldermatitis, Vergleichende Feldstudie über den Einfluß von Einmalhöschenwindeln und Stoffwindeln, Ärztliche Kosmetologie *13*, 46–58 (1983)
46 Konsument-Test Wegwerfwindeln – Das große Geschäft mit Babys Popo, Konsument *4* 20–29 (1982)
47 F. Grimalt-Sancho: Allergologie der Kosmetika und Grenzgebiete (Teil 1), Ärztl. Kosmetologie *10*, 9–26 (1980)

48 G. Schepers: Toxikologische und umwelttoxikologische Aspekte bei optischen Aufhellern in Waschmitteln, Diplomarbeit, Christian-Albrechts-Universität Kiel, Kiel 1984
49 F. Wiener: The relation of diapers to diaper rashes in the onemonth-old infant, Journ. of Pediatr. *95* (3), 422–424 (1979)
50 W. W. Grant, L. Street, R. G. Fearnow: Diaper Rashes in Infancy, Clinical Pediatrics *12* (12), 714–716 (1973)
51 Tätigkeitsbericht des Chemischen Untersuchungsamts der Stadt Oberhausen 1982
52 L. W. Hill: Wool as Cause of Exzema in Children; New England J. Med. *245*, 407–409 (1951); zitiert nach Hatch
53 H. E. Stepniczka: Die Herstellung schwer entflammbarer Polyamidgewebe; Textilveredlung *8*, 293–310 (1973)
H. E. Stepniczka: Flammfeste Polyester-Textilien, Teil I und II; Textilveredlung *10*, 188 bis 200 resp. 234–248 (1975)
54 L. Benisek: Die Entflammbarkeit von Fasern und die Flamm-Resistenz der Wolle; Textilveredlung *8* (6), 318–326 (1973)
55 T. Lyssy: Flammschutz synthetischer Fasern – eine Übersicht; Textilveredlung *8*, 593 bis 605 (1973)
56 M. J. Prival, E. C. McCoy, B. Gutter, H. S. Rosenkranz: Tris(2,3-Dibromopropyl)-Phosphate: Mutagenicity of a Widely Used Flame Retardant; Science *195*, 76–78 (1977)
57 Bundesminister für Jugend, Familie und Gesundheit: Verordnung über Verwendungsverbote für bestimmte Flammschutzmittel in Bedarfsgegenständen (Flammschutzmittel-Bedarfsgegenstände-Verordnung) vom 15. 7. 1980
58 C. Herpol: Comparative Study of the Toxicity of Combustion Products from Flame Retardant and Untreated Materials; Fire and Materials *7* (4), 193–201 (1983)

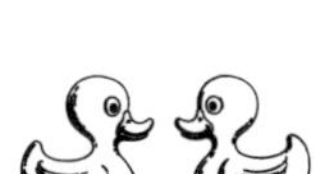

Schlechte Luft im Kinderzimmer

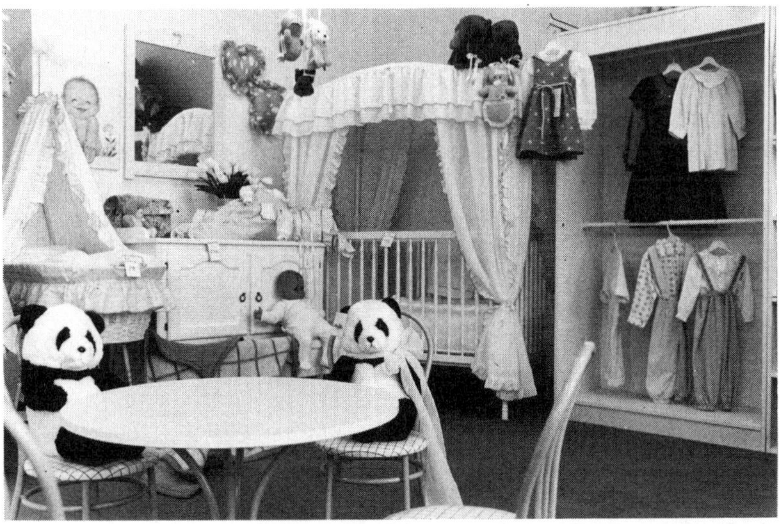

Schlechte Luft im Kinderzimmer

Die schadstoffgeschwängerte Luft des Ruhrgebiets, aus Leverkusen, Frankfurt, Ludwigshafen, hier in unserem Kinderzimmer? Aber wieso denn? Hier steht kein Kraftwerk, hier wird kein Stahl produziert, keine Kohle veredelt und kein großtechnisches Reagenzglas geschwungen, hier gibt kein Auto Gas. Und außerdem ist doch meist das Fenster gummidicht geschlossen. Eben!

Der ölschockbedingte Trend zum Energiesparen hat dazu geführt, daß Häuser bzw. einzelne Wohnungen nahezu luftdicht verrammelt wurden. Ich erinnere mich immer noch mit Entsetzen an die Zeitungsnotiz, die meldete, daß eine ganze Familie in einem Camping-Wohnwagen umgekommen ist. Todesursache: Ersticken durch Sauerstoffmangel. Der Gasofen hatte die Luft verbraucht, und der Wagen war so perfekt abgedichtet, daß nicht einmal die nötige Atemluft nachströmen konnte.

Die Luftwechselrate, die am günstigsten 0,8 betragen sollte (= 80 Prozent der Luft werden stündlich ausgetauscht), wurde in vielen Häusern übertriebenerweise auf 0,2 oder weniger gesenkt. Sicher, die Smog-Luft bleibt so außen vor, nur: die im Innenraum produzierten Gase können jetzt auch nicht mehr hinaus.

Wahrscheinlich gab es schon in der Steinzeit, in der manche Zeitgenossen die Umweltschützer immer noch wähnen, ein Innenraumluftproblem: Wenn das Neandertaler-Baby am offenen Feuer in der Höhle gewärmt wurde, waren mit Sicherheit viele der heutigen Grenzwerte überschritten. Bestimmt hat man das sogar gerochen. Der Höhleneingang aber war sicherlich nicht mit Silicon-Dichtungsmasse in allen Fugen und dreifacher Gummiisolierung rund um das doppelt verglaste Fenster absolut zugdicht gemacht worden.

Und wenn heute der Gasherd in Betrieb gesetzt wird oder in den Räumen geraucht wird, dann kann die Luft im Zimmer eben wegen neuzeitlicher Bautechniken geradezu steinzeitliche Qualität annehmen. Offene Gasflammen, die mit Stickoxiden und Formaldehyd die Raumluft anreichern, oder Raucher, die Nichtraucher zum Inhalieren einer komplexen Giftmischung zwingen – diese Schadstoffquellen in Innenräumen sind so offensichtlich, daß sie schon gut untersucht worden sind[1]. Dazu addiert sich heute der allgegenwärtige Schuß moderner Chemie: Welcher Gegenstand in der Wohnung, welches Baumaterial enthält da nicht irgendwelche synthetisierten Chemikalien, die auch in die Atmosphäre verdampfen? Ob Kunststoffe, Lacke, Kleber – die gesundheitliche Bedeutung ausgasender Bestandteile von Haushalts- und Bedarfsgegenständen und Einrichtung wird prinzipiell nicht bestritten, dennoch aber ist immer noch recht wenig davon untersucht oder wissenschaftlich bewertet worden. Kinder, an denen immer noch nicht die Bewertung der alltäglichen Chemikalienbelastung ausgerichtet wird, haben aus verschiedenen Gründen besonders an der Schadstofflast der Raumluft zu tragen. Gerade Kinderzimmern muß nämlich besondere Aufmerksamkeit geschenkt werden, denn «hinsichtlich der langen Aufenthaltszeit und des Spielverhaltens sind die Kleinkinder als besondere Risikogruppe anzusehen»[2]. Kinderzimmer liegen deshalb auch auf Platz eins der Wohnraum-Rangliste nach hygienischen (gesundheitlichen) Maßstäben[3]:

Wohnhygienische Rangliste für die einzelnen Räume einer Wohnung im Hinblick auf die Raumluftqualität[3]

1. Schlafzimmer
   Kinderzimmer
2. Wohnzimmer
3. Küche
   Badezimmer
4. Nebenräume (für längeren Aufenthalt)
5. Nebenräume (für sporadischen Aufenthalt)

Und Kinder sind nicht nur besonders lange den Schadstoffen in der Wohnraumluft ausgesetzt, für sie kommen noch weitere, belastende Besonderheiten hinzu. Das wird deutlich, wenn man die Wege betrachtet, über die Schadstoffe aus Einrichtungsgegenständen und Baumaterialien aufgenommen werden – es geht beileibe nicht ausschließlich um das Atmen schlechter Luft, auch wenn man daran als erstes denkt!

Vier Aufnahmewege sind möglich:

- Atmung:

Ein Erwachsener verbraucht täglich etwa 15 bis 18 m^3 Atemluft. Im Verhältnis zu ihrem Körpergewicht atmen Kinder mehr als Erwachsene.

- Nahrung:

Gasförmige Luftschadstoffe und Staub verunreinigen auch offenstehende

Nahrungsmittel. Und Kinder nehmen, wieder im Vergleich zu ihrem Körpergewicht, überdurchschnittlich viel davon zu sich.

- Staub:

Für Erwachsene geschieht die Staubaufnahme über die ersten beiden genannten Möglichkeiten. Kinder aber bekommen wieder mehr ab, da sie (verstaubte) Finger und Gegenstände in den Mund nehmen.

- Haut:

Viele Chemikalien werden auch durch die Haut aufgenommen. Man weiß nicht, ob das von untergeordneter Bedeutung ist oder nicht. Hinzu kommt die Berührung mit chemisch verunreinigter Kleidung.

Größenordnung der mittleren Innen/Außen-Verhältnisse für einige luftverschmutzende Stoffe

Substanz	Innen/Außen-Verhältnis	Bemerkungen / Quellen
Schwefeldioxid, SO_2	0,5	
Stickstoffdioxid, NO_2	≤ 1	ohne NO_2-Quelle innen
	2–5	mit NO_2-Quelle innen (z. B. Gasherd)
Kohlenmonoxid, CO	≤ 1	ohne CO-Quelle innen
	1–5	mit CO-Quelle innen
Schwebstaub	0,5–1	ohne Tabakrauch
	> 2	mit Tabakrauch
Blei im Schwebstaub	0,5–1	
Blei im abgesetzten Staub	≤ 1	in städtischen Bereichen
	> 1	in der Nähe von Emittenten
Formaldehyd	10	Ausgasung aus Spanplatten, Möbeln etc.
langkettige Kohlenwasserstoffe	2–5	Ausdünstungen des Menschen, aus Baumaterialien und Einrichtungsgegenständen
polyzyklische aromatische Kohlenwasserstoffe	0,5	ohne Tabakrauch
	≥ 1	mit Tabakrauch
leichtflüchtige Halogenkohlenwasserstoffe	10–50	Haushaltschemikalien, Einrichtung etc.
polychlorierte Biphenyle, PCB	5–10	Fluoreszenzleuchten, Klimaanlagen
N-Nitrosodimethylamin	≥ 1	ohne Tabakrauch
(«Nitrosamin»)	> 1	mit Tabakrauch

1 = gleiche Konzentration innen wie außen
5 = innen fünffach höhere Belastung als außen
0,5 = innen nur die halbe Konzentration wie außen

Quelle: B. Seifert: Vergleich der innerhalb und außerhalb geschlossener Räume auftretenden Konzentrationen anorganischer und organischer Verbindungen; in 1

Vergleicht man nun die Konzentrationen von Schadstoffen in der Außenluft und der Wohnraumluft, so rücken vor allem organische Chemikalien in Innenräumen in den Blickpunkt. Als Bewertungsmaßstab dient oft das «mittlere Innen/Außen-Verhältnis» der üblichen Konzentrationen luftverunreinigender Substanzen, deren Größenordnung tabellarisch zusammengefaßt worden ist[4].
Abgesehen von Konzentrationserhöhungen durch Gasflammen und Tabakrauch wird der Mensch also innen weniger mit anorganischen Chemikalien belastet als außen. Ganz anders ist das Bild bei den organischen Substanzen vom krebsverdächtigen Formaldehyd bis zu den krebserregenden Nitrosaminen. Erst seit einigen Jahren sind einige Meßwerte über die konkrete Raumluftbelastung vorhanden. Auch genaue einzelne Meßwerte aber geben nur Anhaltspunkte für die individuelle Situation, da zu viele Faktoren sich auswirken. Den standardisierten Wohnraum gibt es eben allenfalls in wissenschaftlichen Versuchen zur Risikoabschätzung. In der Realität unterscheiden sich Einrichtung, Baumaterialien, die verwendeten Haushaltschemikalien und die Lüftungsverhältnisse so drastisch, daß immer nur mit Beispielen gearbeitet werden kann.
Eine erste Übersicht über die Ausgasung etlicher Baumaterialien erschien 1982[5]. Untersucht wurden 42 fabrikneue Materialien aus dem üblichen Supermarktangebot, u. a. Spanplatten, Dichtungsmasse, Filzteppich, Fußbodenbeläge, Fußbodenanstriche, Klebstoffe für Bodenbeläge und Tapeten, Wandfarbe (Latex), Isolierschaum, Textil- und Papiertapete. Die Artikel wurden jeweils einen Tag lang getrocknet, anschließend analysierte man die ausdünstenden Chemikalien in der umgebenden Luft. Insgesamt wurden bei 42 Baumaterialien 52 (!) Chemikalien identifiziert, darüber hinaus konnte die chemische Zusammensetzung einiger Gase oder Dämpfe nicht ermittelt werden. Allein aus einem PVC-Bodenbelag entwichen 62 verschiedene Chemikalien – aber nur 27 davon wurden identifiziert! Ein anderes Mal konnte von 20 chemischen Verbindungen in der Luft keine einzige charakterisiert werden (bei einem Kitt).
Meist waren die entströmenden Gase schon mit der Nase zu bemerken: Von den 42 Baustoffen rochen lediglich sieben eher angenehm. Die Konzentration, ab der die jeweilige Substanz gerochen werden kann (Geruchsschwelle), wurde von 30 Prozent der Chemikalien überschritten. Kann ein Mensch schlechten Geruch vielleicht noch ertragen, der Wirkung ist kaum zu widerstehen – 82 Prozent der identifizierten Substanzen üben eine Reizwirkung aus, 25 Prozent stehen unter Krebsverdacht. Welche Chemikalien am häufigsten gefunden wurden, welche mit besonders

hoher Konzentration gemessen wurden und was die bedeutendsten Quellen für die Luftverschmutzung in Innenräumen sind, ist den Tabellen unten zu entnehmen.

Fußbodenbelägen entströmt nicht nur Behaglichkeit

Als Kind hatte ich ab dem sechsten Lebensjahr ein eigenes Zimmer, mein Bruder hatte das Elternhaus in Richtung Bundeswehrkaserne verlassen. Ein Zimmer nur für mich empfand ich schon als rechten Luxus, ein Tep-

Die zehn meistgemessenen Verbindungen (A) und die zehn Verbindungen mit den höchsten Konzentrationen (B) in der Umgebungsluft

Verbindung	durchschnittliche Konzentration (µg/m³)	Häufigkeit der Messung bei den 42 Materialien	Krebsverdacht
A			
Toluol	39,7	22	×
n-Dekan	1,49	20	×
1,2,4-Trimethylbenzol	0,56	18	
n-Undekan	1,0	17	×
3-Xylol	23,0	16	
2-Xylol	3,81	14	
n-Propylbenzol	0,20	13	
Ethylbenzol	1,79	12	×
n-Nonan	1,05	11	
1,3,5-Trimethylbenzol	0,36	11	
B			
Toluol	39,7	22	×
3-Xylol	23,0	16	
Terpen ($C_{10}H_{16}$)	20,8	6	
n-Butylacetat	15,2	1	
n-Butanol	9,4	5	
n-Hexan	8,8	5	
4-Xylol	7,3	8	
Ethoxyethylacetat	5,9	1	
n-Heptan	5,0	2	
2-Xylol	3,8	4	

pich im Zimmer wäre fast die Krönung gewesen. Bei mir war's nur ein Holzfußboden, ein «Läufer» verlor sich darauf. Etwa zu Anfang der siebziger Jahre wurde die gesamte elterliche Wohnung mit Teppichboden ausgelegt, auch meine paar Quadratmeter. Eine weit verbreitete Werbung aus dieser Zeit war daran sicherlich nicht unbeteiligt: «Haben Sie auch eine ‹Klack-Klack-Wohnung›?», fragte da ein Sprecher und ließ zur Geräuschuntermalung einen Ping-Pong-Ball auf eine glatte Unterlage fallen.

Damals gehörte ich zu den wenigen Kindern, die die einem Teppichboden entströmende behagliche Atmosphäre im eigenen Zimmer genießen konnten. Die Welle von Teppichauslegeware kam erst später ins Rollen,

Die zehn bedeutsamsten Quellen für organische Gase und Dämpfe in Innenraumluft (von 42 untersuchten Baumaterialien)

Quelle	abgeschätzte Gesamtkonzentration an Chemikalien in der Raumluft (mg/m³)*	Ausgasende Substanzen davon identifiziert	Ausgasende Substanzen davon nicht identifiziert	krebsverdächtig	reizend	riechend
Wand- und Fußbodenkleber (Wasserbasis, EVA)	1530	34	11	3	2	3
Füllmaterial (PVA-Leim, Zement)	58	9	2	1	1	0
Gewebe-Kleber (Wasserbasis, PVA)	34	29	18	4	10	3
Fußboden-/Wandverkleidung (Textil)	9	61	23	5	17	7
Isolierschaum (Polystyrol)	7,9	15	5	2	4	2
Fußbodenanstrich (Isocyanat)	7,7	10	8	2	4	3
Fußbodenbelag (PVC)	3,8	62	27	5	15	6
Dichtungsmasse (Kunststoff)	3,4	35	19	3	7	4
Wandfarbe (Acryllatex)	2,4	23	5	2	3	2
Fußbodenbelag (Gummi)	2,3	30	7	2	3	0

* Nach den Standard-Verhältnissen in dänischen Kinderzimmern
Quelle (für beide Tabellen): L. Mølhave: Indoor air pollution due to organic gases and vapours of solvents in building materials; Environment International *8*, 117–127 (1982)

Ausstattung von Wohnräumen mit textilen Bodenbelägen

Raum	mit textilen Bodenbelägen ausgelegt (Prozent)	
	1970	1979
Wohnzimmer	23	75
Eßzimmer	23	62
Schlafzimmer	12	60
Kinderzimmer	16	70
Küche	1	1
Bad	1	9
Diele/Flur	15	42

Quelle: L. Meckel: Teppichbeläge und Luftverunreinigung? in 1

heute nehmen Kinderzimmer den zweiten Platz innerhalb der Wohnräume mit Teppichboden ein.
Etwa zwei Milliarden Quadratmeter textiler Bodenbeläge sind innerhalb der letzten zehn Jahre in bundesdeutschen Wohnungen verlegt worden[6], das entspricht 2000 km^2. Käme jemand auf die verrückte Idee, die Stadtstaaten Berlin, Bremen und Hamburg mit Teppichboden auszulegen, dann bliebe ihm von den 2000 km^2 immer noch ein erklecklicher Rest, mehr als er in seinem Leben «verwohnen» könnte! Kunststoff-Fußbodenbeläge, Parkett- und Holzböden spielen demgegenüber eine völlig untergeordnete Rolle. Linoleum, das ich in meiner Kindheit noch selbst gebohnert habe, ist weitgehend von PVC-Belägen verdrängt worden.
Was der textilen Auslegeware entströmt, ist leider nicht nur Behaglichkeit, es sind vielmehr auch zahlreiche Chemikalien. Kein Wunder, wenn man sich einmal die übliche Zusammensetzung besieht (man braucht auch nur die Nasenflügel weit aufzusperren)[6]:
Obermaterial: Schlingen oder Velours, zum Beispiel aus Polyamid, Polyacryl, Polyester oder Wolle
Träger: Gewebe oder Vliesstoff, zum Beispiel aus Jute, Polyester, Polypropylen
Rückenstrich: zum Beispiel Syntheselatex
Rückenbeschichtung: häufig Schaumrücken, zum Beispiel aus Syntheselatex, Polyurethan, PVC.
Syntheselatex ist eine Mischung aus polymerem Styrol und Butadien (SBR), für 80 Prozent der Beläge dient es als Rückenbeschichtung. SBR ist wiederum ein Gemisch, außer dem eigentlichen Kunststoff kommen

Füllmittel und Schaumbildner hinzu. Angerührt wird das Ganze mit Vulkanisationspaste, die allein zwei allergene Chemikalien enthält: Mercaptobenzothiazol und Phenylendiamine (letztere sind Standardverbindungen für einen Allergietest, vgl. Kapitel «Die zweite Haut»). Das war's aber noch immer nicht. Ein Teppichboden ist beredtes Beispiel dafür, daß ein Kunststoff nur zu einem (manchmal sogar kleineren) Teil aus einer polymeren, räumlich vernetzten Chemikalie besteht: Flammschutzmittel, Weichmacher, antimikrobielle Wirkstoffe, Wollschutzmittel, Formaldehyd, Antistatikausrüstung ...

Was dann schließlich noch an chemischen Reaktionen zwischen all diesen Zusatzstoffen abläuft (etwa beim Vulkanisieren), ist auch vom weltbesten Chemiker nicht mehr zu erfassen. Und letztlich machen Unterschiede bei den einzelnen produzierten Chargen allgemeingültige und dennoch konkrete Aussagen vollends unmöglich.

Der Neu-Geruch macht es sinnlich erfahrbar, daß einige der chemischen Substanzen den Teppichboden verlassen, um die Raumluft zu bereichern. Direkt nach der Verlegung des neuen «guten Stücks» (wie das früher mal bei Teppichen hieß) wird das Gasgemisch im Kinderzimmer noch um Lösemitteldämpfe ergänzt, die aus dem Kleber stammen, mit dem der Belag auf den Untergrund gepappt wird. Zur Abrundung des Chemie-Cocktails entweichen dann möglicherweise noch die Kunststoffmonomeren Styrol oder Vinylchlorid.

Wie üblich, beteuert nun jeder Hersteller, das sei alles selbstverständlich ohne großes Gesundheitsrisiko, wenn nicht gänzlich unbedenklich. Nur: Macht sich schon mal jemand die Mühe, die Luft über einem typischen Belag zu untersuchen, so stößt er schnell an analytische Grenzen. 38 der 61 aus einem textilen Bodenbelag strömenden Gase waren nicht einmal chemisch namhaft zu machen [5]. Wer kann da guten Gewissens behaupten, es gäbe kein Gesundheitsrisiko, wenn er noch nicht einmal weiß, welchen Chemikalien der Benutzer ausgesetzt ist?!

Staub und Keime

Auf glatten, besonders dunklen Fußböden sieht man fast jedes Staubkorn. Teppichboden – so weiß ich's noch aus der Argumentation meiner Eltern bei ihrer damaligen Neuanschaffung – erübrigen häufiges Staubsaugen an schwer zugänglichen Stellen (wie unter Betten oder Sofas), da der Staub nicht so aufgewirbelt wird. Oft genug ist daher der Eindruck entstanden, ein textiler Bodenbelag sei weniger hygienisch, sammle Staub und Keime. Eine amerikanische Studie widmete sich speziell den Schwermetallen im Staub von Wohnhäusern und öffentlichen Gebäuden[7].

Tatsächlich, so zeigt das Ergebnis, gibt es Unterschiede, die vom Bodenbelag verursacht werden. Für Blei etwa ist die *Konzentration* im Hausstaub im Mittel auf Teppichen nur halb so hoch wie auf glatten Böden (450 ppm gegenüber 940 ppm). Allerdings sammelt sich mehr Staub pro m^2 Fläche auf Teppichen, so daß die Blei*menge* dort insgesamt noch höher liegt. Übrigens stammt nach dieser Untersuchung das Blei in Wohnräumen zu einem beträchtlichen Teil aus den Auspuffrohren der Kraftfahrzeuge, verbleites Benzin schlägt sich also nicht nur an Straßenrändern im Boden nieder, sondern dringt auch bis zum Teppich in Wohnhäusern vor.

Cadmium ist im Staub von Teppichen erstaunlicherweise konzentrierter als auf glatten Böden. Als diesem Ergebnis auf den Grund gegangen wurde, stellte sich heraus, daß das giftige Schwermetall in den Teppichrückenbeschichtungen enthalten war. In einer Probe des Gummirückens waren drei Gramm Cadmium pro Kilo Gummi zu finden. Abrieb also als Ursache für deutlich erhöhte Cadmiumkonzentrationen im Hausstaub. Daß diese Ergebnisse aus den USA auf deutsche Verhältnisse übertragen werden können, ist wahrscheinlich. Denn hierzulande ist die Verwendung von Cadmium als Stabilisator von PVC durchaus üblich[8], und PVC wiederum dient auch als Teppichrücken.

Die Ergebnisse der Schwermetalluntersuchung von Hausstaub sind in der folgenden Tabelle zusammengefaßt. Nach Meinung der Autoren[7]

Blei und Cadmium im Hausstaub

Räume	Blei		Cadmium	
	Konzentration ppm	Menge µg/m²	Konzentration ppm	Menge µg/m²
Wohnräume				
Mittelwert	600	680	18	25
Minimum	170	70	7	3
Maximum	1440	700	48	132
Schule				
mit Teppichboden	730	3990	29	122
ohne Teppichboden	650	200	7	4

Quelle: R. L. Solomon, J. W. Hartford: Lead and Cadmium in Dusts and Soils in a Small Urban Community, Environmental Science & Technology *10* (8), 773–777 (1976)

sind die Konzentrationen und Mengen an Blei und Cadmium insbesondere für Kleinkinder bedenklich, da sie über in den Mund genommene Gegenstände mehr davon aufnehmen als Erwachsene. Allein an den Fingern, so schätzen die Verfasser, hat ein Kind 10 mg Staub. Nimmt das Kind die Finger täglich nur zehnmal in den Mund, so beträgt die Aufnahme 60 µg Blei und 2 µg Cadmium. Nun ist es aber keine Lösung, die Kinder aus Sorge um zu hohe Schwermetallaufnahme im Haus an die «frische» Luft zu schicken. Draußen nämlich wartet unter Umständen eine höhere Dosis.

Cadmium in PVC

Kaum ein Nicht-Chemiker weiß, daß Kunststoffe auch Metalle enthalten. Und doch ist das, vor allem bei PVC, die Regel. PVC wird nämlich erst dadurch so langlebig, daß ihm Metallstabilisatoren zugemischt werden. In erster Linie sind das sogenannte Barium-Cadmium-Seifen, organische Verbindungen der Schwermetalle, die ein bis drei Prozent des Kunststoffgewichts bestreiten[8]. Aufgrund der Massenherstellung von PVC ist es auch beileibe kein kleiner Teil des industriell verarbeiteten Umweltgiftes Cadmium, das über den Zusatz zu PVC feinverteilt wird, sondern mehr als ein Viertel (27 Prozent) des Gesamtverbrauchs[9].

Ein weiteres Drittel (30 Prozent) der Cadmiumproduktion landet im PVC, um es schön rot, orange oder gelb einzufärben. Trotz ausreichend bekannter ökologischer Folgen ist die Kunststoffindustrie noch nicht davon abgekommen, weil das schwermetallhaltige Pigment im Gegensatz zu anderen Farbstoffen problemlos die hohen Verarbeitungstemperaturen des PVC übersteht. Technik kommt eben vor Ökologie. Abgesehen von den ökologischen Auswirkungen, die spätestens dann deutlich werden, wenn die bunten PVC-Teile in Müllverbrennungsanlagen vergast werden, besteht immer wieder die Gefahr, daß das Schwermetall Cadmium aus dem Kunststoff gelöst und aufgenommen wird. Wenn Nils zum Beispiel den PVC-Bauklotz mit den ersten Milchzähnen bearbeitet, werden dabei feine Späne abgeschält, die dann im Magen von der Magensäure aufgelöst werden.

1983 hatte eine Zeitschrift, aus der das heutige *Ökotest Magazin* hervorgegangen ist, verschiedene Kunststoffgegenstände auf ihren Cadmiumgehalt analysieren lassen. Was dabei herauskam, ist ausführlich in *‹Chemie im Haushalt›* nachzulesen. Uns bleibt nur, vor roten und gelben Plastikspielzeugen zu warnen – es sei denn, sie sind als «cadmiumfrei» deklariert.

Natürlich ist die angesammelte Staubmenge von der Reinlichkeit des jeweiligen Haushalts abhängig und nicht allein vom Bodenbelag. Aber nicht nur die Staubmenge, genauso wird die Zahl der vorhandenen Keime entscheidend davon beeinflußt, wie oft der Staubsauger geschwungen wird oder wie häufig der Boden (insbesondere mit Straßenschuhen) betreten wird. Das hatte meine Mutter mir auch immer eingeschärft, ohne um die Risiken einer chronischen Bleibelastung zu wissen: Mit Schuhen durfte ich Besuch gar nicht erst hereinkommen lassen! Daß ein glatter Boden leichter keimarm zu halten sei, ist jedenfalls ein Irrglaube[6].
Nach dem Staubsaugen sollte unbedingt gelüftet werden. Bekanntlich sind die Staubbeutel nicht so dicht, daß sie auch die feinsten Staubpartikel zurückhalten. Was beim Aufschütteln von Betten oder beim Fegen jedem klar ist, passiert auch beim Saugen: Feiner Staub wird aufgewirbelt. Die Konzentration des Schwebstaubs in der Raumluft steigt bis auf das Doppelte an, auch ein Luftfilter am Staubsauger verringert nur den Konzentrationsanstieg[11].

Als Zusatz in PVC: Weichmacher

Bei meiner Recherche zu Fußbodenbelägen war ich auf die Frage nach Weichmachern in der Raumluft gestoßen, eine Frage, der man in Bulgarien vor einigen Jahren nachgegangen ist[12]. Die bedenklichen Ergebnisse machten mich neugierig, ob die Konzentration dieser Weichmacher in der Luft eigentlich schon häufiger analysiert worden ist. Dabei eröffnete sich mir das weite Feld der Phthalate (Phthalsäureester, PAE), wie die Gruppe chemischer Verbindungen heißt, mit denen Kunststoffe (insbesondere PVC) weichgemacht werden.
Schon häufiger hatte ich mich bei meinen Nachforschungen mit speziellen chemischen Produkten beschäftigt, die eng mit der Kunststoffherstellung verknüpft sind, weil sie erst durch Massenkunststoffe ihre «Daseinsberechtigung» bekommen haben. So werden etwa Zusatzstoffe zu synthetischen Textilien aus technologischen und physiologischen Gründen erforderlich (vgl. Kapitel «Die zweite Haut»). Enge Verbindungen mit Kunststoffen gibt es auch bei Cadmium und Blei, erst Schwermetalle machen PVC so dauerhaft[8].
Ähnliches gilt für Weichmacher, sie gibt es weltweit, seit PVC als Massenprodukt verbreitet wurde. Die Phthalate lösen PVC, so daß das Mate-

rial ab einer gewissen Konzentration flexibel wird. Dazu sind erhebliche Gewichtsanteile erforderlich: Bis zu 70 Prozent beträgt der Weichmacheranteil in PVC, 50 Prozent sind durchaus nicht ungewöhnlich.
DEHP lautet das Kürzel für den weltweit gebräuchlichsten Weichmacher, das Di-(2-ethylhexyl)-phthalat, das etwa die Hälfte der Gesamtproduktion ausmacht. Fast alles hergestellte DEHP landet in PVC (87 Prozent), der Rest verteilt sich auf:

- Lacke
- Farben
- Dispersionen
- Cellulose-Herstellung
- Polystyrol
- Kautschuk
- Schmiermittel
- Pharmazeutika
- Klebstoffe
- Wichs- und Bohnermasse
- chemische Reinigung
- Kosmetik (Parfums, Deos)
- Pestizide
- Insekten-Repellants.

Entsprechend dem PVC-Verbrauch ist auch die Produktionshöhe an DEHP immens. In der Bundesrepublik wurden 1977 noch 300 000 Tonnen DEHP hergestellt, 1983 waren es noch 216 000 Tonnen[13]. Die abnehmende Tendenz ist trügerisch, sie signalisiert nur den sinkenden Exportanteil, der Verbrauch in der Bundesrepublik selbst ist kaum zurückgegangen.
Weichgemachtes PVC geht in etliche Anwendungsbereiche; Folien (28 Prozent) und Fußbodenbeläge (23 Prozent)[14] sind jedoch mit Abstand die wesentlichen Produkte. Der DEHP-Verbrauch (der Exportanteil ist abgezogen) betrug 1982 etwa 80 000 Tonnen für die Bundesrepublik[13], folglich werden jährlich ca. 20 000 Tonnen DEHP in Form von Fußbodenbelägen in deutschen Wohnungen ausgebreitet, nicht wenig für einen Zusatzstoff!
Immer wieder wird von der kunststofferzeugenden Industrie betont, daß die Flüchtigkeit der Phthalate, besonders des DEHP, sehr gering sei. Betrachtet man die entsprechende physikalische Konstante, den Dampfdruck, so ist das durchaus richtig. Allerdings gelten die exakten Zahlen für den reinen Stoff, in Gemischen mit anderen Chemikalien kann sich

das Verhalten ändern. Daß eine derartige Änderung eintritt, liegt nahe, denn Phthalate findet man heute längst nicht nur in den Produkten, in denen sie eingesetzt wurden, sondern praktisch überall auf der Welt. In Tieren, im Menschen, in der Luft über den Ozeanen, in Flüssen und Meeren – der Weichmacher DEHP ist allgegenwärtig (ubiquitär).
Schon vor mehr als dreizehn Jahren stellte Marx (nein, nicht der!) fest: «Die Fähigkeit der Phthalate, aus Kunststoff zu migrieren (aus dem Kunststoff zu wandern, d. A.), scheint unterschätzt worden zu sein».[15] Zu Änderungen in der Technik oder im Verhalten der Industrie hat die Erkenntnis bislang nicht geführt, erst in jüngster Zeit interessiert man sich wieder mehr für die Verbreitung und Wirkung der Phthalate.
Weil DEHP an praktisch allen Gegenständen anhaftet, ist es heute extrem schwierig, geringe Konzentrationen der Chemikalie genau zu bestimmen. Denn DEHP ist von vornherein im Reagenzglas, im verwendeten Analysengerät usw., es ist weiter verbreitet als PVC. Man braucht zur Einschätzung des jeweiligen Analysenergebnisses deshalb grundsätzlich «Blindwerte», das sind Messungen ohne Untersuchungsmaterial, mit denen die aktuelle «Hintergrundbelastung» (die allgegenwärtige Verschmutzung) festgehalten wird.
Genau diese Blindwerte sind bei der anfangs erwähnten bulgarischen Untersuchung zur Verdampfung von DEHP aus einem PVC-Bodenbelag in die Raumluft nicht angegeben worden. Die Meßwerte sind deshalb zwar mit Skepsis zu betrachten, da es sich aber um die *einzige* veröffentlichte Untersuchung über DEHP in der Luft von Innenräumen handelt, sollen die Ergebnisse trotz des Mankos hier vorgestellt werden[15]: Bei etwa 20 °C Raumtemperatur und 45 Prozent relativer Luftfeuchtigkeit (das sind normale Verhältnisse) enthielt die Raumluft über einem neuen PVC-Fußbodenbelag (mit 40 Prozent Weichmacheranteil) die erstaunliche Menge von 1 bis 2 mg DEHP pro m^3!
Zum Vergleich: Der MAK-Wert (die maximale Arbeitsplatz-Konzentration, die für acht Stunden täglich gilt) liegt bei 10 mg/m^3, obwohl mit diesem Wert die duldbare tägliche Aufnahmemenge (ADI) längst überschritten wird[16].
Mit der Zeit nimmt die weichmachende Raumluftverschmutzung ab. Nach siebzehn Wochen war die Konzentration um mehr als den Faktor 20 gesunken, den dann gemessenen Wert von 0,05 mg/m^3 bezeichnen die Autoren als «minimal». Höhere Feuchtigkeit vermindert die Verdampfung des DEHP drastisch. Wärme wirkt sich genau entgegengesetzt aus. Grob gesagt verdoppelt sich der Gehalt an DEHP in der Luft bei einer Temperaturerhöhung um 10 °C. Besitzern einer Fußbodenheizung kann

wegen dieser erheblich ansteigenden Verdampfungsrate nur davon abgeraten werden, kunststoffbeschichtete Bodenbeläge zu verwenden.
Die Autoren der bulgarischen Untersuchung haben aus dem Verhalten des Weichmachers DEHP in PVC den Schluß gezogen, den Kunststoff erst nach einer längeren Lagerzeit in den Handel zu bringen. Ich frage mich, ob es in unserem schnellebigen Wirtschaftssystem überhaupt durchführbar wäre, zu PVC verarbeitetes Kapital längere Zeit warm zu lagern. Käme das nicht einer Abkehr von Modeerscheinungen gleich?
Eine völlig andere Konsequenz hielt die amerikanische Raumfahrtbehörde NASA für angebracht. Da verdampfende Weichmacher sich überall auf empfindlichen optischen Geräten (Linsen, Spiegel) niederschlagen, verbannte die NASA PVC kurzerhand ganz aus Raumkapseln![15, 17].
Verdampfte Weichmacher werden übrigens auch für den typischen Neu-Geruch von Kraftfahrzeugen verantwortlich gemacht. Der milchige Schmier auf den Innenseiten der Autoscheiben soll die gleiche Ursache haben.
DEHP kommt heute, wie gesagt, überall vor. In New Yorker Stadtluft ebenso (10 bis 17 $\mu g/m^3$) wie im Golf von Mexiko oder in industriefernen Gebieten des atlantischen Ozeans, wo die DEHP-Konzentration längst höher liegt als die der bekannten Umweltchemikalien DDT und PCB[16]. Diese Tatsache steht klar im Widerspruch zu der von industrieller Seite immer wieder beteuerten leichten biologischen Abbaubarkeit der Weichmacher. Irgend etwas kann da nicht stimmen. Falls die Abbaurate wirklich so gut ist wie behauptet, müssen ständig fantastische Mengen an Phthalaten in die Umwelt gelangen, was angeblich auch nicht passiert.
Der Widerspruch hat einige Wissenschaftler veranlaßt, anzunehmen, daß Phthalate in der Natur produziert werden (Biosynthese). Beispielsweise begründete man mit dieser Hypothese den Weichmachergehalt in amerikanischen Küchenschaben[16]. Schade, daß man die Krabbeltierchen nicht fragen kann, wie oft sie in ihrem Schattendasein mit PVC in Kontakt gekommen sind! Die vielen Fragezeichen zur Verbreitung von Weichmachern setzen selbst ein weiteres: Was würde eigentlich mit den Konzentrationen von Weichmachern in der Umwelt, in Tieren und Menschen geschehen, wenn der sofortige Produktionsstop dieser Umweltchemikalien verfügt würde (was völlig utopisch wäre)?
Eine schrittweise Beschränkung des Weichmachergebrauchs wäre sicher angebracht, nicht zuletzt, weil Softis heutzutage sowieso nicht mehr zeitgemäß sind. Aber im Ernst: Ist es überhaupt denkbar, daß die weltweite Verteilung einer synthetischen Chemikalie in allen Umweltmedien und Lebewesen ohne Wirkung bleibt? Wohl kaum, und so sind schon manche

Störungen von Öko-Systemen beobachtet worden. Weichmacher wirken auf viele Fischarten giftig, und bereits bei geringsten Konzentrationen beeinträchtigt etwa DEHP die Fortpflanzungsfähigkeit von Wasserflöhen – übrigens auch eine Erkenntnis, die mittlerweile mehr als zehn Jahre alt ist![15]
Und die Wirkung auf uns Menschen? Die Mehrzahl der Phthalate sind Allergene, sie schädigen die Leibesfrucht, wirken auf das Nervensystem, stören die Funktion von Leber und Nieren[12, 16]. Zusätzlich existiert ein Krebsverdacht. Kaum war die kanzerogene Wirkung an Ratten und Mäusen beobachtet worden, da beeilten sich industriefinanzierte Forscher, ähnliche Effekte beim Menschen zu bestreiten. Wie üblich, mußten noch andere Versuchstiere ihren Kopf dafür hinhalten, um unterschiedliche Wirkungen zu demonstrieren. Selbst wenn kein Krebsrisiko für den Menschen bestünde, die anderen bekannten Wirkungen sollten genügen, um über die Notwendigkeit von Weichmachern zu diskutieren und sie aus technisch verzichtbaren Anwendungsbereichen zu verbannen!
Aus Tierexperimenten sind für DEHP die sogenannten ADI-Werte abgeleitet worden (*a*cceptable *d*aily *i*ntake = duldbare tägliche Aufnahme). Abgesehen davon, daß hinter der Berechnung von ADI-Werten ein fragwürdiges Schutzkonzept steckt, bewegt sich unsere alltägliche Belastung mit DEHP in der Größenordnung dieser «duldbaren» Aufnahme[10]. Der PVC-Fußbodenbelag macht das Maß übervoll: Nimmt man den (tieferen) Luftwert von 1 mg DEHP/m^3 und multipliziert mit dem durchschnittlichen täglichen Atemvolumen[12] (15 m^3 bei Erwachsenen), so kommt man auf 15 mg DEHP, die jeden Tag über die Wohnraumluft aufgenommen werden, wenn 24 Stunden Aufenthalt zugrunde gelegt werden. Der ADI-Wert für DEHP beträgt 0,6 bis 1 mg/kg Körpergewicht[16]. Für ein Kind von 25 kg Gewicht liegt die duldbare Aufnahme folglich bei 15 bis 25 mg, einem 70 kg schweren Erwachsenen können danach 42 bis 70 mg täglich zugemutet werden. Man darf annehmen, daß die tägliche DEHP-Aufnahme über Nahrung (Verpackung!), Luft und – bei Kindern – das In-den-Mund-Nehmen längst den ADI-Wert überschreitet (vgl. Kapitel «kein Scherz: Scherzartikel»).

Weichmacher als Kränzchen-Thema

Seit einiger Zeit befaßt sich ein spezielles Gremium unter Ausschluß der Öffentlichkeit mit der Flut von Chemikalien, deren Wirkung auf Mensch und Umwelt bislang nicht überprüft wurde. «Altstoffe» nennt man die Menge von etwa 40000 Chemikalien. Das Gremium trägt die Bezeich-

nung «Beratungsgremium für umweltrelevante Altstoffe» (BuA), im Insider-Jargon seiner enormen Breitenwirkung und Aktivität wegen auch als BuA-Kränzchen charakterisiert.
Nach Kriterien wie der Verbreitung oder Anreicherung einer Chemikalie in der Umwelt und deren Wirkung auf Menschen und Tiere sortiert das BuA-Kränzchen einige der 40000 chemischen Substanzen aus, die nach dessen Meinung vordringlich überprüft werden sollten. Es ermittelt sozusagen die Hitliste (Top Fifty) umweltgefährdender Chemikalien.
Sie werden es vermutet haben – DEHP steht auch auf dieser Hitliste. Die BuA-Aktivitäten verraten auf jeden Fall so viel: Einen gesetzlichen Schutz vor DEHP gibt es nicht. Bisher existiert mal gerade der Schutz von Arbeitern vor allzu hohen Belastungen (MAK-Wert), es gibt einige Empfehlungen zur Begrenzung des Weichmachergehalts von Lebensmittelverpakkungen und Kinderspielzeug. Die letztgenannten Empfehlungen sind aber juristisch im Zweifelsfall ohne Folgen. Teppichböden und PVC-Beläge, die offenbar eine nicht zu unterschätzende Quelle für DEHP in der Raumluft sind, werden von keiner gesetzlichen Regelung erfaßt. Sie zählen eigentümlicherweise nicht zu den Bedarfsgegenständen (juristisch gesehen) und werden deshalb auch nicht vom Bundesgesundheitsamt in irgendeiner Form kontrolliert. Dort sind «keine Details bekannt», so Dr. Böhme.

Bodenlose Teppiche

Fußbodenbeläge sind eine wesentliche Quelle für die Schadstoffbelastung der Wohnraumluft. Gravierende Ausdünstungen stammen aus den Teppichrückenbeschichtungen, insbesondere bei PVC. Die Cadmium-Konzentration des Hausstaubs wird durch PVC-Beläge erhöht, der Klebstoff für den Bodenbelag verströmt zahlreiche Lösungsmittel. «Moderne» Fußbodenpflegemittel (für glatte Böden) enthalten Lösungsmittel und ca. 2 Prozent Weichmacher[18]. Genauere Untersuchungen, die eine Abschätzung der durchschnittlichen Belastung mit den ausgasenden Chemikalien erlauben würden, sind nicht veröffentlicht worden. Möglicherweise schlummert ja einiges an Datenmaterial in den Schubladen der Herstellerfirmen.

Aufgrund mangelnder Informationen ist eine genaue Bewertung des gesundheitlichen Risikos von Fußbodenbelägen nicht möglich. Die vorhandenen Daten erlauben allerdings eine Warnung vor

- PVC-Belägen
- Teppichböden mit PVC-Beschichtung
- Fußbodenklebern
- Fußbodenpflegemitteln auf Kunststoffbasis
- Parkettversiegelung (wegen Formaldehyd, s. unten).

Neben dem platten Verzicht auf PVC (Motto: Jute statt Plastik) sind Holzböden (ohne Holzschutzmittel), Steinböden und Teppiche ohne Rückenbeschichtung (es gibt auch entsprechende Auslegeware) zu empfehlen.

Eigentlich sollte es aber nicht dem Verbraucher überlassen sein, sich mühsam ein gesundheitlich unbedenkliches Produkt aus dem Angebot auszuwählen. Wie wäre es denn, wenn die Hersteller die volle Verantwortung für die Auswirkungen ihrer Produkte zu tragen hätten, wenn sie im Zweifel den Nachweis zu führen hätten, daß der jeweilige Artikel gesundheitlich unbedenklich ist? Ob sich die Zusammensetzung – etwa eines Fußbodenbelages – dann an anderen Kriterien orientieren würde als allein an technologischen Erfordernissen und an Profitraten?

Pestizide aus der Wand

«Bunt ist gesund» war mit Lackfarbe auf eine häßliche Betonmauer gesprüht, an der ich lange Zeit täglich entlang kam. Bunte Farben und Kinder scheinen selbstverständlich zusammenzugehören. Wenn sich auch mancher Erwachsene in mausgrau und erdbraun wohl fühlt – derselbe Mensch wählt für Kinder knallige Farben.
Und so werden Farben in den meisten Kinderzimmern großflächig verstrichen. Den Anstrichen entweichen während der Anwendung und einige Zeit danach Lösungsmittel. Schimmel- und insektenbekämpfende chemische Wirkstoffe gasen dagegen mitunter noch jahrelang aus den Oberflächen gestrichener Wände und holzgeschützter Möbel und Paneele. Grund genug, Kinderzimmer unter die chemische Lupe zu nehmen.
Acryllatex-Farbe gehört zu den bedeutendsten Quellen der Raumluftverschmutzung[5] (s. S. 217). Von den 23 insgesamt festgestellten Substanzen wurden nur fünf chemisch identifiziert; zwei sind krebsverdächtig, drei sind Reizstoffe und zwei sind besonders stark riechende Substanzen[5]. Latex wird als schimmelfester Anstrich vermarktet. Dem-

zufolge muß ein Fungizid (Pilzbekämpfungsmittel) zugesetzt sein, beispielsweise eine Quecksilberverbindung oder TBTO (Tributylzinnoxid)[19].
Was da langsam aber sicher aus der Farbe in die Raumluft übertritt, verunreinigt erst die Luft, dann auch Gegenstände im Raum, schlimmstenfalls Lebensmittel[20]. Es handelt sich längst nicht nur um die Fungizide. Normalerweise enthalten Dispersionsfarben (also nicht nur Latex) Konservierungsstoffe (z. B. Formaldehyd)[21], Lösungsmittel (harmloses Wasser und reizenden Ammoniak) und Monomere des Kunststoffanteils. Einige Kunststoffbausteine (wie Vinylchlorid und Styrol) sind krebserregend oder erbgutschädigend. Die resultierenden Konzentrationen in der Raumluft sind nicht bekannt.

Durchschnittlicher Gehalt an Monomeren in Dispersionsfarben

Anstrich	Monomerengehalt (Prozent)
PVA-Anstrich	0,3
PVA-Copolymerisate	|
Acrylat-Dispersionen	0,1
Styrol-Acrylat	|
Styrol-Butadien	0,08
Vinylchlorid	einige ppm

In den handelsfertigen Dispersionsfarben liegt der Monomerengehalt für gewöhnlich niedriger, da die Dispersionen üblicherweise weniger als ein Drittel der Farbe ausmachen.

Quelle: B. Hantschke: Chemische und physikalische Prozesse bei der Trocknung von Bautenanstrichmitteln und ihre Auswirkung auf die Beschaffenheit der Luft in Wohnräumen; in 1

In ganz anderen Mengen sind Lösungsmittel in Farben enthalten. Die Hauptbelastung damit erfolgt während des Anstrichs, denn 80 Prozent der Lösungsmittel verdampfen innerhalb 24 Stunden, der Rest in der «Folgezeit» (wie lang die auch andauern mag). Nach einem Tag Trockenzeit sind die Konzentrationen in der Raumluft noch erheblich: Bis 1,4 g/m^3 sind möglich[22]. Dispersionsfarben enthalten zur Konservierung von Farbe und Anstrich Fungizide und Bakterizide (zum Beispiel Lindan und TBTO). Diese zugesetzten Wirkstoffe gegen Pilze und Bakterien wandern an die äußere Oberfläche der trockenen Farbschicht, um von dort in die Luft zu verdampfen[20, 22]. Wirklich notwendig sind die Giftzusätze nur für besondere klimatische Bedingungen (zum Beispiel

Tropen) oder für deutsche Feuchträume – oder für lange Lagerzeiten im Handel! So verbreitet wie früher Pentachlorphenol, PCP, sind heute Tributylzinn-(TBT-)verbindungen, sie haben sich «bewährt»[19], sind auswaschbeständig und lange wirksam. Etwa 0,1 Prozent TBTO (TBT-Oxid) oder TBTF (TBT-Fluorid) reichen aus, um Dispersionsfarben «schimmelfest» zu machen.
In einer absichtlich unter ungünstigen Verhältnissen durchgeführten Studie wurden noch nach zweieinhalb Jahren bedenkliche Mengen an TBTO in der Raumluft festgestellt[23]. Je nach Raumtemperatur waren es zwischen 4 und 9 µg / m³, die Konzentration verdoppelt sich bei einer Temperaturerhöhung von 18 auf 25 °C. Wollen wir hoffen, daß die TBTO-Konzentration in Farbe in der Praxis wie angegeben fünffach geringer ist als in diesem Versuch, daß der Kellerraum wirklich schlecht durchlüftet war und daß dort keine Lebensmittel gelagert wurden. Denn der empfohlene Richtwert für Innenraumluft liegt nicht fünffach, sondern über zehnfach unter den gemessenen Konzentrationen: 0,5 µg / m³ bezeichnet das Bundesgesundheitsamt[24] als Obergrenze.
Daß die empfohlenen – aber rechtlich nicht verbindlichen – Richtwerte für die Konzentration von Pestiziden in Innenräumen öfter mal überschritten werden, zeigt eine modellhafte Abschätzung[25] (siehe Tabelle). Zu berücksichtigen ist zusätzlich, daß die Aufnahme der Wirkstoffe über die Lunge nicht der einzige Aufnahmeweg ist. Die Unterschreitung der MIK- bzw. ADI-Werte aufgrund der erwarteten Konzentration ist längst kein Kriterium für gesundheitliche Unbedenklichkeit. Für das Pestizid Endosulfan wurde anhand der Innenraumluftverschmutzung eine tägliche Aufnahme über den Nahrungspfad abgeschätzt, die sogar noch über der Menge liegt, die eingeatmet wird[26].
Alle in der Tabelle aufgeführten pilz- bzw. insektentötenden Wirkstoffe sind typische Bestandteile von Holzschutzmitteln. Wo früher auch PCP sich in Wohnräumen ausbreitete, da wird heute das weniger anrüchige, aber nicht unbedingt weniger gefährliche TBTO verstrichen. Die Konzentrationen der Wirkstoffe in Holzschutzmitteln liegen allerdings noch höher als in Anstrichen. Das muß jedoch nicht zwangsläufig höhere Raumluftanteile zur Folge haben. Die Mittel gasen statt dessen über sehr lange Zeiträume aus den behandelten Hölzern aus. Noch nach zehn Jahren wurde bei einer amerikanischen Untersuchung in Wohnhäusern der MIK-Wert um das doppelte überschritten[27]. Wer in ein neues Haus zieht, sollte auf Holzschutzmittel auf jeden Fall verzichten. Egal ob im Kinderzimmer oder in der Küche. Sie sind bei den hier herrschenden klimatischen Verhältnissen schlichtweg überflüssig!

Geschätzte Raumluftkonzentrationen von möglicherweise in Anstrichen enthaltenen Pestiziden[25]

Wirkstoff	Raumluft-konzen-tration (µg/m³)	MIK-Wert* (µg/m³)	Aufnahme bei 50 %iger Resorption (µg/Mensch)	Aufnahme, die «duldbar» ist (Erwachsene) (µg/Mensch)
Chlorothanolil	1,4	20	11	1800
Dichlorfluanid	8,7	120	65	1800
Pentachlorphenol (PCP)	102,7	60	770	?
Lindan (γ-HCH)	223,5	4	1676	600
Carbendazim	0,005	20	0,04	?
TBTO	155,2	0,5	1164	?

Die Werte wurden rechnerisch nach physikalischen Eigenschaften abgeschätzt

* Maximale Innenraumluft-Konzentration, nach 24

Kinder sind auch von Holzschutzmitteln wieder mal mehr gefährdet als Erwachsene, denn «die von uns befragten Personen hielten sich im Mittel etwa acht bis zwölf Stunden pro Tag in holzschutzmittelbehandelten Räumen auf, die kleinen Kinder erwartungsgemäß am längsten»[2].
Kinder nehmen viele Gegenstände in den Mund. An den Gegenständen haftet Staub, und am Staub wiederum sind Holzschutzmittel gebunden. Die Gifte reichern sich geradezu im Hausstaub an, ihre Konzentration ist dort bis zu einhundertfach höher als in der Raumluft[2]!!
Ob Holzschutzmittel auch in Möbeln verwendet werden, ist unklar. Einige Hersteller habe ich mit dieser Fragestellung angeschrieben. Ein einziger (Alternativ-)Anbieter versicherte mir, daß seine Produkte vom Wald bis zum Händler ohne Giftstoffbehandlung geblieben sind.

➜ Lassen Sie sich im Zweifel vor dem Kauf bescheinigen, daß Ihr Möbelstück unbehandelt ist.

Schimmelpilze – Bekämpfung mit Kampfgas?

Freunde und Bekannte reagierten immer gleich auf das Ergebnis meiner letzten Ultraschalluntersuchung: «Zwillinge? Ach du meine Güte, da kommt ja einiges auf euch zu!» Nur ich selbst fand das alles nicht beängstigend, nahm es gelassen auf. So ganz ohne Wirkung blieb die Ankündigung natürlich auch nicht: Schließlich wurde neben doppelter Kleidungsausstattung auch mehr Platz gebraucht. Die Wohnung ließ nicht viele Möglichkeiten. Der Nachwuchs mußte im Schlafzimmer beherbergt werden. Dazu aber war eine größere Umräumaktion unausweichlich. Die große Schrankwand mußte nun doch entgegen ästhetischen Gesichtspunkten an die Schmalseite des Zimmers gequetscht werden, um Platz für Kinderbetten und Wickeltisch zu machen. Bis kurz vor Weihnachten war die mühevolle Aufgabe hinausgeschoben worden, jetzt aber drängte die Zeit zum Handeln – die mächtige Schrankwand wechselte den Standort.

An der dahinterliegenden Außenwand des Betonfertigbaus trat farbenfroh eine unangenehme Überraschung zutage: Schimmelpilzkulturen hatten sich in den Rissen des mäßig isolierten Siedlungshauses eingenistet. Für Außenstehende war das freilich nicht verwunderlich, war doch ein günstiges Pilzklima geschaffen worden. Ein Schrank an der Außenwand des weniger beheizten Schlafzimmers, zwangsläufig schlecht hinterlüftet – da ist selbst karger Nährboden kein Hindernis für Schimmelpilze.

Abgesehen vom zweifelhaften ästhetischen Reiz des natürlichen Wandbildes, war ich besorgt um die Gesundheit der erwarteten Babies. Schließlich besteht eine, wenn auch nur geringe Chance auf eine Pilzerkrankung (Mykose). Statistische Wahrscheinlichkeiten treten wie selbstverständlich hinter der individuellen Angst zurück, wenn es um die eigenen Kinder geht ... Umgehend wurde die Wohnungsbaugesellschaft verständigt. Da wir uns aber vordem schon öfters als unbequeme Mieter erwiesen hatten, sah die Gesellschaft keinen Anlaß, schnell und unbürokratisch zu helfen. Wir sahen uns zur Selbsthilfe genötigt.

Im Regal des nächsten Baumarktes wurde die chemische Problemlösung angeboten: «Schimmeltod». Die Sprühflasche enthielt laut Etikett Natriumhypochlorit und Halogenderivate. Mein geschärftes Umwelt- und Gesundheitsbewußtsein machte das stutzig. Natriumhypochlorit ist von ätzenden Sanitärreinigern à la «Domestos» in schlechter Erinnerung, bei dessen Verwendung das Ex-Kampfgas Chlor («aktives Chlor»!) entsteht.

Schimmelfrei durch Chlor

Handelsübliche Schimmelbekämpfungsmittel enthalten in der Regel die chlorabspaltende Substanz Natriumhypochlorit («Aktivchlor»)*, eventuell kommen Pestizide (wie Chlorkohlenwasserstoffe)** hinzu. Ein Mittel – «Schimmel-Ex» – enthält Tenside (waschaktive Substanzen) und «Quats»***.
Schimmelbekämpfungsmittel sind oft gleichbedeutend mit Mitteln gegen Moose (zum Beispiel für Grabsteine...).
Aktives Chlor ist ebenfalls in einigen Sanitärreinigern (Domestos, Dan Klorix, Multikron) enthalten. Bei der Anwendung dieser Mittel ist es schon häufiger zu Vergiftungen gekommen.
Halogenierte Kohlenwasserstoffe findet man auch in verschiedenen Pflanzenbehandlungs-, Insektenvernichtungs- und Holzschutzmitteln. Darüber hinaus kommen sie in Haushaltsreinigern, als Konservierungsmittel in Kosmetika, in Lacken und Textilien vor. Bedeutungsvoll sind hierbei meist nicht akute Vergiftungen, sondern mögliche langfristige Gesundheitsschäden durch die ständige Aufnahmen geringer Mengen. Nichts für Neugeborene also!

* zum Beispiel Cadowa «Schimmelfrei»
** zum Beispiel «Schimmeltod»
*** sogenannte quaternäre Ammoniumverbindungen

Chlor tötet erstens Leben (also auch Pilze) und bleicht Stockflecken weg. «Halogenderivate» bezeichnet nicht etwa einen chemischen Stoff, sondern umfaßt als Sammelbegriff Tausende von Chemikalien, insbesondere chlorierte Kohlenwasserstoffe. Gemein ist (an) diesen Verbindungen ihre fast durchweg schlechte biologische Abbaubarkeit bzw. – umgekehrt – ihre Dauerhaftigkeit (Persistenz). Die nebulösen «Halogenderivate» dürften in «Schimmeltod» demnach den Zweck haben, dauerhaft vor erneutem Pilzbefall zu schützen, nachdem zuvor mit der chemischen Chlorgaskeule alle Mikroorganismen weggebleicht wurden. Zugleich besteht das Risiko, die Atemluft für die Neugeborenen dauerhaft mit Chlorkohlenwasserstoffen unbekannter Auswirkungen zu «bereichern».

Hätte das nicht auch auf der Verpackung stehen können? Dort wurde statt dessen nur empfohlen, das Mittel von Pflanzen fernzuhalten. Eine Warnung für Kinder und Haustiere oder den anwendenden Erwachsenen selbst war nicht zu finden. Auch war kein Hinweis auf den Zusammenhang von Feuchtigkeit und Schimmelbildung, also auf die Ursachenbekämpfung, gegeben. So sichert sich der Hersteller langfristige Absatzchancen.
Aber was tun? Andere handelsübliche Mittel zur Schimmelbekämpfung unterscheiden sich prinzipiell kaum von «Schimmeltod» (siehe Kasten). Da können nur alternative, biologische Mittel helfen: Heißluft wäre die einfachste Lösung. Haushaltsübliche Geräte (Föhn, Heizlüfter) bringen aber nicht die erforderliche Temperatur, die zur Abtötung der Pilze ausreichen würde (60 °C). Ich entschied mich letztlich für ein einfaches Hausmittel: Essig. Zwar war das von Erfolg gekrönt, der tagelange Essiggeruch im Schlafzimmer beeinträchtigte die Siegesfreude allerdings nicht unerheblich!

Übrigens ...
fanden wir bei unserer Suche nach Pestiziden in Supermärkten des öfteren gefährliche Mittel in der Griffhöhe kleiner Kinder. Ob es nun Fliegensprays, Mottenkugeln (die an Bonbons erinnern), Schneckentod oder Bio-Insekten-Tod war, meist stand auf diesen Präparaten im Kleingedruckten der Hinweis:
Darf nicht in die Hände von Kindern gelangen!

Der Täter ist meistens der Schreiner

Wenn die Luft im Kinderzimmer beißend und stechend riecht, wenn die Augen sich röten und tränen, wenn dicke Luft ist – dann kann leicht Formaldehyd die Ursache sein. Verursacher zu hoher Konzentrationen der Chemikalie in der Raumluft ist meistens der Schreiner, der die Spanplatten für Möbel oder Regale oder Trennwände oder Fußböden verbaut hat. Verantwortlich ist der Produzent der Platten aus mit Formaldehydharz verleimten Holzspänen.
Im Vordergrund der 1984 entbrannten Diskussion um die Allerweltschemikalie Formaldehyd, die seit 90 Jahren großtechnisch hergestellt wird, standen zunächst die «Arbeitsplätze» von Kindern: Kindergärten und

Gift aus dem Kaufhaus-Katalog
Neue Möbel machen Kinder krank

Familien streiten mit Konzern um Formaldehyd-Konzentration

BUTTENWIESEN, 5. Februar – Das Angebot schien durchaus verlockend: Für rund 1300 Mark erstanden zwei Familien – die eine aus dem schwäbischen Buttenwiesen, die andere aus der oberbayerischen Gemeinde Zorneding – von einem Großkaufhaus mit Filialen im gesamten Bundesgebiet eine als «Jugend-Appartement» angepriesene Zimmereinrichtung, bestehend aus Bett, Schrank, Schreibtisch und Buchregal. Viel Freude hatten die beiden Familien freilich nicht mit den neuen Möbeln fürs Jugendzimmer. Kaum war die «Kombination zum Vorzugspreis» (so die Kaufhauswerbung) im Haus der Zornedinger Familie aufgestellt, «lief unserem Sohn permanent die Nase», erinnert sich der Vater. Vier Wochen lang litt der zehnjährige Junge an einem kräftigen Schnupfen, bis die Familie in Urlaub fuhr und «der Schnupfen wie weggeblasen war».

Schlimmer noch erging es der Tochter der Familie aus Buttenwiesen: Das Mädchen klagte über Kopfschmerzen, Übelkeit und Fieber. Zwei Wochen lang mußte die Vierzehnjährige im benachbarten Kreiskrankenhaus liegen. Die Ärzte, so berichtet die Mutter, wollten eine Lungenvergiftung als Ursache der schweren Erkrankung nicht ausschließen.

Bis heute werden die Familien den Verdacht nicht los, daß in beiden Fällen das neue Jugendzimmer Verursacher der gesundheitlichen Beschwerden war. Denn neben wohnlicher Behaglichkeit ging von den aus Spanplatten hergestellten Möbeln eine nicht gerade geringe Konzentration an Formaldehyd aus. Messungen der Münchner Baubiologischen Beratungsstelle ergaben bei der von der Augsburger Kaufhaus-Filiale nach Buttenwiesen gelieferten Jugendzimmer-Einrichtung eine Formaldehyd-Konzentration zwischen 0,2 und 0,25 ppm (parts per million). Im Fall der Zornedinger Familie betrug die Konzentration gar 0,3 ppm. Zum Vergleich: Das Bundesgesundheitsamt hat den empfohlenen Grenzwert von Formmaldehyd-Konzentrationen in Innenräumen auf 0,1 ppm festgelegt.

Unabhängig voneinander forderten die betroffenen Familien die jeweiligen Filialen des Kaufhaus-Konzerns, bei denen sie das Jugendzimmer erstanden hatten, auf, die Geschäftsleitung solle angesichts der festgestellten Formaldehyd-Werte die betreffenden Möbel wieder abholen und den Kaufpreis zurückerstatten. Der weitere Fortgang dieser beiden Fälle macht freilich deutlich, wie unterschiedlich der Konzern auf derartige Wünsche von Kunden reagiert.

Rücknahme verweigert

Die Rechtsabteilung der Kaufhaus-Kette ließ die Familie in Buttenwiesen wissen, man bedauere «außer-

Süddeutsche Zeitung vom 6. Februar 1985

ordentlich die Erkrankung Ihrer Tochter». Jeder «Zusammenhang mit den bei uns gekauften Möbeln» müsse aber zurückgewiesen werden. Schließlich habe der Hersteller versichert, daß bei «seinen Produkten die empfohlenen Werte weit unterschritten» und «gesundheitliche Beeinträchtigungen» demnach «völlig ausgeschlossen» werden. «Unter diesen Umständen», so schrieb die Rechtsabteilung weiter, könne leider nicht dem Wunsch entsprochen werden, die Möbel gegen Rückerstattung des Kaufpreises zurückzunehmen und – so hatte die Familie gefordert – auch noch die 409,83 Mark zu übernehmen, die die Formaldehyd-Messung gekostet hat. Vermutlich um den Unmut der Familie etwas zu besänftigen, bot die Kaufhaus-Zentrale einen Warengutschein über 100 Mark an.

Mehr Erfolg hatte allerdings die Familie aus Zorneding: Der Vater beauftragte einen Rechtsanwalt, der seinerseits einen deutlichen Brief an die zuständige Filiale des Kaufhauses in Eching schrieb. Das Kaufhaus sollte seinem Mandanten umgehend «ein mängelfreies Jugendzimmer» der gleichen Marke liefern, «das die höchstzulässige Emission von 0,1 ppm nicht überschreitet». Für den Fall, daß keine Reaktion erfolge, müsse er «ohne weitere Vorankündigungen Klage auf Wandelung des geschlossenen Kaufvertrages» erheben.

Ein Filialleiter gibt nach

Das muß den zuständigen Filialleiter beeindruckt haben. Den Rechtsanwalt ließ er umgehend wissen, das Jugendzimmer mit weniger Formaldehyd-Konzentration als 0,1 ppm sei «nicht lieferbar». Aus diesem Grunde werde die gelieferte Jugendzimmer-Einrichtung zurückgenommen und der Kaufpreis erstattet.

Die Familie in Buttenwiesen ist allerdings auf den Möbeln sitzengeblieben: Die Tochter geht nur noch zum Schlafen in ihr Zimmer, das tagsüber ständig gelüftet wird. Seither halten sich die Beschwerden des Mädchens in Grenzen.

Schulen. Wegen wesentlich überhöhter Konzentrationen der Chemikalie in der Raumluft wurden gleich mehrere Kindertagesstätten in Wiesbaden geschlossen, für die Kinder war es nicht auszuhalten gewesen. Bis zu 0,9 ppm anstelle der als maximal empfohlenen 0,1 ppm Formaldehyd stellte man in Schulen fest[21]. Ursache: Verschiedene Baustoffe, vor allem Spanplatten.

Es dauerte nicht lange, bis verlautete, welche weiteren Bereiche des täglichen Lebens mit Formaldehyd belastet werden. Denn natürlich werden nicht nur in Kindergärten und Schulen Spanplatten verbaut, besonders zahlreich finden sie sich gerade in privaten Fertighäusern. Von dort kamen auch die nächsten Alarmmeldungen. Es mutete fast an, als sei ein Wettbewerb um die höchste gemessene Konzentration ausgeschrieben worden. Teilnehmern an diesem ungleichen Kampf fehlten anfangs noch Informationen über besonders reizgasträchtige Materialien, die sie bei genügend konzentrierter Verwendung leicht an den ersten Platz katapultiert hätten.

Dabei gibt es zahlreiche Einrichtungsgegenstände und Haushaltsartikel, aus denen Formaldehyd strömen kann. Kleidung als Belastungsquelle ist schon ausführlich behandelt worden (siehe Kapitel «100 Prozent Baumwolle? Meist gelogen!»). Naheliegend, daß an Raumtextilien ein weiterer Gedanke verwendet wird, auch Gardinen, Vorhänge, Teppiche und Tapeten sind mit einer ausdünstenden Imprägnierung versehen[21].

Überschreitungen des schon industriefreundlich hoch angesetzten Richtwertes kommen meistens durch Spanplatten und Möbel zustande. Was die Holzspäne im innersten zusammenhält, ist ein Kunstharz, daß die unangenehme Eigenschaft hat, ständig Formaldehyd abzuspalten und so die Raumluft zu verpesten. Feuchtigkeit und Temperatur sind dafür bestimmende Einflußgrößen; je wärmer und feuchter, desto höher die Formaldehydabgabe. Die Zeit spielt leider bloß eine untergeordnete Rolle. Zwar ist anfangs die Konzentration des Reizgases besonders hoch, sie pendelt sich jedoch bald auf einen über Jahre nahezu konstanten Wert ein.

Wieviel von der allergenen, schleimhautreizenden und krebsverdächtigen Substanz den Spanplatten entströmt, ist näherungsweise der in einer Richtlinie festgelegten Emissionsklasse zu entnehmen.

Platten mit der Kennzeichnung E1 (beim Kauf darauf achten!) sind so verarbeitet, daß sie unter Normbedingungen nicht soviel Formaldehyd freisetzen, daß der Richtwert von 0,1 ppm überschritten wird. Das hilft natürlich nichts, wenn jemand das komplette Kinderzimmer mit Spanplatten verbrettert. Nur E1-Platten sind für den Innenausbau zugelassen. Wer ganz auf Nummer sicher gehen will, kann mittlerweile auch Mineral-(Zement-)gebundene Spanplatten erhalten. Über die Chemikalien, die wieder anderen Platten entweichen, die mit Isocyanat-Leim gebunden sind, ist zuwenig bekannt, um sie guten Gewissens empfehlen zu können.

Die erwähnte Richtlinie für Spanplatten gilt sinnigerweise nicht für Möbel, obwohl deren Korpus bei 80 Prozent der vermarkteten Möbel aus Spanplatten besteht. Hier war es zumindest gang und gäbe, die bis zu zehnfach mehr emittierenden Platten der Klasse E2 einzusetzen. Da die

Keine Auskunft mehr über Formaldehyd-Mittel

Berlin (HW) – Das Bundesgesundheitsamt in Berlin (BGA) verweigert Privatleuten gegenüber Auskünfte, welche Haushaltspräparate das als potentiell krebserzeugend eingestufte Formaldehyd enthalten. Einem Berliner Lehrer, dem der Hausarzt sogar eine Formaldehyd-Allergie bescheinigt hatte und der vom Bundesgesundheitsamt wissen wollte, welche Präparate er nun zu vermeiden hätte, wurde nicht geholfen – und dies, obwohl es auch Experten des Bundesgesundheitsamtes waren, die kürzlich erst festgestellt hatten: Formaldehydhaltige Mittel sollten bis auf wenige Ausnahmen besser nicht in Haushalten verwendet werden.
Begründung des Bundesgesundheitsamtes für das Schweigen: Die Industriefirmen hätten der Behörde unter dem Siegel der Vertraulichkeit gemeldet, ob ihre Präparate die umstrittene Substanz enthalten. Diese Vertraulichkeit müsse gewahrt bleiben. Auskünfte könnte es nur dann geben, wenn in einem akuten Vergiftungsfall nach einem Haushaltsartikel gefragt werde. Lediglich bei Kosmetika muß der Formaldehydgehalt schon auf der Verpackung angegeben werden.
Im Herbst vergangenen Jahres hatte das Bundesgesundheitsamt noch eine Kennzeichnungspflicht für Haushaltschemikalien vorgeschlagen. Für um so unverständlicher halten jetzt insbesondere Verbraucherschutz-Organisationen die Weigerung der Bundesbehörde.
In einer weiteren Auseinandersetzung zum Thema «Formaldehyd» wurde gestern in Berlin entschieden: Der 42jährige Chemielehrer, der – wie berichtet – seine Schüler von einer Formaldehyd-Lösung hatte kosten lassen, wurde vom Schuldienst suspendiert.

Aachener Nachrichten vom 9. Januar 1985

Verbraucher sozusagen die Nase voll hatten, erklärten sich viele Firmen bereit, nur noch emissionsarme Spanplatten einzusetzen. Dazu erfanden sie den «Möbelpaß», dem manchmal noch Auszüge aus Gutachten über die Formaldehyd-Emission beigefügt sind. Trotz meiner mehrfachen Bitte war einer der führenden Hersteller von Kindermöbeln, die Firma PAIDI in Hafenlohr, nicht bereit, mir Auskunft über die von ihm verwandten Chemikalien zu geben. Das hindert sie freilich nicht daran, mit «geprüfter Sicherheit» zu werben. Die runden Ecken und Kanten in allen Ehren, aber gibt es nicht noch andere Sicherheitsmerkmale?
Im Zweifel kann ich wieder nur empfehlen, sich vom Händler bzw. Hersteller eine schriftliche Bestätigung geben zu lassen, daß der Richtwert des Bundesgesundheitsamtes durch die Ausgasung der Möbel nicht über-

schritten wird. Schon vorhandene Möbel sollten Sie detektivisch mit Ihrer Spürnase untersuchen. Offene Kanten an Spanplatten, keine Seltenheit an den Rückseiten der Möbelstücke, sollten Sie mit Umleimer oder Lack abdichten.
Weitere Quellen für das krebsverdächtige Reizgas Formaldehyd sind der Rückenanstrich von Teppichen und die schon mehrfach gegeißelten Kunststoffußbodenbeläge, Fußbodenkleber, Anstriche, Lacke, einige Parkettversiegelungslacke und Reinigungsmittel[21]. Mal ist es eine Kunstharzimprägnierung, mal ein konservierender Zusatz, der den strengen Geruch verursacht. Um in Einzelfällen genauere Auskunft über Formaldehyd in Produkten zu bekommen, wenden Sie sich am besten gleich an den Hersteller. Das Bundesgesundheitsamt gibt nämlich inzwischen nicht einmal mehr Allergikern Auskunft.
Sie haben die Nase voll? Ich auch.

Literatur

1 K. Aurand, B. Seifert, J. Wegner: Luftqualität in Innenräumen; Schriftenreihe des Vereins für Wasser-, Boden- und Lufthygiene *53*, Stuttgart – New York 1982
2 Chr. Krause: Wirkstoffe von Holzschutzmitteln im häuslichen Bereich; in: 1
3 H. Rüden: Medizinisch-hygienische Bewertung von Luftschadstoffen im Wohnbereich; in: 1
4 B. Seifert: Vergleich der innerhalb und außerhalb geschlossener Räume auftretenden Konzentrationen anorganischer und organischer Verbindungen; in: 1
5 L. Mølhave: Indoor Air Pollution due to organic gases and vapours of solvents in building materials; Environment International *8*, 117–127 (1982)
6 L. Meckel: Teppichbeläge und Luftverunreinigung? in: (1)
7 R. L. Solomon, J. W. Hartford: Lead and Cadmium in Dusts and Soils in a Small Urban Community; Environmental Science & Technology *10* (8), 773–777 (1976)
8 H. Friege, U. Kost, F. Claus (Hrsg.): Die tückische Hypothek – Chemiepolitik für Schwermetalle; Karlsruhe 1985
9 A. Rauhut: Cadmium-Bilanz 1978–1980; Metall *37*, 271–274 (1983)
10 Öko-Institut, Katalyse-Gruppe, VUA, BUND: Chemie im Haushalt; Reinbek 1984
11 B. Seifert, K.-E. Prescher, D. Ullrich: Auftreten anorganischer und organischer Substanzen in der Luft von Küchen und anderen Wohnräumen; WaBoLu-Hefte 2/1984 (Institut für Wasser-, Boden- und Lufthygiene des Bundesgesundheitsamtes), Berlin 1984
12 M. Natow, S. Wassilewa, Z. Schopowa: Über das Auswandern von Weichmachern aus Polyvinylchloriderzeugnissen; Plaste und Kautschuk *28*, 459–460 (1981)
13 G. Lützel: Weichmacher; Kunststoffe *74* (10), 632–635 (1984)
14 W. Glenz: Die wirtschaftliche Entwicklung der Kunststoffindustrie in der Bundesrepu-

blik Deutschland, Die wirtschaftliche Entwicklung bei Kunststoff-Rohstoffen; Kunststoffe *65* (10), 605–612 (1975)
15 J. L. Marx: Phthalic Acid Esters: Biological Impact Uncertain; Science *178*, 46–47 (1972)
16 F. H. Kemper, N. P. Lüpke: Zum Thema Weichmacher, Phthalsäuredialkylester – Pharmakologische und Toxikologische Aspekte; Hrsg: Verband Kunststofferzeugende Industrie, Frankfurt/Main 1983
17 A. J. Fritsch: The Household Pollutants Guide; Center for Science in the Public Interest, Garden City, New York 1978
18 W. Pietrulla: Chemische Bestandteile in gängigen Haushaltsprodukten; in: 1
19 A. Bokranz, H. Plum: Technische Herstellung und Verwendung von Organozinnverbindungen; Fortschr. Chem. Forsch. *16*, 365–403 (1971)
20 B. Zimmerli: Modellversuche zum Übergang von Schadstoffen aus Anstrichen in die Luft; in:
21 BAU, BGA, UBA: Formaldehyd, Gemeinsamer Bericht, Berlin 1984
22 B. Hantschke: Chemische und physikalische Prozesse bei der Trocknung von Bautenanstrichmitteln und ihre Auswirkung auf die Beschaffenheit der Luft in Wohnräumen; in:
23 B. Zimmerli, H. Zimmermann: Gaschromatographische Bestimmung von Spuren von n-Butylzinnverbindungen (Tetra-, Tri-, Di-) in Luft; Fresenius Z. Anal. Chem. *304*, 23–27 (1980)
24 BGA: Vom Umgang mit Holzschutzmitteln, Berlin 1983
25 B. Zimmerli, B. Marek: Der Übergang biozider Stoffe aus Anstrichen in die Gasphase, Tetrachlor-isophthalonitril (Chlorothanolil); Chemosphere *6*, 216– 221 (1977)
26 B. Zimmerli, H. Zimmermann, B. Marek: Der Übergang biozider Stoffe aus Anstrichen in die Gasphase, Endosulfan; Chemosphere *8*, 465–472 (1979)
27 A. J. Dobbs, N. Williams: Indoor Air Pollution from Pesticides Used in Wood Remedial Treatments; Environmental Pollution (Series B) *6*, 271–296 (1983)
28 R. Grießhammer, F. Vahrenholt, F. Claus: Formaldehyd – Eine Nation wird geleimt; Reinbek 1984

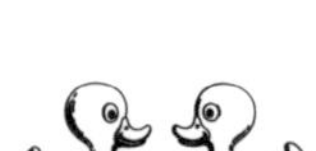

Wenn ich Politiker wäre...

Vielleicht wird Nils oder Jan oder Tom irgendwann einmal einen Besinnungsaufsatz zu diesem Thema schreiben. Wir wissen nicht, was sie dann zu sagen haben werden, wir aber werden den Aufsatz jetzt schreiben! Damit begeben wir uns auf das Feld staatlicher Eingriffsmöglichkeiten, versuchen, das Gestrüpp bestehender Regelungen zu entwirren, und vermessen die Breite der Lücken beim Schutz unserer Kinder vor Chemikalien. Wenn diese Ergebnisse und die daraus zu ziehenden Konsequenzen oftmals ebenso für die Erwachsenenwelt gelten, dann liegt das weniger an uns als am bestehenden Rechtssystem, das für Kinder kaum Ausnahmen macht.

Es kann schon sein, daß Fachleute einige schiefe Betrachtungsweisen entdecken, denn wir sind schließlich keine Juristen, sondern Naturwissenschaftler. So ganz unbeleckt von der Materie sind wir allerdings nicht, seit längerer Zeit sind wir umweltpolitisch aktiv, und das macht Kenntnisse im Umweltrecht unabdingbar. So haben wir beispielsweise im BUND-Arbeitskreis Umweltchemikalien / Toxikologie an den Grundgedanken einer neuen Chemiepolitik mitgewirkt. Das heißt, wir versuchen nach unseren Kräften, nicht einen Skandal nach dem anderen zu enthüllen, um anschließend mit im Schoß gefalteten Händen dem hektischen Treiben hinter den Kulissen sowie den Bühnenauftritten von Funktionären aus Politik und Industrie gespannt zuzusehen. Aber: Wir mischen uns ein, wir wollen gern Kulissen schieben.

Es ist unser Ziel, das Grundsätzliche an der Chemisierung des Alltags herauszustellen, um mit Forderungen an den Ursachen ansetzen zu können. Im Normalfall läuft das in den Ministerien anders. Da wird eine ausschließlich reaktive Politik betrieben. So kennzeichnete der Westdeutsche Rundfunk das überwiegend zuständige Bundesgesundheitsamt treffend als Spätwarnsystem. Impulse kommen fast nie aus dieser Behörde bzw. dem vorgesetzten Gesundheitsministerium. Bei unseren Aktivitäten in der Verbraucherberatung waren wir oft genug mit Fragen zur Belastung von Kindern konfrontiert worden. Soweit wir darauf überhaupt antworten konnten, war die Wirkungsseite doch immer auf Erwachsene bezogen. Kinder, so heißt es eben, sind eine «Risikogruppe». Welches Risiko sie tragen, wie Chemikalien bei ihnen wirken, das können wir nicht beantworten. Die andere Frage, welchen Chemikalien gerade Kinder ausgesetzt sind, haben wir zumindest ansatzweise herausgearbeitet.

Was und wer kann Kinder aber nun schützen? Sind es die Kinder selbst, Eltern, Warnhinweise hier oder dort, Gesetze und Verordnungen, Empfehlungen und Richtlinien, Hersteller und Vertreiber von Produkten, Behörden und Politiker? Wir empfinden die Handlungsfreiheit des einzelnen als deutlich eingeschränkt, auch bei entwickeltem Umwelt- und Gesundheitsbewußtsein. Chemie- und technologieerfahrene Menschen müßten schon Schützenhilfe leisten, Behörden und Politiker wissenschaftliche Erkenntnisse in Produktanforderungen umsetzen. Von «freiwilligen Beschränkungen» der Hersteller halten wir nach unseren bisherigen Erfahrungen nicht viel.

In der Theorie haben wir eigentlich ein System, das den Verbraucher (und damit Kinder) schützen sollte. Da thront über allem das Lebensmittel- und Bedarfsgegenständegesetz (LMBG), das vom Bundesgesundheitsamt und den Chemischen Untersuchungsämtern kontrolliert werden sollte.

Gegen diese theoretischen Konstruktionen spricht die Praxis, hier einige typische oder herausragende schlechte Beispiele:

Wer bestimmt, was gesundheitsschädlich ist?

Das scheinbar so klare Wort «gesundheitsschädlich» läßt sich doch sehr verschieden interpretieren. So, wie wir es verstehen, bezieht es sich gleichermaßen auf akute und chronische Gesundheitsgefahren. Betrachtet man die Verordnungen, in denen das LMBG konkretisiert wird, wie etwa die Flammschutzmittel-Verordnung oder die Schnuller-Verordnung, so sind tatsächlich langfristige Gesundheitsschäden miteinbezogen, werden dort doch erbgutschädigende Substanzen verboten.

Anders ist das bei Streitfällen. Der Grund für diese Verordnungen scheint nämlich darin zu liegen, daß die gleiche einschränkende Wirkung über Gerichtsentscheide nicht zu erreichen wäre. Dann nämlich muß der Kläger beweisen, daß etwas in einer bestimmten Konzentration schädlich ist (womit er meist überfordert ist), oder der Angeklagte bringt Gutachten

bei, die die Unbedenklichkeit bescheinigen (womit im allgemeinen Richter überfordert sein dürften).
In Fällen, wo keine klaren Aussagen vorliegen oder wo wissenschaftliches Neuland betreten wird, ist die produzierende Industrie also nicht nur um einige Nasenlängen im Wissensstand voraus, sie bestimmt auch noch die Wirkung ihrer eigenen Erzeugnisse. Zum Beispiel Wabbeltiere: Ein kleines Mädchen durchlebt eine Notoperation, und dennoch ist den Herstellern vergleichbarer Artikel nicht am Zeug zu flicken. Diejenigen, die an einem Produkt verdienen, bestimmen also auch, ob wir alle das ertragen können.
Anders scheint sich das darzustellen, wenn schon Grenzwerte vorliegen, wie beispielsweise in der Diät-Verordnung. Der Grenzwert für Nitrat in Babynahrung wurde aber von Wissenschaftlern miterarbeitet, die in der Industrie tätig sind. Deren verengte Sichtweise werkelt mit am Kompromiß der Grenzwertfindung. Auch hier also eine dominierende Rolle der Industrie bei der Frage nach der konkreten Interpretation einer gesundheitsschädlichen Wirkung.

Was unterscheidet Kinder von Erwachsenen?

Außer der Diät-Verordnung, der Schnuller-Verordnung und der Scherzartikel-Verordnung gibt es keine speziellen Gesetze, die Kinder vor Schadstoffen schützen. So fallen Schreibwaren nur dann unter die laschen Regelungen des LMBG, wenn sie als Kinderspielzeug ausgewiesen sind, sonst unterliegen sie keinerlei Überwachung oder Kontrolle. Ähnlich ist es bei den Bastel- und Hobbyartikeln, die so lange keinen Einschränkungen unterliegen, wie sie nicht eindeutig als Spielzeug erkennbar bzw. gekennzeichnet sind. Unabhängig davon spielen Kinder natürlich mit solchen Dingen wie Buntstiften oder Schmelzgranulat oder Gießharz – und tragen allein das Risiko.

Was bleibt ungeregelt?

Schwermetalle und PCBs sind bekannt für ihre krankmachende Wirkung. Grenzwerte für diese Schadstoffe in Lebensmitteln gibt es nicht, obwohl man über ihre Bedeutung kaum noch streitet. Kindernahrung wird in der Diät-Verordnung ebenfalls keinen Beschränkungen in bezug auf Schwermetalle und PCBs unterworfen. Ebenso existiert keine Schwermetallbegrenzung für Spielzeug (zum Beispiel: Fingerfarben), wenn man die DIN EN 71 außer acht läßt, die ja rechtlich unverbindlich ist.

Bedarfsgegenstände sind nicht etwa Dinge des täglichen Bedarfs bzw. mit allgemeiner Verbreitung, sondern eine exklusive Gruppe von Dingen, die die Mütter (?) und Väter des LMBG darunter verstehen wollten. Teppichböden, heute in nahezu jedem Haushalt üblich, gehören nicht dazu, ebensowenig wie Wandfarben oder Holzschutzmittel oder Möbel oder Kugelschreiber.

Der entscheidende § 5 des LMBG macht Bedarfsgegenstände an einigen Eigenschaften fest. So zählen dazu «Gegenstände, die dazu bestimmt sind, mit den Schleimhäuten des Mundes in Berühung zu kommen» (etwa Schnuller), «Gegenstände, die zur Körperpflege bestimmt sind» (also Kosmetik), «Gegenstände, die dazu bestimmt sind, nicht nur vorübergehend mit dem menschlichen Körper in Berührung zu kommen» (wie Textilien). Was überhaupt nicht erfaßt wird, sind «Gegenstände, die geeignet sind, die Luft von Wohnräumen durch ihre Ausgasungen zu verunreinigen» (Formulierung der Autoren). Baustoffe und Inneneinrichtung unterliegen damit keinerlei verbindlichen Regelungen. Zwar gibt es für einige Chemikalien (Holzschutzmittel, Formaldehyd) sogenannte Maximale Innenraumluft-Konzentrationen (MIK), aber das sind nichts weiter als Empfehlungen des Bundesgesundheitsamtes (BGA). Heiße Luft also. Regreßansprüche gegenüber jemandem, der höhere Werte verursacht hat (zum Beispiel gegenüber dem Möbelhersteller, der emissionsträchtige Spanplatten verbaut hat) können nicht geltend gemacht werden.

Der Gesundheitsminister kann nach § 5 (3) des LMBG «andere Gegenstände und Mittel des persönlichen oder häuslichen Bedarfs» den Bedarfsgegenständen gleichstellen. Er kann, er könnte, er könnte vielleicht, er muß nicht, er tut's nicht!

Technik vor Gesundheit?

Formaldehyd ist zweifellos gesundheitsschädlich, man muß den Streit um die krebserzeugende Wirkung dazu gar nicht aufgreifen. Und dennoch ist es rechtlich offenbar völlig in Ordnung, wenn die Substanz in Textilien oder Reinigungsmitteln enthalten ist. Die technische Notwendigkeit, in Wahrheit nichts weiter als die Orientierung am Stand der Produktionstechnik, der zur Befriedigung industriell geschaffener Bedürfnisse notwendig erscheint, rangiert in der Beurteilung offenbar vor dem Gesundheitsschutz! Eine Rechtsgrundlage für dieses Verhalten fehlt. Das LMBG könnte da auch anders umgesetzt werden!

Ein Schlupfloch

Obwohl Spielzeug unter das LMBG fällt, obwohl die Kunststoffkommission empfohlen hat, weichmacherhaltige Kunststoffe nur knallhart oder riesengroß unter die Kinder zu bringen, gibt es die PVC-Weichmacher-Knete «Fimo». Der Produzent schleicht gerissen am LMBG vorbei, indem er niemanden über die Zusammensetzung informiert und in Zweifelsfällen die Unbedenklichkeit behauptet.

Wo keine Information, da kein Kläger

Wenn weder Verbraucher noch Behörden wissen, welche Chemikalien in Bedarfsgegenständen enthalten sind, fällt naturgemäß selbst die gewollte Kontrolle schwer. So weiß das BGA nichts oder viel zuwenig über die Verwendung von Bakteriziden und anderen Hilfsstoffen in Textilien, obwohl daraus durchaus Gefahren entstehen können. Einige Produktzusammensetzungen sind den Behörden grob bekannt (sogenannte Rahmenrezepturen). Der Verbraucher erfährt diese vertraulich behandelten Informationen nicht. In vielen Fällen geht die Geheimniskrämerei wesentlich weiter. Da wird auf der Verpackung nicht angegeben, woraus ein Produkt besteht (zum Beispiel Kosmetik, Blaseballmasse, Fimo), da fehlt in vielen Fällen auch die Angabe des Herstellers (zum Beipiel Emaille ohne Brennen, Wunderkerzen, Blaseballmasse), und auf Warnhinweise verzichtet man wohl auch deshalb, weil die nicht sonderlich verkaufsfördernd wirken (Formaldehyd in Textilien, Gießharz, Glasätzen, Schmelzgranulat).

Produktüberwachung allein reicht nicht

Wenn das Leitungswasser viel Blei oder Nitrat enthält, sind die besten Grenzwerte für diese Schadstoffe in Babynahrung wenig nützlich. Sollten sich die Eltern eines Kleinkindes deshalb entschließen, Wasser in Flaschen zu kaufen, wird's teuer. Und wer bezahlt das Mineralwasser? Das Wasserwerk, die Bundesregierung oder BAYER-Aufsichtsrat und Bauernpräsident Heeremann? De facto bleibt's an den Eltern selbst hängen.
Jahrelang waren Unbedenklichkeitserklärungen für die Schadstoffbelastung der Muttermilch an der Tagesordnung. Dann erschien die Studie der Deutschen Forschungsgemeinschaft, in der (sozusagen halbamtlich) vor zu langem Stillen gewarnt wurde. Kürzlich veröffentlichte dann wie-

der eine ominöse Initiative «Geschützter Leben» der Chemischen Industrie im Rahmen einer Abwiegelungskampagne eine Annonce, in der die DDT- oder PCB-Verschmutzung der Umwelt als harmlos dargestellt wurde. Vergleicht man Grenzwerte für Kuhmilch mit der aktuellen Belastung der Muttermilch, so kommt klar heraus, daß Muttermilch oft nicht verkaufsfähig wäre. Das tut natürlich auch keine Frau. Nun könnte jemand auf die Idee kommen, Grenzwerte für den Schadstoffgehalt der Muttermilch zu fordern, nur gäbe das keinen Sinn! Oder wollen wir demnächst verpflichtende Muttermilchuntersuchungen mit amtlichen Stillverboten einführen?

Trinkwasser- und Muttermilch«qualität» machen deutlich, wie notwendig eine Chemiepolitik ist, die den Weg von Schadstoffen auf ihrer ganzen «Lebenslinie» kontrollierend und begrenzend begleitet. Wenn Chemikalien wie Schwermetalle, PCB oder DDT einmal in die Umwelt gelangt sind, nützen Grenzwerte in Lebensmitteln irgendwann nichts mehr, will man nicht zum Hungerkünstler werden.

Ebensowenig kann es sinnvoll sein, Kinder mit Fluor-Tabletten vollzustopfen, wenn gleichzeitig weiterhin Süßigkeiten so vermarktet werden, daß Eltern und Kinder fast unter Kaufzwang stehen. Wie etwa an Supermarktkassen, wo Süßes die letzte Station ist, wo gleichzeitig Kinder und Eltern meist so quengelig und entnervt sind, daß Mütter oder Väter zu jedem Gift ja und Amen sagen würden. Schon fast makaber ist's, wenn selbst in einer Apotheke, in der man womöglich Fluor-Tabletten kaufen wollte, Süßigkeiten in Kinder-Griffhöhe ausgelegt werden – was uns kürzlich passiert ist.

Systemveränderung notwendig

Wären wir Politiker, so gäben wir uns alle Mühe, daß unsere Kinder nicht mehr durch die Lücken und Schlupflöcher des LMBG gezwängt werden könnten. Unsere ersten Überlegungen liefen auf perfekte, weil allumfassende Regelungen hinaus. Wir dachten an Zulassungsverfahren für alle in Bedarfsgegenständen enthaltenen Chemikalien, an Grenzwerte für alle möglichen aufgespürten Schadstoffe, an die generelle Kennzeichnungspflicht und die nachträgliche toxikologische Prüfung aller markteingeführten Chemikalien.

Dann dämmerte uns, welchen Hochsicherheitsstaat wir damit provozieren würden, welche zusätzlichen Parteispenden die Lobby-Gruppen aufwenden müßten (was nur die Preise erhöhen würde), wieviel neue Planstellen ausgerechnet im Bundesgesundheitsamt als Zulassungsbehörde geschaffen würden, wie viele Tiere Versuchsqualen zu erleiden hätten, wie übersät Verpackungen mit chemischen Hieroglyphen wären und welch endloser Streit um die Höhe festzulegender Grenzwerte entbrennen würde. Den Schwarzen Peter hätte dennoch oft der Verbraucher, der nun aufgrund von Kennzeichnungen und Warnhinweisen eine Kaufentscheidung zu treffen hätte. Dabei liegt es nicht in unserer Absicht, für Hochkonjunktur bei chemisch-toxikologischen Lexika zu sorgen. Schließlich erkannten wir, daß der Grund für die Misere ist, daß wir uns bei den Überlegungen gedanklich voll im Rahmen des bestehenden (Rechts-)Systems bewegt hatten.

Bevor wir andere Vorschläge machen, die sich außerhalb der bestehenden Systemlogik bewegen, wollen wir doch einige Verbesserungen nennen, die auch von weniger mutigen Politikern relativ leicht in die Tat umgesetzt werden können. Ohne umstürzlerische Gedanken zu haben, wäre ein einfaches Mittel der Situationsverbesserung

- *der konsequente Vollzug des LMBG*

Es wäre nicht allein die Auslegung weiter zu fassen (zum Beispiel in Richtung Innenraumluftverschmutzung und Aufnahme von Hobbyartikeln ins LMBG), es müßte auch bessere Kontrollen geben. Oft hatten wir den Eindruck, man untersucht Lebensmittel oder Bedarfsgegenstände deshalb erst gar nicht, weil es bei festgestellten Verstößen gegen das LMBG aufgrund der Auslegbarkeit von Bestimmungen nicht zu Konsequenzen käme. Das hieße, es müßten klare Ausführungsbestimmungen niedergelegt werden, zum Beispiel in Form einer

- *Bedarfsgegenstände-Verordnung*

Dazu wäre es nach unserer Meinung nützlich, die Empfehlungen der Kunststoffkommission zum Bestandteil der neuen Verordnung zu machen, so daß sie endlich Rechtsverbindlichkeit bekämen. Ein Verstoß gegen die Empfehlungen böte den Untersuchungsämtern dann eine klare Handhabe.

Auf einige Instrumente der heutigen Schutzmechanismen können wir wegen der fortgeschrittenen Umweltverschmutzung nicht verzichten. Wir brauchen weiterhin

- *Grenzwerte*

Dringend empfinden wir die Festsetzung von Grenzwerten für Schwermetalle und PCB in Kindernahrung. Problemlos ließen sich die in der Diät-Verordnung verankern, besser – aber schwieriger durchzusetzen – wäre eine allgemeine Höchstmengenverordnung für Umweltchemikalien, damit auch Erwachsene geschützt werden. Für Pflanzenbehandlungsmittel ist die Senkung bestehender Limits allerdings

sowieso unabdingbar, nur so können mit einiger Aussicht auf Erfolg die Konzentrationen dieser Pestizide in Muttermilch herabgesetzt werden. Herabgesetzt werden muß auch der schon existierende Grenzwert für Nitrat in Trinkwasser und Babynahrung.
Ebenfalls unverzichtbar ist die bisher schon existierende, aber noch nie ausgeschöpfte Möglichkeit, ein

- *Verbot für Chemikalien*

auszusprechen. Wir sehen einfach nicht ein, daß zum Beispiel Pantachlorphenol und Lindan nach wie vor kaum beschränkt in Haushaltsprodukten enthalten sein dürfen (auch wenn meist darauf verzichtet wird). Genauso können wir uns ein Leben ohne deren Nachfolgesubstanz Tributylzinn (TBT) durchaus vorstellen. Unsere nachfolgenden Vorschläge zur Reform des Lebensmittel- und Bedarfsgegenstände-Rechtes machen solche Verbote zwar theoretisch überflüssig, weil für jedermann Klagemöglichkeiten gegen einzelne Substanzen offenstehen. Da aber unter Umständen (vgl. die Verbreitung von Weichmachern) zahlreiche Produkte bzw. Produzenten angegangen werden müßten, halten wir es für notwendig, das Mittel des totalen Verbots beizubehalten.
Soweit unser Maßnahmenkatalog im bestehenden Rechtssystem. Ohne neue gesetzliche Instrumente, ohne Abkehr von überkommenen Prinzipien werden wir nicht auskommen – auch wenn der Rahmen des LMBG so schlecht nicht ist. Zwei zentrale Punkte sind die Grundpfeiler unserer Vorschläge für eine Umwelt- und Verbraucherpolitik:

1. Produzentenhaftung

Das unternehmerische Risiko wird erhöht, indem jeder Hersteller für die gesundheitlichen und ökologischen Folgen seiner Produkte geradezustehen hat. Eigentlich eine Selbstverständlichkeit, nicht wahr? Wer entgegenhält, das funktioniere doch nicht bei Langzeitschäden, der möge an das Beispiel eines amerikanischen Asbest-Produzenten denken, der sich zur Zeit mit Schadensersatzforderungen konfrontiert sieht, deren Ursache Jahre zurück liegt. Betroffene Arbeiter, die heute an Asbestose leiden, werden mit den finanziellen Forderungen wahrscheinlich zum Konkurs der Firma beitragen. Hat sie es nicht verdient?
In der Bundesrepublik wären vergleichbare Fälle ganz anders behandelt worden. Da können betroffene Arbeiter eine Rente von der Berufsgenossenschaft nur dann beanspruchen, wenn ihr Leiden als Berufskrankheit vorher anerkannt worden ist.
Bei Schäden durch Produkte existiert hier über den gesetzlichen Rahmen hinaus keinerlei industrielle Haftung. Stellen Sie sich einmal vor, Ihr Kind

wäre allergisch gegen Formaldehyd, und Sie haben ein neues Möbelstück fürs Kinderzimmer gekauft, das die Luft weit über den Richtwert mit dem Reizgas anreichert. Zurück aus der Schule betritt Ihr Kind das Zimmer und erleidet einen anaphylaktischen Schock (Allergieschock), an dem es stirbt. Sie könnten verklagen, wen Sie wollten, für Möbelausgasungen gibt es keine Bestimmungen, also auch keine Schuldigen!
Oder nehmen Sie an, Ihr Kind würde an einem verschluckten Radiergummi sterben. Verantwortlich dafür wären nur Sie selbst.
Als ich im Bekanntenkreis die Idee vorstellte, kam die kritische Frage, wie lange die Verantwortung denn dauern solle, wann ein Produkt sich durch den Gebrauch so verändert habe, daß die Haftung erlischt. Eine zeitliche Beschränkung sehen wir gar nicht. Und ein Produkt hat in unseren Augen aufgehört zu existieren, wenn es weiterverwertet wird.
Wir erwarten von der Maßnahme, daß sich Produzenten bzw. Verarbeiter gründlicher über die Risiken ihrer Rohstoffe und Endprodukte informieren. Wir hoffen, daß Verbraucher so endlich ein Druckmittel in die Hand bekommen.
Wenn man der Industrie Glauben schenkt, was sich jeder selbst überlegen mag, wären größere Produktionsumstellungen übrigens gar nicht einmal notwendig, und insofern wäre diese Forderung nach einer Produzentenhaftung auch nicht systemverändernd. Oder sollten einige industrielle Produkte vielleicht doch hier und da nicht ganz unbedenklich sein?!

2. Umkehr der Beweislast
Produzentenhaftung kann nur funktionieren, wenn die Beweislast nicht mehr beim klageführenden Verbraucher liegt. Denn gegen den Toxikologenstab der Chemiekonzerne läßt sich auch mit Fachwissen nur wenig ausrichten, und klagefähig muß natürlich jeder sein. Also muß ein Hersteller im Zweifel nachweisen, daß die vermuteten Gesundheitsschäden *nicht* von seinem Produkt verursacht werden *können.*
Die Analytik ist zwar heute weit entwickelt, aber die Black-Box, in die man eine Probe wirft, um eine komplette Analyse inklusive Verursacher ausgedruckt zu bekommen, gibt's leider immer noch nicht. Statt dessen muß man schon ziemlich genau wissen, nach welchen Schadstoffen man sucht. Abhilfe ließe sich erreichen, verordnete man eine

- *Informationsverpflichtung der Industrie*

Alle jetzt oder in Zukunft eingesetzten Chemikalien wären an die zuständigen Behörden zu melden. Selbstverständlich wäre das auch eine Importbedingung, um da Kontrollen möglich zu machen. Die Informationsverpflichtung müßte aber weitergehen: Sobald der Industrie ein

gesundheitsgefährdendes Potential einer Chemikalie bekannt wird, muß sie das dem Bundesgesundheitsamt melden (Mist! Jetzt gibt's doch neue Stellen in dieser Behörde). Andernfalls macht sich eine Firma strafbar.
Und Verbraucher wären über Warnhinweise zu informieren, das Verkaufsargument hat in den Hintergrund zu treten.
Für den einzelnen wäre eine

- *Allergie-Datenbank*

einzurichten (vielleicht nicht beim BGA?!), die die Verbreitung allergener Substanzen in Produkten enthielte und frei zugänglich wäre.
Selbstverständlich gehören Name und Anschrift des Herstellers auf die Verpackung eines Produkts. Selbstverständlich auch, daß bei Produkten, die in intensiven Hautkontakt kommen können (wie Kosmetik, Textilien), die Inhaltsstoffe angegeben werden. Hier sind wir übrigens schon wieder mehr als staatstragend, denn auch die konservative Standesvereinigung «Gesellschaft Deutscher Chemiker» fordert die Deklaration von Kosmetik-Bestandteilen.
Tja, wenn wir Politiker wären ...

Zu den Autoren

Dr. Hannelore Friege, Jahrgang 1952, Lebensmittelchemikerin, freiberufliche Tätigkeit vor allem im Bereich Umweltchemie, Mitautorin der Bücher «Chemie im Haushalt» und «Die tückische Hypothek – Chemiepolitik für Schwermetalle», Mitglied im Bund für Umwelt und Naturschutz Deutschland (BUND).

Dr. Frank Claus, Diplom-Chemiker, Jahrgang 1955, Mitarbeiter des Arbeitskreises Umweltchemikalien / Toxikologie des BUND, Mitautor von «Chemie im Haushalt», Veröffentlichungen zu Umweltchemikalien in Büchern und Zeitschriften, Angestellter beim BUND-Umwelt-Forschungsinstitut (BUND) in Ratingen.

Dr. Marigret D'Haese, Dipl. Biologin, geboren 1948, mehrjährige Tätigkeit als wissenschaftliche Assistentin an der Universität Düsseldorf, seit 1985 Pressereferentin des BUND Landesverband Nordrhein-Westfalen.

Register

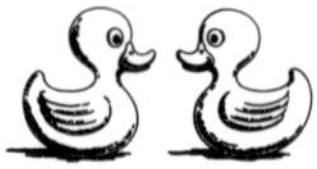